生物技术类教材

标记免疫诊断试剂制备技术

主　编　李会强　曾常茜　王　辉
编　者　（按姓氏笔画排序）
　　　　王　辉（新乡医学院）
　　　　付光宇（郑州安图生物工程股份有限公司）
　　　　李　妍（吉林医药学院）
　　　　李　洲（天津中新科炬生物制药股份有限公司）
　　　　李会强（天津医科大学）
　　　　赵卫国（科美诊断集团博阳生物技术有限公司）
　　　　秦　雪（广西医科大学）
　　　　秦东春（郑州大学）
　　　　贾天军（河北北方学院医学检验学院）
　　　　曾常茜（大连大学）

科学出版社
北　京

内 容 简 介

本书主要介绍基于标记免疫分析原理的体外诊断试剂制备的相关内容,全书内容共计十章,包括绪论、抗原制备技术、抗体制备技术、标记化合物的制备、固相吸附分离技术、标记免疫分析模式的设计、标记免疫诊断试剂的研发策略、定量免疫分析与校准品的制备、标记免疫诊断试剂的分析性能评价、申请注册与质量监管;内容基本覆盖标记免疫诊断试剂研发、注册、临床试验等诸多环节。

本书可作为高等医药院校医学检验技术专业本科生的参考教材,也可作为从事体外诊断领域的研发人员、生产销售人员的入门参考书。

图书在版编目(CIP)数据

标记免疫诊断试剂制备技术 / 李会强,曾常茜,王辉主编. — 北京:科学出版社,2020.7

生物技术类教材

ISBN 978-7-03-065721-3

Ⅰ. ①标… Ⅱ. ①李… ②曾… ③王… Ⅲ. ①免疫标记-免疫诊断-诊断剂-制备 Ⅳ. ①R446.6 ②R981

中国版本图书馆 CIP 数据核字(2020)第 131767 号

责任编辑:李 植 / 责任校对:郭瑞芝
责任印制:李 彤 / 封面设计:陈 敬

科 学 出 版 社 出版
北京东黄城根北街 16 号
邮政编码:100717
http://www.sciencep.com
北京厚诚则铭印刷科技有限公司 印刷
科学出版社发行 各地新华书店经销
*
2020 年 7 月第 一 版 开本:787×1092 1/16
2022 年 1 月第二次印刷 印张:12 1/2
字数:285 000
定价:59.80 元
(如有印装质量问题,我社负责调换)

前　言

国内医学检验专业本科教育起始于 1982 年，为五年制本科，授予医学学士学位。2013年教育部对医学检验高等教育进行调整，使其隶属医学技术一级学科，专业名称为医学检验技术，调整为四年制本科，授予理学学士学位。医学检验技术强调技术特征，不再以培养检验医师为最终目标。医学检验技术支撑体外诊断（IVD）产业的发展，提供理论和技术支撑，输送专业人才。整个体外诊断产业可分为上游创造、中游制造和下游应用。随着医学检验技术专业培养目标的转变，医学检验本科人才不仅服务于临床实验室和第三方实验室，还服务于从事体外诊断中游制造的生物技术公司；本专业的高端人才和高学历人才同样会向上游创造的体外诊断研发中心发展，从事新技术的创造和新生物标志物的发现。特别是随着临床实验室的自动化水平不断提高，智能化水平的快速发展，医学检验的技术特征越来越明显，需要擅长试剂仪器整合、解决自动化流水线的技术服务人员，而在临床实验室从事常规检验的工作人员却不擅长解决较复杂的技术问题。基于上述分析，编写组认为如今的医学检验技术专业本科教育，非常有必要开设一门关于体外诊断试剂研发-生产的课程，介绍相关的知识，为选择在体外诊断企业或公司发展的毕业生提供一门实用性很强的选修课程。为此，大家商议一同编写本教材。

标记免疫分析具有很高的敏感性和特异性，基于此理论建立各种检测平台已发展成为医学检验的核心技术之一，也成为国内外体外诊断企业的重要发展领域，并在体外诊断产业中占有非常重要的位置。本教材包括绪论、抗原制备技术、抗体制备技术、标记化合物的制备、固相吸附分离技术、标记免疫分析模式的设计、标记免疫诊断试剂的研发策略、定量免疫分析与校准品的制备、标记免疫诊断试剂的分析性能评价、申请注册与质量监管十章内容，希望能够为愿意开设此课程的高等院校提供一本实用的参考教材。本教材也可作为从事体外诊断领域的研发人员、生产销售人员熟悉本领域的入门参考书。

本教材编写动议起于三年前，但由于能够找到的参考资料较少，国内尚未发现此方面的教材可以借鉴。编写人员克服众多困难，积极搜集资料，与体外诊断企业人员广泛交流并邀请他们参与编写。非常感谢编写成员包括未列入编委名单的参编人员的共同努力，感谢全体编写人员的付出。但是，基于标记免疫诊断发展迅速，内容极为复杂，在编写过程中虽经多方努力，难免有些遗漏或不足，希望广大师生、广大读者提出宝贵意见，便于今后教材的修订，使其更加完善。

李会强　曾常茜　王　辉

2019 年 5 月

目　　录

第一章 绪 论

近 30 年来，检验医学（laboratory medicine）学科迅速发展，不仅表现在检测项目数量的增加上，也表现在检验技术的日新月异。前者为临床医学的精准诊断和精准治疗提供帮助，后者为临床实验室检测结果的敏感性和特异性（specificity）提供技术上的保障。临床免疫学检验（clinical laboratory immunology）是医学检验的重要分支学科，其检测原理基于抗原-抗体结合的理论，以分析特异性高为重要特征。20 世纪 60 年代，标记免疫分析方法（labeled immunoassay）融标记物信号的敏感性和抗原-抗体结合的特异性于一体，在特异性基础上，进一步提高临床免疫学检验方法的敏感性，从而奠定标记免疫分析在检验医学中的重要位置。化学发光酶免疫分析（chemiluminescence enzyme immunoassay，CLEIA）、（直接）化学发光免疫分析（direct chemiluminescence immunoassay，CLIA）、电化学发光免疫分析（electrochemiluminescence immunoassay，ECLIA）、光激化学发光免疫分析（light initiated chemiluminescence assay，LICA）等免疫分析技术的诞生、不断成熟和广泛应用，标志着标记免疫分析进入一个崭新阶段。同时，以胶体金免疫层析分析（gold immunochromatographic assay，GICA）为代表的即时检验（point-of-care testing，POCT）技术的广泛应用，为临床医学提供更便捷、更实用的检测方法。

第一节 相关基础知识

抗原（antigen，Ag）分子的抗原表位（抗原决定基）与抗体（antibody，Ab）分子的可变区（互补决定区）之间呈现空间结构互补关系，在一定条件下，抗原分子与抗体分子发生特异性结合形成免疫复合物（immune complex，IC）。抗原-抗体特异性结合是免疫分析方法的理论基础。本文主要介绍与标记免疫分析相关的基础知识，包括抗原、抗体、抗原-抗体反应，以及临床免疫化学等知识。

一、抗原和抗体

1. 抗原 从生物学角度讲，抗原是启动免疫应答的物质，一切能被免疫细胞识别并激活免疫细胞、诱导免疫应答发生的物质均可称为抗原。抗原具备异物性，同时具备复杂的分子结构和一定分子量等条件。针对人体而言，外源病原微生物是重要的抗原，细菌、病毒、支原体等均具有良好的免疫原性。异种蛋白同样是重要的抗原，如抗毒素血清（动物蛋白）。然而，只有小分子物质（如青霉素）不能启动免疫应答，其需与大分子载体偶联才能具备良好的免疫原性并诱导产生抗体。此外，抗原具备良好免疫原性，只能表明其具备启动免疫应答的潜能，启动免疫应答还与宿主的免疫功能和抗原进入宿主的途径密切相关。

从化学角度讲，抗原具有特异性，能够被相应的抗体或免疫细胞表面的抗原受体所识别。抗原特异性的物质基础是抗原表位（antigen epitope）。抗原表位是存在于抗原分子表面、决定抗原特异性的化学基团，也是结合特异性抗体的基本单位。病原体含有多种蛋白质抗原，可诱导产生多种针对不同蛋白质抗原的特异性抗体。同时，单一蛋白质往往具有多种抗原表位,每种抗原表位均能被专一性的 B 淋巴细胞简称 B 细胞识别并产生针对该抗原表位的特异性抗体。因为半抗原（hapten）结构简单，往往具备单一抗原表位，诱导产生单一特异性抗体，所以抗原可以视为半抗原-载体的复合物。从诊断试剂制备角度讲，抗原物质均能采用免疫分析方法对其做定量或定性分析。

B 细胞的主要功能是介导体液免疫应答，无论是初次免疫应答，还是再次免疫应答，均需要 CD4$^+$Th 细胞的辅助作用。半抗原-载体效应表明，B 细胞识别半抗原表位，决定抗体特异性，而 CD4$^+$Th 细胞通过识别载体部分，活化后帮助 B 细胞活化、增殖和分化。此外，在制备半抗原的抗体时，只有连接相同的载体才能产生高效价的、针对半抗原表位的特异性抗体。B 细胞克隆，细胞表面只有单一一种抗原识别受体，可识别并结合相应抗原表位，产生针对单一表位的特异性抗体（单克隆抗体，monoclonal antibodies，McAb）。复杂抗原含有多种抗原表位，往往激活多克隆 B 细胞，分别产生各自表位的特异性抗体，此抗体是多种抗体混合物（多克隆抗体，polyclonal antibodies，PcAb）。

2. 抗体　抗体是特异性体液免疫应答的产物，能与诱导其产生的抗原发生特异性结合，并产生生物学效应。抗体主要分布于体液中，介导体液免疫应答。从化学角度讲，抗体为丙种球蛋白，称为免疫球蛋白，分为 IgG、IgM、IgA、IgD、IgE 五类，任何一类免疫球蛋白又分为两型即 κ 型和 λ 型。人工制备的抗体主要是 IgG 和 IgM，是制备免疫诊断试剂的重要原料。人体感染病原体会诱导特异性抗体产生，血清病原体抗体常作为病原体感染的血清学证据。

免疫球蛋白 G（IgG）由 4 条对称的多肽链所构成，包括 2 条相同的重链（50kDa）和 2 条相同的轻链（25kDa）。4 条多肽链的氨基端（N 端）对齐，肽链之间有数量不等的链间二硫键，轻链位于重链 N 端的两侧，形成一个对称的"Y"形结构。在免疫球蛋白重链和轻链中，近 N 端约 110 个氨基酸的顺序和种类变化很大，其余的部分氨基酸的顺序及种类则相对恒定。其中，将变化频率较高的区域称为可变区（variable region，V 区），将相对稳定的区域称为恒定区（constant region，C 区）。可变区由骨架区和超变区组成，超变区与抗原表位空间结构互补，是免疫球蛋白分子结合抗原的部位，称为互补决定区（complementarity determining region，CDR）。

如前文所述，抗体是制备免疫诊断试剂的重要原料，抗体质量（亲合力、特异性、工作效价）直接关系诊断试剂的分析性能（特异性和敏感性）。用于制备体外诊断（in vitro diagnostics，IVD）试剂的抗体包括单克隆抗体和多克隆抗体。针对体外诊断试剂领域而言，单克隆抗体具备良好特异性和较小批间差异性，而多克隆抗体具备良好的亲合力，有利于提高分析方法的敏感度。此外，木瓜蛋白酶可水解 IgG 和 IgM 产生 2 个相同的抗原结合片段（Fab）和一个可结晶片段（Fc），Fab 片段不含有恒定区（不含 CH$_2$、CH$_3$ 片段），可避免发生因异质性抗体导致的交叉反应，常作为抗体精制的重要措施。IgG 抗体为免疫球蛋白单体结构，具备 2 个抗原结合位点，而 IgM 抗体为五聚体结构，理论上具备 10 个抗原结合位点。

免疫球蛋白同样具有抗原特异性，同样是由相应抗体（抗抗体）识别，定义为"免疫球蛋白血清型"。免疫球蛋白的抗原特异性可表现为 3 种不同层次的抗原表位，即同种型、同种异型和独特型。其中，独特型抗原表位位于抗体可变区，与抗体的特异性相关；而同种型抗原表位位于恒定区，与种属相关，同一种属具有相同或相似氨基酸种类和顺序，代表种属特异性，体外诊断试剂所用的第二抗体（简称二抗）或抗抗体，是针对种属免疫球蛋白同种型表位的抗体。用人类免疫球蛋白 G（IgG）免疫家兔，所制备的兔抗人 IgG 抗体（二抗），可识别人免疫球蛋白 G（结合人 IgG，与个体无关，与人 IgG 特异性无关）。同理，用兔 IgG 作为免疫原（immunogen）免疫山羊，制备的羊抗兔 IgG 抗体（二抗），可识别兔免疫球蛋白 G。上述二抗作为制备免疫诊断试剂的重要原料，具备种属内的通用性，在体外诊断领域中应用非常广泛。同种异型抗原表位位于恒定区中的个别氨基酸，只存在个体间差异性（与体外诊断领域关系不大）。

二、抗原-抗体反应

抗原-抗体反应（antigen-antibody reaction）是指一对抗原与抗体之间发生的特异性结合反应，既可发生于在体内（in vivo），也可发生于体外（in vitro）。在体外进行的抗原-抗体特异性结合为免疫分析的理论基础，用已知抗原检测未知抗体（如肥达试验），用已知抗体检测未知抗原（ABO 血型正定型试验）。需要特别说明，抗原-抗体结合本质是抗原表位-抗体可变区之间的互补结合，抗原表位-抗体互补决定区是抗原-抗体结合的最小结构和功能单位。

1. 基本原理 抗原分子的抗原表位与抗体分子超变区（互补决定区）之间的空间互补关系，是抗原-抗体结合的物质基础，此种空间结构的互补性导致抗原表位与抗体超变区沟槽之间相互靠近。同时，在一定条件下，由于抗原和抗体分子相互靠近产生结合力，参与和促进抗原与相应抗体结合形成抗原抗体复合物（IC 或 Ag-Ab），致使蛋白质溶液由亲水胶体转化为疏水胶体。导致抗原-抗体结合的作用力包括氢键、静电引力、范德瓦耳斯力和疏水键，其中疏水键是由抗原和抗体相互靠近排斥水分子而产生，是抗原-抗体间最强的作用力。

大多数抗原属于蛋白质，抗体是免疫球蛋白分子。在通常条件下，抗原或抗体带有负电荷，使极化的水分子在其周围形成水化层，成为亲水性胶体，抗原分子和抗体分子不会相互聚集或沉淀。但是，当抗原与抗体相遇发生特异性结合，造成分子表面电荷减少，水化层变薄，失去亲水性，抗原-抗体复合物成为疏水胶体。此时，在一定浓度的电解质（如生理盐水）作用下，则可以中和其分子表面的电荷，促进其向疏水胶体进一步靠拢，便形成肉眼可见的沉淀现象。

2. 基本特点 抗原-抗体结合形成免疫复合物（Ag-Ab），此反应过程显示出特异性、可逆性、比例性和阶段性的重要特点。特异性是抗原-抗体反应最重要的特征，也是确保免疫分析方法特异性的重要因素。特异性由抗原、抗体双方决定。抗原结合部位由抗体分子 V_H 链和 V_L 链上各自具有的 3 个超变区组成，该部位形成一个与抗原表位互补的沟槽，决定了抗体的特异性。不同抗体的超变区氨基酸残基的变异性使沟槽形状千变万化，只有与其空间结构互补的抗原表位才能如楔状嵌入，形同钥匙与锁的关系。抗原与抗体的结合强度通常用亲和力（affinity）和亲合力（avidity）来表示。亲和力是指抗体分子一个抗原结合部位与一个相应抗原表位之间的结合强度，抗原抗体的亲和力取决于二者空间构型互补的程度，互补程度越高，亲和力越高；亲合力是指一个完整抗体分子的抗原结合部位与若干相应抗原表位之间的结合强度，亲合力与亲和力有关，也与抗体的结合价和抗原的有效抗原表位数目相关。

可逆性指抗原-抗体结合为分子表面结合，处于可逆动态平衡状态、存在抗原-抗体结合形成免疫复合物，同时存在免疫复合物解离为游离抗体和游离抗原。

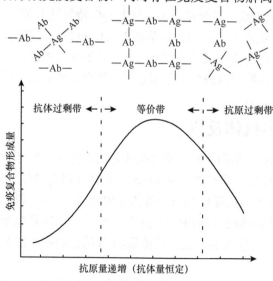

图 1-1　定量抗体与递增抗原的抗原剂量-反应强度曲线
示意图

阶段性指抗原-抗体结合过程分为两个阶段，分别为特异性结合阶段和可见反应（沉淀现象或凝集现象）阶段。

比例性是指抗原反应的强度，与分析体系中抗原和抗体的量或者二者的分子数量比有关。换言之，只有在抗原抗体彼此间比例合适时，二者才能发生最强反应，信号值达到最强。以"沉淀反应"为例，若向一组试管中先加入固定量抗体，再依次加入递增浓度的相应抗原，待反应结束后测定复合物含量。以免疫复合物量为纵坐标，以抗原浓度（或抗原抗体间比例）为横坐标，可绘制出抗原剂量-反应强度之间的曲线（图 1-1）。图中曲线的高峰部分是抗原与抗体分子比例合适的范围，称为等价带（equivalence zone）。在此比例范围内，抗原抗体结合充分。其中，产物最多时反应最强，表明此时抗原与抗体比例最合适，称为最适比（optimal ratio）。在等价带的前后，由于抗体和抗原过量，形成的沉淀物少，上清液中可测出游离的抗体或抗原，这种现象称为带现象（zone phenomenon）。抗体过量时称为前带（prezone），当抗原过量时称为后带（postzone）。

在免疫分析技术中，无论是定性分析，还是定量分析，在分析体系中的已知抗原或抗体的量是恒定的。此时，如果标本中的待测抗原或抗体含量过高，已超出分析体系的线性范围，即抗原抗体比例不合适，不但不会产生较强的信号，反而会因比例不合适导致信号值降低，甚至信号消失出现假阴性结果。临床实验室将在免疫分析中因抗原抗体比例不合适，造成检测结果低于真实值的现象，称为钩状效应（hook effect）。实验出现较严重的钩状效应可以导致漏检，从而误导临床诊断。当然，为避免上述问题发生，我们需要根据临床标本待测物质的浓度范围,经抗原-抗体棋盘滴定合理设定分析体系中已知抗原和抗体的浓度。

三、免疫化学分析

基于抗原抗体特异性结合的临床免疫技术称为免疫化学分析，抗原抗体结合的特异性是基于抗原表位-抗体可变区的化学结构的互补性。抗原抗体结合具有特异性，此种特异性是免疫化学分析的重要基础。已知抗原与未知标本温浴后，如发生特异性结合便可推测未知标本中含有与抗原对应的特异性抗体。相反，已知抗体与未知标本温浴后，如发生特异性结合便可推测未知标本中含有与抗体对应的特异性抗原。同时，利用抗原抗体反应的比例性，一组不同浓度的抗原校准品溶液与定量已知抗体温浴后，可测得抗原浓度与信号值（强度）校准曲线或数学函数关系。利用此数学函数可对未知标本中的抗原进行定量分析。

在临床实验室所使用的体外诊断试剂盒中，免疫化学分析占用相当大的比例。免疫化学分析的关键试剂是抗原和抗体，抗原和抗体是制备免疫分析试剂的重要原材料，其质量的好坏会影响诊断试剂的分析性能。蛋白质抗原包括天然蛋白质、重组蛋白质、人工合成短肽等，小分子半抗原如胆固醇类激素也可以人工合成。天然抗原具备原始的、天然的结构，与人体内蛋白质具有相同的免疫活性，但制备过程复杂、成本较高。重组抗原制备方法简单，可批量制备，成本较低，但是此类抗原往往与天然抗原存在微小差别，可能会影响抗原的免疫学特性。在体外诊断试剂领域所使用的抗体，主要包括多克隆抗体和单克隆抗体，前者通过传统免疫方式制备，后者通过杂交瘤方式制备。特异性、亲合性、效价、纯度是评价抗体质量的重要参数。

建立免疫分析方法是一个非常复杂过程，涉及抗原和抗体原料的筛选、抗原和抗体的修饰、抗原和抗体工作浓度的确定、分析环境和条件的优化等众多环节。例如，建立一个双抗体夹心酶联免疫定量分析抗原的方法，需要筛选一对匹配的抗体，分别用于与标记酶制备成酶结合物（标记抗体）和与固相载体连接制备成包被抗体（酶标微孔板）；需要筛选抗原用于制备校准品从而获得数学函数；需要根据临床要求确定检测范围，在确定检测范围的基础上，再确定包被抗体和标记抗体最佳量。此外，需要优化分析环境（缓冲液）和优化分析时间。

如今，体外诊断试剂已经进入商品化时代，临床实验室所用的任何体外诊断试剂均是以商品化试剂盒（Kit）的形式提供给用户，非常方便，有时还需指定专属的分析仪器。体外诊断试剂提供给临床实验室前需要通过注册审批、临床试验、生产体系考核等环节，待评审合格后才能获准生产、销售和使用。

第二节 标记免疫分析技术的发展简史

首个用于临床诊断的临床免疫试验是肥达试验（Widal test），而放射免疫分析（radioimmunoassay，RIA）是最早的标记免疫分析技术。RIA 开创了体液超微量物质定量分析先河，在临床免疫检验的发展史中具有里程碑的意义。酶联免疫吸附试验（enzyme-linked immunosorbant immunoassay，ELISA）是一种非 RIA 技术，继承并发展免疫放射技术的固相吸附分离方法，率先应用塑料 96 孔酶标反应板为固相载体，实现批量洗涤操作，显著提高检测效率。1978 年哈尔曼（Halman）建立化学发光免疫分析法；1982 年默尔曼（Meurman）建立时间分辨荧光免疫分析法（time resolved fluoro-immunoassay，TR-FIA）；1990 年利兰（Leland）建立电化学发光免疫分析，标志着标记免疫分析技术进入崭新阶段，特别是全自动、智能化免疫分析仪的配套使用，显著提高临床实验室的工作效率和检测结果的准确性。

一、经典免疫技术

随着抗体分子被发现，人们逐渐建立一些基于抗原-抗体结合的血清学方法（serological method），并迅速用于感染性疾病的实验室诊断。1896 年肥达（Widal）利用伤寒患者的血清（待检抗体）与伤寒杆菌（已知抗原）发生特异性凝集的现象，有效地诊断伤寒，命名该方法为"肥达试验"。颗粒性抗原（伤寒杆菌）与待检血清温浴后，如待检血清含有伤寒抗体，与伤寒杆菌特异性结合形成免疫复合物，出现"凝集"现象。出现"凝集"现象说明有抗原-抗体反应的发生，再依据抗原抗体结合具有特异性，即可证明待检血清内存在伤寒杆菌抗体。当人体感染伤寒杆菌时，进入人体的伤寒杆菌刺激免疫系统，经体液免疫诱导产生抗体。如血清检出抗体即可说明患者存在伤寒杆菌感染（伤寒），特别是在两次连续检测中出现抗体效价升高现象时，可进一步支持伤寒杆菌感染的诊断。肥达试验是半定量试验，采用一系列倍比稀释的待检血清，与定量伤寒杆菌的菌液温浴，以出现"++"程度的凝集的稀释度作为待检血清的效价（titer）。

凝集反应（agglutination reaction）分为直接凝集和间接凝集。直接凝集指颗粒性抗原与相应抗体结合直接出现凝集现象，如 ABO 定型试验。间接凝集需要预先将可溶性抗原与胶乳颗粒偶联制备抗原致敏的胶乳颗粒，然后作为已知试剂用于检测抗体，如胶乳凝集法检测类风湿因子（抗-变性 IgG 抗体）。相反，也可用已知抗体致敏胶乳颗粒作为诊断试剂，用于检测标本中可溶性抗原，如采用胶乳比浊试验定量分析免疫球蛋白 E（IgE）的含量。此外。免疫比浊检测（immunonephelometry assay，IA）是基于早期免疫沉淀反应原理，将液相中沉淀反应与现代光学仪器和自动化分析技术相结合的一项免疫分析技术。若将抗体分子或抗原分子与一定大小（100～150nm）乳胶微球连接，形成抗原或抗体致敏的乳胶颗粒，此种方式类似"间接凝集试验"的方法，称为胶乳颗粒增强免疫比浊法（particle-enhanced turbidimetric immunoassay）。与传统免疫比浊法相比，乳胶颗粒增强免疫比浊法使检测信号得到放大，可有效提高分析敏感度，能够检测血清标本中更微量的物质，如超敏急性期蛋白或一些肿瘤标志物等。近年来，兼顾透射比浊和散射比浊两种方法、结合胶乳颗粒增强免疫比浊法的特种蛋白分析仪应运而生，它具有检测灵敏度高、重复性好、检测速度快、线性范围宽、操作简易等优点，广泛应用于多种蛋白质的检测，涉及感染、心血管、类风湿、肝脏疾病等辅助诊断。

二、RIA

RIA 以标记放射性核素（radionuclide）为基本特征，用放射性核素标记抗原或抗体分子，通过测定放射性强度评估抗原-抗体反应强度，从而实现对待测物质的定量（或定性）分析。RIA 是由 R. Yalow 和 S. Berson 于 1959 年创建的标记免疫分析技术。此项技术采用放射性核素标记胰岛素分子，让血浆中胰岛素和标记胰岛素竞争性结合限量的胰岛素抗体；温浴后加入分离剂再经离心、弃除上清液（游离标记胰岛素）等环节，测定沉淀物（抗体-标记胰岛素）的放射性强度，信号强度与待测胰岛素含量成反比例函数关系。利用已知浓度的校准品获得校准曲线或建立数学模型，未知标本中胰岛素水平通过校准曲线或数学函数计算获得。RIA 隶属竞争性免疫分析，基于标记抗原和待测抗原对同一抗体有相同亲合力，在抗体限量的情况下，两种抗原与抗体发生竞争性结合，即待测抗原含量与所测量的结合标记物的放射强度成反比函数关系。R. Yalow（1921—2011）和 S. Berson（1918—1972）首创标记免疫分析方法，基于此项技术的贡献，荣获 1977 年度诺贝尔生理学或医学奖。

几年后，免疫放射分析方法（immunoradiometric assay，IRMA）于 1968 年由 Miles 和 Hales 建立。与 RIA 不同，IRMA 以放射性核素标记抗体（labelled antibody or conjugate antibody），同时，将另一抗体包被于塑料试管内壁作为捕获抗体（capture antibodies）。向试管中加入待检标本和标记抗体，待测抗原与标记抗体发生非竞争性免疫反应，并通过捕获抗体吸附在固相材料表面，形成双抗体夹心抗原（Ab-Ag-Ab sandwich）复合物，未结合的标记抗体存在于液相中，倾倒反应液并洗涤，即可除去游离标记抗体。待抗原-抗体反应结束，倾倒溶液，测定试管（结合标记物）的放射活性，信号强度与待检抗原呈现正比例函数关系。

RIA 自发明至今已有近 60 年历史，于 20 世纪 80 年代发展至鼎盛时期，广泛用于体液标本中超微量物质的定量分析，由此制备的商业化放射免疫诊断试剂常被称为第一代标记免疫诊断试剂，在体外诊断试剂发展史中具有重要意义。目前，虽然 RIA 逐渐被化学发光免疫分析技术所替代，但许多新型标记免疫分析技术依然沿用 RIA 的基本理论、分析模式、定量分析数学模型。同时，放射免疫时期所建立的"固相吸附"分离方法一直沿用至今并不断改进，ELISA 和发光免疫分析（luminescence immunoassay，LIA）均继承并发展了此项分离技术。"固相吸附分离"是一种常用的去除游离标记物的方法，由瑞典学者 Leif Wide 和 Jerker Porath 首先报道（1966 年）。以双抗体夹心测定抗原为例，固相吸附分离的

原理如图 1-2 所示。在双抗体夹心分析模式中，需要一对匹配的抗体分别作为捕获抗体和标记抗体：用捕获抗体包被塑料（聚苯乙烯）试管内壁，用标记抗体与放射性核素偶联，前者分布于固相表面为固相材料，而后者为液体试剂。加入标本，待检抗原分别与标记抗体和捕获抗体结合，于固相材料表面形成双抗体夹心复合物，而未参加反应的剩余标记抗体则分布于液相中。倾倒液相溶液并洗涤即可去除剩余的标记抗体；检测试管的放射性强度即反映结合型标记物的含量，并与待测抗原含量呈正比例函数关系。

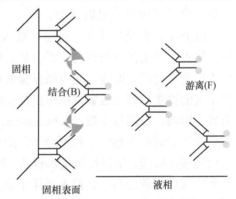

图 1-2 固相吸附分离技术原理示意图

此外，在放射免疫分析时期，科学家提出竞争性免疫分析（competitive immunoassay，如 RIA）和非竞争性免疫分析（incompetitive immunoassay，如 IRMA）的概念。竞争性免疫分析指在分析体系中存在两种不同性质的抗原（标记抗原和待测抗原），限量抗体，通过检测标记抗原结合已知抗体分子数来反映待检抗原水平，故待检抗原水平与信号值呈反比例函数关系。非竞争性免疫分析指在分析体系中，待检抗原分别与过量的捕获抗体和标记抗体非竞争性结合，通过检测待测抗原结合抗体分子数来反映待检抗原水平，故待检抗原水平与信号值呈正比例函数关系。

三、ELISA

含有放射性核素的废液会导致环境污染，这在一定程度制约 RIA 的使用和发展。随后，一些非放射性标记技术，特别是 ELISA 的出现，克服了放射性污染等缺陷，采用 96 孔酶标反应板作为固相材料、反应容器、比色皿等，实现包被环节、固相分离环节的批量操作，简化检测过程，深受临床实验室欢迎，并很快进入商业化批量生产，被广泛使用。

酶免疫测定（enzyme immunoassay，EIA）是将酶催化作用的高效性与抗原抗体反应的特异性相结合的一种微量分析技术。酶标记抗原或抗体后形成的酶标记物，既保留抗原或抗体的免疫活性，又保留酶的催化活性。当酶标记物与待测样品中相应的抗原或抗

体相互作用时，可形成酶标记抗原抗体复合物。利用复合物上标记的酶催化底物显色，其颜色深浅与待测样品中抗原或抗体的量相关。应用最广泛的酶免疫测定技术是 ELISA，于 1971 年由瑞典学者 Engrall 和 Perlmann、荷兰学者 Van Weeman 和 Schuurs 分别报道。ELISA 的技术要点是酶联（酶标记）和免疫吸附。前者指将酶连接在抗体或抗原分子上制备酶标抗体或酶标抗原；后者是将抗原或抗体与固相载体连接，尽量不损伤抗原或抗体免疫活性。免疫吸附的目的是分离结合状态标记物和游离状态标记物。在 RIA 的基础上，ELISA 建立和发展了众多分析模式，检测抗体的分析模式包括抗原-抗体-抗抗体的间接法、双抗原夹心法、IgM 类抗体捕获法、双抗体竞争抗原法等；检测抗原的分析模式包括双抗体夹心一步法、双抗体夹心两步法和双抗原竞争抗体法等。此外，ELISA 率先引入 96 孔酶标反应板作为固相载体。此微孔板作为固相吸附载体、反应容器和比色杯使用。为此，生产过程的包被、封闭过程可批量进行，节约时间，风干后容易保存。同时，检测过程的洗涤过程批量进行、使用排枪（12 道或 8 道加样器）加入试剂节省加样时间，也可减少反应延时误差。

ELISA 具有操作简单、快速、敏感性高、特异性强、应用范围广、无放射性同位素污染等优点，可定性分析也可定量分析。特别是 96 孔酶标反应板式操作模式非常适合大量标本的批量检测。但是，此方法自身尚存在一定的局限性，如待检样本中存在对酶活性产生干扰的物质；部分包被抗原可能是成分复杂蛋白质，难于包被；环境因素对示踪物质酶有较大影响，批间精密度（between-run precision）较大等。此外，酶属于大分子物质，双抗原竞争法因需要标记小抗原分子，酶对小分子免疫活性影响较大。尽管如此，由于此方法检测成本较低，不需贵重仪器设备，对实验室条件适应性强等，促使 ELISA 在国内外均得到非常广泛的应用。目前主要用于定性检测，如病毒性肝炎（甲型肝炎病毒抗体、乙型肝炎病毒血清标志物、丙型肝炎抗体、戊型肝炎抗体）血清标志物检测、妇女妊娠期 TORCH（风疹病毒、巨细胞病毒、单纯疱疹病毒、弓形体）感染检测、梅毒螺旋体抗体的检测、HIV 感染筛查等。

此外，在酶免疫测定时期，科学家提出均相免疫分析（homogeneous immunoassay）和非均相免疫分析（heterogeneous immunoassay）的概念。均相免疫分析是指示踪物质会因抗原-抗体结合导致特性发生改变（如用酶标记半抗原，结合抗体后致使酶活性丧失），此时结合标记物（bind，B）和游离标记物（free，F）不需分离，直接测定酶的活性即可反映待测抗原或抗体含量。非均相免疫分析是指示踪物质不会因抗原-抗体结合导致特性发生改变（酶标记半抗原、结合抗体的酶标的半抗原，二者均显示酶活性），先将结合标记物和游离标记物分离（一般采用去除游离标记物的方式），再测定酶的活性才能反映待测抗原或抗体含量。如前文所述，ELISA 采用固相吸附分离方法，使用 96 孔酶标反应板作为固相材料，由于 96 孔酶标反应板内壁面积有限，不能吸附足量的抗体或抗原，同时固相表面为二维平面，常因空间位阻效应影响抗原-抗体结合。由于固相抗体分子数量不足，或生物活性减低、空间位阻效应、反应动力学等因素，ELISA 的抗钩状效应能力较弱，而以磁微粒为固相载体的"管式"酶促发光免疫分析，则有效回避上述问题。

四、杂交瘤技术

首先说明，杂交瘤技术不是一种免疫分析技术，但此项技术对标记免疫技术的发展具有非常重要的意义。众所周知，抗体是免疫分析的关键原料，需要稳定的持续供应，且要保证批间的均一性。早期抗体采用免疫动物方式制备，即用纯化抗原多次免疫动物，采血收集纯化血清获得。此种方式制备的抗体，因动物间个体差异，以及采血量的限制，很难满足体外诊断试剂生产的要求。

用于制备体外诊断试剂的抗体包括多克隆抗体和单克隆抗体。早期主要使用多克隆抗体，采用免疫动物收集血清的方式制备。多克隆抗体具备与抗原较强的结合能力，亲合力较高，且制备相对简单。但是，多克隆抗体针对多个抗原表位，是多种表位抗体的混合物，交叉表位的存在会导致非特异性结合。为减少非特异性干扰，需要较为复杂的制备过程，带来较高制备成本。更重要的是，多克隆抗体来源于不同批次动物，制备的抗体存在一定差异，而此种差异会严重影响诊断试剂的一致性。同时，以免疫动物方式制备多克隆抗体，需要产生购买动物、饲养等费用，特别是珍贵抗原，每次免疫均会带来免疫原的成本。因此，抗体制备方面的因素，对商品化免疫诊断试剂的规模化生产和应用带来一定影响，而单克隆抗体的问世，可有效解决这一问题，促进商品化诊断试剂盒的快速发展。

单克隆抗体采用杂交瘤技术制备，将抗原致敏的 B 细胞和骨髓瘤细胞融合成杂交瘤细胞，经克隆化培养、增殖，形成单个细胞克隆后所获得的只识别单一抗原表位、理化性高度均一、具有高度特异性的同源抗体。1975 年 G. Kohler 和 C. Milstein 首先报道运用杂交瘤技术，将经绵羊红细胞（sheep red blood cell，SRBC）免疫的小鼠脾细胞与小鼠骨髓瘤细胞融合，建立了首个 B 细胞杂交瘤细胞株，并成功制备了抗 SRBC 的单克隆抗体。为此，两位学者于 1984 年荣获诺贝尔生理学或医学奖。杂交瘤技术原理是在细胞融合技术的基础上，将能够产生抗体、但在体外不能无限繁殖的 B 细胞，与能在体外进行无限繁殖、不能产生抗体的骨髓瘤细胞融合成杂交瘤细胞（四倍体）。此种杂交瘤细胞具有两种亲本细胞的特性，既能分泌特异性抗体，又能够在体外长期繁殖生长。培养杂交瘤细胞，收集细胞培养液便能获得抗体，只要细胞未发生突变，可源源不断生产单一特性的抗体。

制备单克隆抗体，以 BALB/c 小鼠为宿主，同样经过传统免疫过程，经测试合格杀鼠取脾，制备脾细胞悬液；按一定比例将致敏脾细胞与对数生长期的骨髓瘤细胞（SP 2/0）混合，用融合剂融合接种选择培养基；杂交瘤细胞经过筛选、克隆化培养后成为单个细胞克隆，分泌的抗体即为针对抗原分子上单一表位的单克隆抗体。经反复传代、鉴定后获得杂交瘤细胞株，以液氮长期保存。需要制备抗体时，复苏细胞，规模培养或接种小鼠腹腔，收集培养上清液或小鼠腹水便获得足量抗体。

单克隆抗体只针对一个抗原表位，如能选择针对特有抗原表位抗体，可获得高度特异性的抗体。同时，单克隆抗体是由单个细胞株产生的同源抗体，只要长期保持杂交瘤细胞的稳定性（stability），不发生突变，就可以长期获得质地均一的抗体，此特性对于诊断试剂生产非常重要。此外，需要说明，蛋白质抗原往往具有多种表位，可制备多种杂交瘤细胞分泌针对不同表位的抗体，此种差异是造成免疫分析结果异质性的重要原因之一。同时，在双抗体夹心分析模式中，只有选择匹配较好的一对抗体才能形成理想的剂量-反应曲线或数学函数；也可通过选择单克隆抗体种类，以期获得与对比试剂相近的测定结果。

　　需要说明，近年来单克隆抗体技术也有新的发展，兔单克隆抗体和羊单克隆抗体技术不断成熟，有效克服某些抗原用小鼠不能产生高亲合性抗体的不足，有效丰富体外诊断领域对单克隆抗体提出的新要求。同时，随着噬菌体抗体库技术成熟及基因重组技术快速发展，基因工程抗体也在体外诊断领域开始使用，进一步解决了抗体规模化生产的问题。

五、发光免疫分析技术

　　20 世纪 90 年代，标记免疫分析进入发光免疫分析时代。发光免疫分析是以发光剂作为标记物，以纳米磁性微球作为固相载体，基于抗原-抗体结合的特异性，将光信号的高敏感性、免疫分析的高特异性、纳米磁性微球的悬浮性能等融为一体的标记免疫分析技术。此外，自动化是发光免疫分析技术的另一个重要特征。全自动化将样本与试剂混合、温浴、分离洗涤、信号检测、结果计算全部由仪器自动完成，不需人工干预。分析仪器由硬件部分和软件部分有机组成，配套专有试剂使用，不能使用外来试剂，采用封闭系统。全自动化解决实验操作中的标准化问题，排除因人员因素不够"标准"带来的干扰，有效提升分析方法的重复性。发光免疫分析具有较高分析精密度（precision），与 RIA 和 ELISA 相比，不需要每次随临床标本制作定标曲线。全自动发光免疫分析卓越的分析性能，以及发光免疫分析仪高度自动化的特点，使其成为检验医学的核心技术之一，广泛应用于血清肿瘤标志物定量分析、激素水平定量分析等诸多临床实验室项目的检测。

　　按照光信号产生原理不同，将发光免疫分析分为荧光免疫分析（fluorescence immunoassay，FIA）和化学发光免疫分析。荧光（fluorescence）是一种光致发光，是荧光素受到短波长（不可见紫外光）照射，分子从基态跃迁至不稳定的激发态，再从激发态回到基态以"光"方式释放能量，一般是可见光。例如，在时间分辨免疫荧光技术中，采用镧系元素铕（Eu）作为标记物，在用 300~350nm 激发光激发后可产生 610nm 的光信号。Eu 产生荧光寿命长，可通过延时测定减少非特异荧光的干扰。再如，以碱性磷酸酶（alkaline phosphatase，AP）作为标记物，采用四甲基伞形酮磷酸盐（4-MUP）做底物。AP 催化 4-MUP 产生四甲基伞形酮（4-MU），4-MU 在 360nm 激发光作用下产生荧光（448nm）信号。与荧光不同，化学发光（chemiluminescence）在化学反应过程中产生，不需要光激发提供能量。鲁米诺（5-氨基-2，3-二氢-1，4-二杂氮萘二酮）是一种易被氧化的化合物，在碱性溶液中被氧化并伴随化学发光（425nm）。在通常情况下，鲁米诺与过氧化氢的化学反应相当缓慢，但是在过氧化物酶（如 HRP）催化下，反应速率显著提高。因此，在发光酶免疫分析中，鲁米诺与 HRP 配对使用，作为 HRP 的发光底物。在临床实验室化学发光分析远比荧光分析应用更为普遍，如化学发光酶免疫分析、吖啶酯发光免疫分析、三联吡啶钌电化学发光免疫分析、均相光激化学发光免疫分析等。

　　化学发光酶免疫分析是在 ELISA 的基础上，采用发光底物替换显色底物建立起来的。当然，为了克服 96 孔酶标反应板的缺陷，多数发光酶免疫分析采用纳米磁性微粒作为固相载体。3-（2-螺旋金刚烷）-4-甲氧基-4-（3'-磷酰氧基）苯-1，2-二氧杂环丁烷，简称为 AMPPD，是 AP 最常用的发光底物。AMPPD 的分子结构包括两个重要部分，一个是连接苯环和金刚烷的二氧四节环，它可以断裂并发射光子；另一个是磷酸基团，它可维持整个分子结构的稳定性。在碱性条件下（pH=9），AP 使 AMPPD 脱去磷酸基团，形成不稳定的中间体 AMPD，此中间体自行分解（二氧四节环断裂），同时发出光信号（470nm）。AMPPD 特点是光信号稳定且持续时间较长，一般 15min 发光强度达到高峰，60min 内保持稳定，便于检测。

电化学发光免疫分析采用三联吡啶钌$[Ru(bpy)_3]^{2+}$作为发光剂，与电子供体三丙胺（TPA）配合在阳性电极表面诱导发光反应。在电极（阳极）表面，二价的$[Ru(bpy)_3]^{2+}$失去电子（e^-）被氧化成三价，成为强氧化剂$[Ru(bpy)_3]^{3+}$；TPA 失去电子（e^-）被氧化成阳离子自由基 TPA（$TPA^{+\cdot}$），此物质很不稳定，可自发地失去一个质子（H^+），形成自由基 TPA（$TPA\cdot$）（强还原剂）；强还原剂（$TPA\cdot$）可将一个高能量的电子传递给强氧化剂$[Ru(bpy)_3]^{3+}$，同时使其形成激发态的$[Ru(bpy)_3]^{2+\cdot}$。激发态的三联吡啶钌不稳定很快发射出一个波长为 620nm 的光子，回复到基态的三联吡啶钌。电化学发光过程周而复始地进行，从而产生许多光子，使光信号增强。此外，电化学发光过程是一个由电场控制的发光过程，只有在电场存在的情况下，才启动化学发光反应，持续发光，具有非常高的检测效率。

此外，无论是发光酶免疫分析、直接化学发光免疫分析，还是电化学发光免疫分析，它们均采用固相吸附分离方法，去除游离标记物获得结合标记物，再诱导化学发光反应测定光信号强度。与 ELISA 96 孔酶标反应板不同，发光免疫分析均采用纳米磁性微球（800nm）作为固相载体。首先，纳米磁性微球携带功能基团（氨基或羧基），可直接与蛋白质（抗原或抗体）偶联，且包被过程简单，容易规模化包被，适合工业化生产。其次，单位体积可容纳数量庞大的微球颗粒，累计微球面积远远超过单个微孔板内壁面积，可包被足量抗体，可以防止因抗体相对不足所导致的钩状效应。再次，纳米磁性微球于液相中呈"悬浮"状态，于三维立体环境中，与配体具有较高的结合效率。最后，采用纳米磁性微球为固相载体，利用磁场进行分离洗涤，效率高且容易自动化。

在发光酶免疫分析和吖啶酯化学发光免疫分析中，纳米磁性微球直接包被抗体。但是，在电化学发光免疫分析中，生物分子（抗原或抗体）不直接与纳米磁性微球相连接，而是引入生物素-亲和素系统，以亲和素（avidin，A）包被纳米磁性微球，作为通用的分离试剂，通过结合生物素达到捕获免疫复合物的分离目的。首先，此种设计方式，待检抗原、生物素标记抗体、三联吡啶钌标记抗体均处于液相三维空间（针对双抗体夹心分析模式而言），已知抗体呈天然构象且无空间位阻效应，实现最大效率抗原-抗体结合。其次，借助生物素-亲和素系统的放大效应，赋予电化学发光免疫分析更高的分析敏感度。最后，亲和素预包被的微球具有通用性，可适用不同检测指标，适合工业化生产，可降低生产成本。相反，引入生物素-亲和素系统也会带来负面作用，如在检测标本中存在高浓度生物素，会对此系统产生干扰，影响检测结果。

前面介绍的化学发光免疫分析属于非均相免疫分析，检测过程需要分离洗涤步骤。分离洗涤不仅会带来洗涤误差影响分析精密度，同时也会增加自动化分析仪的复杂程度。1993 年由厄尔曼（Ullman）首创一种新型的均相发光免疫分析方法，称为 AlphaScreen 技术。随后改进为 AlphaLISA™（Perkin Elmer），以 96 孔酶标反应板或 384 孔酶标反应板作为反应容器，用于基础研究领域。同时，此项技术被体外诊断试剂领域使用，称为发光氧途径免疫分析（luminescence oxygen channel immunoassay，LOCI）。国内学者深入研究 AlphaScreen 技术，建立一种光激化学发光分析平台，称为 LICA，此项技术已广泛应用于国内临床实验室。

　　LICA 基于免疫分析和化学发光的原理，由感光微球（sensitive beads）和发光微球（luminescence beads）组成。感光微球表面含有酞菁物质，酞菁能接受激光（680nm）能量启动化学反应致使周围氧分子活化成"单线态氧"；同时，感光微球表面有活性基团便于结合生物分子（抗原或抗体）。发光微球表面含有二甲基噻吩类物质和镧系元素 Eu，二甲基噻吩能够吸收活性氧携带的能量启动化学发光过程（二甲基噻吩氧化释放短波长的光，微球表面的荧光素 Eu 吸收光并发出 615nm 的光信号）；与电化学发光的磁性微球类似，LICA 系统的感光微球包被亲和素分子，作为系统的"通用"微球，经生物素-亲和素系统捕获抗原抗体复合物。因此，LICA 技术的化学发光反应是由激光激发的，分别经过酞菁活化/活性氧传递/二甲基噻吩氧化/荧光素 Eu 发光的连续过程。光激化学发光过程可控性强，具有很高的信号检测效率。在光激化学发光过程中，存在一个重要环节，即"单线态氧"的能量传递过程。由于此种单线态氧离子的半衰期只有 4μs，于液相中扩散距离小于 200nm，能量传递的基础是发光微球和感光微球的靠近，而这一条件正是由两种微球表面抗原抗体的特异性结合来提供的。针对双抗体夹心法而言，发光微球表面包被抗体，在液相中与待测抗原和生物素标记抗体结合，形成双抗体夹心免疫复合物，再通过生物素-亲和素系统结合亲和素包被的感光微球，将两种微粒拉近。在激光的激发下，发生微球之间离子氧的能量转移，进而产生高能级的红光，通过单光子计数器检测光信号强度。相反，当样本不含靶分子时，两种微球间无法形成免疫复合物，两种微球的距离超出离子氧传播范围，离子氧迅速猝灭，检测时则无高能级红光信号产生。

　　与经典标记免疫分析不同，在 LICA 技术中，感光物质和发光物质不直接偶联生物分子，而是涂布于固相材料表面，抗原或抗体也通过功能基团与固相材料偶联。感光物质和发光物质提供化学发光的物质条件，并可以用激光照射控制发光。同时，抗原-抗体结合将两种微球靠拢，为化学发光提供空间条件，从而实现不需分离过程的均相免疫分析。引入生物素亲和素系统增加分析敏感度，感光微球的通用性也便于工业化生产。此外，整个检测过程没有分离洗涤过程，不仅可避免洗涤误差，而且也会降低分析仪器的复杂性，易于保养和使用。

第三节　商品化标记免疫诊断试剂及其相关产业

一、商品化标记免疫诊断试剂

　　早期放射免疫诊断试剂、荧光免疫试剂和酶免试剂需要临床实验室制备，没有商品化试剂盒的供应。由于单克隆抗体技术成熟，抗体制备成本降低并能实现稳定供应，且比较容易控制批间差异，特别是临床免疫质量控制的要求，需要规范标记免疫分析检测程序，实现标准化操作，寻求检测结果的一致性。由于临床实验室的需求和规范化操作的要求，特别是生物技术的快速发展，国家改革开放政策实施，进口商品化标记免疫诊断试剂进入中国市场，无须临床实验室配制、开包即用的全套试剂开始使用，使用方便，可规范临床操作过程，为顺利开展临床免疫检验的质量控制，特别是室间质量控制起到非常重要的作用。与此同时，国内首家中外合资从事放射免疫诊断试剂生产的公司即利科生物有限公司在天津开发区成立，标志着国内商品化标记免疫诊断试剂产业的兴起。

二、体外诊断试剂产业结构分析

在国际上，体外诊断产业统称为 IVD（in vitro diagnostics）产业，是指采用临床免疫学、临床生物化学、临床微生物学、分子生物学等理论和技术制备的、在人体外通过检测取自人体的样本（血清、血浆、尿液、唾液等），用于对人类疾病的诊断、监测、疗效评估等目的的诊断试剂。临床实验室的体外诊断系统包括体外诊断试剂与体外诊断仪器。随着临床检验诊断学实验室自动化水平不断提高，多数体外诊断试剂与体外诊断仪器需要配套使用。体外诊断完整的产业链包括上游的原材料供应行业和中游的仪器及试剂生产厂家，以及下游的需求应用市场，如图 1-3 所示。

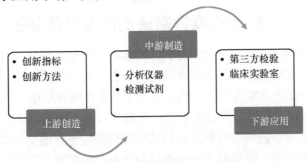

图 1-3 体外诊断产业结构示意图

体外诊断试剂的上游产业，主要指从事与临床实验室诊断相关研究的基础医学研究机构和临床医学研究机构，以及为体外诊断试剂盒生产提供重要原料（如抗原和抗体）的生物技术公司，也包括从事先进分析技术或分析方法学（含仪器）的研发机构。基础医学研究和临床医学研究主要是为临床实验室诊断提供新的生物学标志物，还包括对生物学指标临床应用价值的评价或一些常规指标在应用领域方面的创新。关键或核心原料公司为诊断试剂的生产提供必要的原料，如关键酶和底物、抗原和抗体等，技术创新与分析仪器公司为诊断试剂的应用提供技术保障并提供信号检测设备。中游产业是指将基础研究或临床研究所提出的对疾病的诊断、疗效评估和动态监测有重要价值的生物标志物，选用合适的上游产业所提供的成熟生物技术，并采用上游产业所提供的原材料（如抗原和抗体），通过"技术方法选择""分析模式选择""分析条件优化""生产工艺建立""质控体系建立"等多种环节，在建立分析方法的前提下，将分析方法转变为体外诊断产品并实现规模化的商业生产。需要指出的是，一些较大、规模化的体外诊断试剂公司，同时具有产品研发、产品生产、产品销售的完整结构，此类公司往往可以将基础医学和临床医学的最新研究成果转变为商品化体外诊断试剂，并通过系统的营销网络输送到用户实验室。下游用户是指使用体外诊断试剂产品的临床实验室。临床实验室按学科的不同可进行常规临床检验、临床微生物检验、临床生化-免疫检验、临床分子生物学检验等。常规临床检验提供常规血液、尿液、大便等项目的检验。临床微生物检验提供微生物培养、鉴定和耐药试验的检验，同时也包括血清学如病原体抗原或抗体的检查。临床化学-免疫检验主要提供体液中各种蛋白质的定量检测、酶活性或相应底物定量分析，从而实现对肝功能、肾功能、心功能的检测，同时也包括体液免疫和细胞免疫功能的评估等。临床分子生物学检验基于分子生物学技术于基因水平进行检测，辅助疾病的诊断和精准治疗。此外，第三方实验室也是体外诊断产业链中的重要用户。随着输血学的发展,与输血相关的检测多样化和复杂化,多数医院已成立独立的输血科,输血实验室完成相关检测同样需要体外诊断试剂,输血科同样是体外诊断产业链中的重要用户。

上游产业创造、中游产业制造和下游用户使用,它们共同构成体外诊断试剂完整产业链;上游产业是体外诊断试剂领域的基础,是技术创新和产品升级的核心和关键环节。上游产业拥有本领域高水平人才所组成的研发团队,其创新能力直接关系本国体外诊断试剂领域的创新水平,也能够体现本国与这一领域相关的基础医学和临床医学的研究水平,体现生物技术水平和相关分析仪器的研发水平。中游产业是实现上游科技成果转化的中间载体,可反映一个国家生物技术产品的加工生产能力或制造水平。下游用户是体外诊断试剂产业的终端和服务对象,市场需求直接关系此产业发展的动力,并提供新的需求。

三、标记免疫诊断试剂产业现状分析

纵观体外诊断试剂产业发展,全面分析体外诊断产业整体现状,可以看出国外体外诊断试剂产业起步早,发展较为成熟,产业链结构完整,并在临床生化、免疫检验等领域占据垄断地位,特别是在化学发光免疫分析、电化学发光免疫分析中占据领先地位和70%~80%的市场份额。相反,国内体外诊断试剂产业起步较晚,发展尚未成熟,产业链结构尚不完整,特别是在高端标记免疫分析产品和基础原料供应等方面仍然依赖进口。但是,国内体外诊断试剂市场巨大,国家对体外诊断试剂产业的重视程度不断提高,科研资金投入不断加大,以及国家对生物技术领域中小企业的大力支持,国内体外诊断试剂产业已进入高速发展时期。

全球体外诊断市场发展于20世纪70年代,目前已成为拥有近亿美元庞大市场容量的朝阳行业,产业发展成熟,市场集中度较高,聚集了一批著名跨国企业,包括罗氏、西门子、雅培、贝克曼、强生、生物梅里埃、伯乐等。行业呈现出寡头垄断的竞争格局,巨头均同时生产诊断试剂和分析仪器,我国国内三级医院等高端市场基本被国外企业占据。首先,国外著名跨国企业具有完整产业链结构,分别具有实力较强的产品研发机构、分析仪器研发制造机构、稳定的体外诊断试剂原料供应渠道或关键原料生产能力、体外诊断试剂商品化生产机构,以及较完善的商品销售网络。其次,国外知名企业拥有先进的技术平台,甚至拥有相应专利所有权。20世纪90年代发光免疫分析逐渐成熟,自动化分析仪器广泛使用,罗氏诊断、西门子诊断、强生诊断品牌进入中国市场,并且采用全封闭系统,只能使用本公司生产的配套试剂、内置参数和定标系统。

我国的体外诊断市场起步晚,但成长速度较快。2008~2012年,中国体外诊断市场规模增速显著高于全球平均水平,年复合增长率约为16%。据统计测算,2015年我国体外诊断市场规模约为287亿元(其中诊断仪器市场为79亿,诊断试剂为208亿),与国际体外诊断市场总量相比,国内市场份额所占比重较低,目前才占全球体外诊断总消费市场7%左右,且人均年消费金额仅为2美元左右,与发达经济体约30美元的人均年消费金额相比差距仍较大,体外诊断行业在国内依然有很大的增长空间。重要的是,在国内体外诊断市场中,进口仪器和试剂占据了50%以上份额,尤其是进口全封闭检测系统在三级甲等医疗机构中更是占据主要地位。但是,近十年来,国内体外诊断企业迅猛发展,特别是从事POCT制造的企业发展迅速,且技术逐渐成熟,同时产品实现出口。同时,近五年来,国内从事化学发光诊断试剂生产的企业同样发展迅速,流水线检测设备迅速发展,产品质量迅速提升，国产产品取代进口产品的趋势非常明显。

目前，国内体外诊断主要集中在三大领域：生化诊断试剂市场、免疫诊断试剂市场和血液学与流式细胞市场。其中，生化诊断试剂市场和免疫诊断试剂市场仍将会是其中最大的两个市场，合计占市场份额的60%左右。生化诊断试剂不管是在国际还是在国内均发展地较为成熟，目前在国内市场已经基本完成国产产品替代进口产品。免疫诊断中的酶免疫和胶体金目前应用较为广泛，化学发光诊断则在近几年得到迅速发展，在免疫诊断市场中占据越来越重的比例。分子诊断试剂市场是未来较有潜力的细分市场，也是实施精准医疗的重要技术和前提基础，代表着诊断技术前沿方向，未来相当一段时间内仍将会保持较高增速。

（李会强）

第二章 抗原制备技术

抗原是体外诊断领域重要的原材料。一方面，抗原作为免疫原，用于制备抗体；另一方面，抗原直接用于诊断试剂的制备。例如，在间接法中将抗原作为已知，用于检测未知抗体；在双抗体夹心法中，用于制备校准品绘制校准曲线；在双抗原竞争法中，抗原与信号分子连接制备标记化合物。本章主要从抗原分类、天然抗原制备、人工抗原合成和半抗原-载体偶联等方面介绍抗原制备技术。

天然抗原指天然的生物、细胞及天然的生物产物，主要来自于动物、植物、微生物。按照物理性质，抗原分为颗粒性抗原和可溶性抗原。颗粒性抗原指非均匀分散的抗原，如各种组织细胞或体外培养的细胞，同时，病原微生物中的细菌、病毒等也属于颗粒性抗原。可溶性抗原指完全溶解于溶液中呈均匀分散状态的抗原，多指各种蛋白质抗原、多糖、核酸等物质。针对可溶性而言，颗粒性抗原分离制备比较容易，本章不做详细介绍。可溶性抗原分离制备相当复杂，为本章重点介绍的内容。

随着蛋白质一级结构测序技术和分子生物学技术的成熟，非天然蛋白质抗原同样在体外诊断领域发挥重要作用。这些抗原包括采用分子生物学技术于原核细胞和真核细胞表达的重组蛋白质抗原，也包括人工合成短肽。此外，因小分子半抗原（甾体激素）没有免疫原性，小分子与载体蛋白连接形成的复合物也被视为人工抗原或非天然抗原。

第一节 天然蛋白质抗原的纯化技术

天然蛋白质抗原来源于动植物组织细胞或各类体液，其原始组成极为复杂。无论是作为免疫原，还是作为已知抗原，对目的蛋白质纯度均有很高要求。天然蛋白质在组织或细胞中一般都是以复杂的混合物形式存在，而每种类型的细胞都含有上千种不同的蛋白质，从中分离和提纯抗原是一项艰巨而繁重的任务。到目前为止，还没有一个单独的或一套现成的方法能把任何一种蛋白质从复杂的混合物中提取出来，但对任何一种蛋白质都有可能选择一套适当的分离提纯程序来获取高纯度的制品。需要利用不同蛋白质间内在的相似性与差异性，首先利用各种蛋白质间的相似性来除去非蛋白质物质的污染（总蛋白制备）再利用各蛋白质的差异将目的蛋白从其他蛋白质中纯化出来（单一蛋白质分离纯化）。

天然抗原分离纯化的一般步骤包括原材料的选择和前处理、抗原的粗提、抗原的精细纯化。

一、组织匀浆或细胞破碎

分析所需提纯蛋白质的分布，针对性地选择破碎某种组织或细胞的方法或直接收集原料部分（如血液）。如欲提取的目的蛋白分布于特定细胞，可优先分离特定的细胞群。组织和细胞的破碎通常有机械破碎法和非机械破碎法。机械破碎处理样本量大、破碎效率较高、破碎速度快，操作时细胞遭受强大的机械剪切力而被破碎。机械破碎主要方法有研磨、超声破碎、高压匀浆破碎、珠磨等。非机械破碎主要有反复冻融、自溶、酶溶、化学试剂处理等方法。无论选择何种前处理方法，需要注意保护抗原活性，注意低温和作用强度。

二、初级提取蛋白质

组织细胞破碎后，细胞内容物释出，不同的蛋白质由于其组成和结构的差异，对从组织细胞中提取出来的生物大分子需选择适合的分离纯化方法组合进行纯化才能获得抗原纯品。

1. 密度梯度离心法 是将样品加在惰性梯度介质中进行离心沉降，在一定的离心力作用下将颗粒分配到梯度中某些特定位置上，形成不同区带的分离方法。许多酶富集于某一细胞器内，匀浆后高速离心可得到某一亚细胞成分，使酶富集 10~20 倍，然后再用其他纯化手段对特定的酶进行纯化。此法的有以下优点：①分离效果好，可一次获得较纯颗粒；②适应范围广，能分离沉降系数差的颗粒，又能分离有一定浮力密度差的颗粒；③颗粒不会挤压变形，能保持颗粒活性，并防止已形成的区带因为对流而引起混合。此法的缺点：①离心时间较长；②需要制备惰性梯度介质溶液；③操作严格，不易掌握。

2. 选择沉淀法

（1）有机溶剂沉淀：有机溶剂能降低溶液的电解常数，从而增加蛋白质分子上不同电荷之间的吸引力，同时有机溶剂能破坏蛋白质表面的水化层，以上两种效应使蛋白质溶解度下降而沉淀。常用的有机溶剂有乙醇和丙酮。高浓度的有机溶剂容易引起蛋白质变性，所以在加入有机溶剂时应搅拌均匀避免局部浓度过高。蛋白质沉淀以后应尽快离心分离并用水或缓冲液溶解以降低有机溶剂浓度。

（2）盐析沉淀：盐析是经典的蛋白质分离纯化技术，操作简单有效，通常不损伤蛋白质活性，至今仍被广泛应用。一般随着盐浓度的升高，蛋白质的溶解度增加，此现象称为盐溶。当盐浓度继续升高时，蛋白质的溶解度下降并析出，这种现象称盐析。盐析基本原理是高浓度的盐离子（如硫酸铵的 SO_4^{2-} 和 NH_4^+）有很强的水化力，可夺取蛋白质分子的水化层，使之"失水"，同时蛋白质表面的电荷被中和，于是蛋白就会聚集凝结并沉淀析出。不同的蛋白质分子颗粒大小、亲水程度不同，盐析所需的盐浓度也不同，调节混合蛋白质溶液中的盐浓度可使各种蛋白质组分分段沉淀，达到蛋白质分离的目的。

以下几个因素会影响盐析效果：①温度，一般情况下蛋白质的溶解度随温度降低而降低，但也有一些蛋白质（如血红蛋白、肌红蛋白、清蛋白）在较高的温度（25℃）时溶解度低，更容易盐析；②pH，大多数蛋白质在等电点时在浓盐溶液中的溶解度最低；③蛋白质浓度，蛋白质浓度高时，欲分离的蛋白质常夹杂着其他蛋白质一起沉淀出来（共沉现象）。因此，高浓度蛋白质样本在盐析前最好做稀释处理，使总蛋白含量为 2.5%~3.0%。

蛋白质盐析常用的中性盐，主要有硫酸铵、硫酸镁、硫酸钠、氯化钠、磷酸钠等。其中应用最多的是硫酸铵。优点：溶解度大且受温度影响较小（25℃时饱和溶液为 4.1mol/L，即 767g/L；0℃时饱和溶解度为 3.9mol/L，即 676g/L）；另外，硫酸铵分段盐析效果也比其他盐好，不易引起蛋白质变性。硫酸铵溶液的 pH 常为 4.5~5.5，当用其他 pH 进行盐析时，需用硫酸或氨水调节。

蛋白质在用盐析沉淀分离后，需要将蛋白质中的盐除去才能获得较纯的蛋白质提取物，该过程称为脱盐。常用的脱盐方法是透析法，即把蛋白质溶液装入透析袋内，用缓冲液进行透析，盐离子可以通过透析袋扩散到透析液中，而大分子蛋白质则不能通过透析袋，更换透析缓冲液，直至袋内盐充分透析出去。因透析所需时间较长，所以最好在低温中进行。此外也可用葡聚糖凝胶（sephadex）G-25 或葡聚糖凝胶 G-50 过柱的办法除盐，所用的时间就会缩短。

二、常用蛋白质层析技术

1. 凝胶过滤层析　也称排阻层析或分子筛。凝胶过滤层析柱的填充颗粒是多孔的介质，柱中围绕着颗粒所能容纳的液体量称流动相，也称无效体积。由于各种蛋白质的分子大小不同，扩散进入特定大小孔径颗粒内的能力也不同。太大的蛋白质不能进入颗粒的孔内，只能存在于无效体积的溶液中，将会最早从层析柱中洗脱出来。相反，小分子蛋白质分子，进入颗粒的微孔内，较晚被洗脱出来。为得到最佳的纯化效果，应将孔径大小选在目的蛋白质能在无效体积和总柱床体积的中点附近洗脱。排阻层析具有以下其他方法所不具备的优点。首先，所能纯化的蛋白质分子量范围宽，日本东曹株式会社生命科学事业部（Tosoh Biosep）的聚合物树脂，排阻极限可达 200 000kDa。其次，树脂微孔的形状适合分离球形的蛋白质，纯化过程中也不需要能引起蛋白质变性的有机溶剂。应该注意的是某些蛋白质不适合用凝胶过滤纯化，因为本技术所用树脂有轻度的亲水性，电荷密度较高的蛋白质容易吸附在上面。排阻层析通常不用于纯化过程的早期，因为这种方法要求标本高度浓缩，上样量只能为柱体积的 1%～4%，柱子要细而长才能得到好的分离效果，此外树脂本身也比较昂贵，规模化的工业生产从成本控制上考虑不太适用。

2. 离子交换层析　是在所有的蛋白质纯化与浓缩方法中最有效的方法。基于蛋白质与离子交换树脂间的相互电荷作用，通过选择不同的缓冲液，同一种蛋白质既可以和阴离子交换树脂结合，又可以和阳离子交换树脂结合。树脂所用的带电基团有 4 种：二乙基氨基乙基用于弱的阴离子交换树脂；羧甲基用于弱的阳离子交换树脂；季铵用于强阴离子交换树脂；甲基磺酸酯用于强阳离子交换树脂。蛋白质由氨基酸组成，氨基酸在不同的 pH 环境中所带总电荷不同。大多数蛋白质在生理 pH（pH 6～8）下带负电荷，需用阴离子交换柱纯化，极端的 pH 下蛋白质会变性失活，应尽量避免。由于在某个特定的 pH 下不同的蛋白质所带电荷数不同，与树脂的结合力也不同，随着缓冲液中盐浓度的增加或 pH 的变化，蛋白质按结合力的强弱被依次洗脱。在工业化生产中更多的是改变盐浓度而不是去改变 pH，因为前者更容易控制。在实验室中常用盐浓度梯度去洗脱离子交换柱，利用泵的辅助可以使流入柱的缓冲液中盐浓度平稳地上升，当离子强度能够中和蛋白质的电荷时，蛋白质就从柱上被洗脱下来。但在工业生产中盐浓度很难精确控制，所以常用分步洗脱而不是连续升高的盐梯度。与凝胶过滤层析相比，离子交换特异性更好，有更多的参数可以调整以获得最优的纯化效果，树脂也比较便宜。值得一提的是，即便是用最精确控制的条件，仅用离子交换的方法也得不到纯的蛋白质，还需要其他的纯化步骤。

3. 亲和层析　基于目的蛋白与固相化的配基特异结合而滞留，其他杂蛋白则会流过柱子。在纯化天然蛋白质时常用的目的蛋白和配基的组合有抗原和抗体、酶和底物、糖蛋白和刀豆蛋白 A。以抗原和抗体的组合为例，将特异性的单克隆抗体通过共价键固定在凝胶颗粒上作为配基，用于纯化特定的抗原蛋白，能非常有效地纯化目的蛋白。但本方法存在以下一些局限性。通常单克隆抗体非常昂贵，层析柱制作成本较高；单克隆抗体与目的蛋白结合力太强，要用苛刻的条件来洗脱，这可能会使目的蛋白失活；混合物中的其他蛋白质如蛋白酶也可能破坏抗体或与它们非特异结合；个别单克隆抗体分子也会在纯化过程中从填料上解离下来混入产物中，从终产物中去除脱落的单克隆抗体比较费力。亲和层析通常在纯化过程的后期应用，此时标本体积已缩小，大部分的杂质已经去除。

此外，在纯化重组蛋白质时，最常用到的亲和层析纯化标签有谷胱甘肽 S-转移酶（glutathione S-transferase，GST）和组氨酸标签。带有 GST 标签的重组蛋白质可用交联谷胱甘肽的层析介质纯化。但本方法有以下几个缺点。首先，蛋白质上的 GST 必须能合适地折叠，形成与谷胱甘肽结合的空间结构才能用此方法纯化。其次，GST 标签多达 220个氨基酸，如此大的标签可能会破坏蛋白质的天然结构，难以进行结构分析，有时即便纯化后再用酶切去除 GST 标签也不一定能解决问题。另一种可应用的亲和层析纯化标签是组氨酸标签，组氨酸的咪唑侧链可亲和结合镍、锌和钴等金属离子，在中性和弱碱性条件下带组氨酸标签的目的蛋白与镍柱结合，在低 pH 下用咪唑竞争洗脱。组氨酸标签与 GST 相比有许多优点。首先，由于只有 6 个氨基酸，分子量很小，一般不需要酶切去除。其次，可以在变性条件下纯化蛋白质，在高浓度的尿素和盐酸胍等变性剂存在的情况下仍能保持结合力。虽然有这么多的优点，但此标签仍有不足，如目的蛋白易形成包涵体、难以溶解、稳定性差及错误折叠等。镍柱纯化时金属镍离子容易脱落漏出混入蛋白质溶液，不但会通过氧化破坏目的蛋白的氨基酸侧链，而且柱子也会非特异吸附蛋白质，影响纯化效果。若目的蛋白可与某种碳水化合物特异结合，或需要某种特殊的辅因子，可将该碳水化合物或辅因子固相化制成亲和柱，结合后，目的蛋白可用高浓度的碳水化合物或辅因子洗脱。

4. 疏水作用层析 蛋白质是由疏水性和亲水性氨基酸组成的。疏水性氨基酸位于蛋白质空间结构的中心部位，远离表面的水分子，亲水性氨基酸残基则位于蛋白质表面。由于亲水性氨基酸吸引了许多的水分子，所以通常情况下整个蛋白质分子被水分子包围着，疏水性氨基酸不会暴露在外。在高盐浓度的环境中蛋白质的疏水性区域则会暴露并与疏水性介质表面的疏水性配基结合。不同的蛋白质疏水性不同，疏水作用力大小也不同，通过逐渐降低缓冲液中盐浓度冲洗柱子，在盐浓度很低时，蛋白质恢复自然状态，疏水作用力减弱被洗脱出来。疏水性树脂的选择性是由疏水性配基的结构决定的，常用的直链配体为烷基配体（alkyl ligands）和芳基配体（aryl ligands），链越长结合蛋白质的能力也越强。理想树脂种类的选择应根据目的蛋白的化学性质而定，不能选择结合力太强的树脂，结合力太强的树脂会很难洗脱。疏水层析很适合作为离子交换纯化的下一个步骤，因为疏水作用层析在高盐浓度下上样，离子交换得到的产物不需更换缓冲液即可使用。蛋白质又在低盐缓冲液中洗脱，又省去了下一步纯化前的更换缓冲液的步骤，既节约了时间，又减少了蛋白质的丢失。

三、抗原鉴定与保存

蛋白质纯化完成之后，要对纯化所得蛋白质的性质进行鉴定。蛋白质的鉴定主要包括蛋白质的纯度、浓度、活性的鉴定这 3 个方面，分别有不同的方法进行鉴定。

1. 纯度鉴定 蛋白质的纯度鉴定最常用的方法为 SDS 聚丙烯酰胺凝胶电泳（SDS polyacrylamide gel electrophoresis，SDS-PAGE），通过该方法可以比较简单快速地得到蛋白质的纯度和分子量信息。该方法是在聚丙烯酰胺凝胶系统中引进十二烷基硫酸钠（sodium dodecyl sulfate，SDS），SDS 是一种阴离子表面活性剂，能使蛋白质的氢键、疏水键打开，并结合蛋白质疏水部分，形成 SDS-蛋白质复合物。在一定条件下，SDS 与大多数蛋白质的结合比为 1.4∶1。由于 SDS 带有负电荷，使各种 SDS-蛋白质复合物都带上相同密度的负电荷，它的量远超过了蛋白质分子原有的电荷量，因而掩盖了不同蛋白质分子原有的电荷差别。这样的 SDS-蛋白质复合物在凝胶电泳中的迁移率不再受蛋白质原有的电荷和形状的影响，而只与蛋白质的分子量有关。电泳结束后将凝胶进行染色随后脱色，将目的蛋白所在位置与分子量标记进行比较，得出目的蛋白的分子量大小，同时计算在同一泳道内目的蛋白条带占泳道内总蛋白的比例，得出目的蛋白浓度。

2. 浓度测定 本章节主要介绍蛋白质浓度测定的常用方法。

（1）紫外分光光度法：在蛋白质分子中，酪氨酸、苯丙氨酸和色氨酸残基的苯环含有共轭双键，使蛋白质具有吸收紫外光的性质。吸收高峰在 280nm 处，其吸光度（光密度值）与蛋白质含量成正比。此外，蛋白质溶液在 238nm 的光吸收值与肽键含量成正比。利用一定波长下，蛋白质溶液的光吸收值与蛋白质浓度的正比关系，可以进行蛋白质含量的测定。紫外吸收法简便、灵敏、快速，不消耗样品，测定后仍能回收使用。低浓度的盐，如生化制备中常用的 NH_4^+、SO_4^{2-} 等和大多数缓冲液不干扰测定。本法特别适用于柱层析洗脱液的快速连续检测，因为此时只需测定蛋白质浓度的变化，而不需知道其绝对值。此法的缺点是测定蛋白质含量的准确度（accuracy）较差，干扰物质多，在用校准曲线法测定蛋白质含量时，对那些与标准蛋白质中酪氨酸和色氨酸含量差异大的蛋白质，有一定的误差。故该法适用于测定与标准蛋白质氨基酸组成相似的蛋白质。若样品中含有嘌呤、嘧啶及核酸等吸收紫外光的物质，会出现较大的干扰。核酸的干扰可以通过查校正表，再进行计算的方法，加以适当的校正。但是因为不同的蛋白质和核酸的紫外吸收是不相同的，虽然经过校正，测定的结果还是存在一定的误差。此外，进行紫外吸收法测定时，由于蛋白质吸收高峰常因 pH 的改变而有变化，因此，要注意溶液的 pH，测定样品时的 pH 要与测定校准曲线的 pH 相一致。

（2）肽键测定法：蛋白质溶液在 238nm 处的光吸收的强弱，与肽键的多少成正比。因此，可以用标准蛋白质溶液配制一系列 50～500mg/ml 已知浓度的 5.0ml 蛋白质溶液，测定 238nm 的光吸收值 A_{238}，以 A_{238} 为纵坐标，蛋白质含量为横坐标，绘制出校准曲线。未知样品的浓度即可由校准曲线求得。进行蛋白质溶液的柱层析分离时，洗脱液也可以在 238nm 下检测蛋白质的峰位。本方法比 A_{280} 吸收法灵敏，但多种有机物，如醇、酮、醛、醚、有机酸、酰胺类和过氧化物等都有干扰作用，所以最好用无机盐、无机碱和水溶液进行测定。若含有有机溶剂，可先将样品蒸干或用其他方法除去干扰物质，用水、稀酸和稀碱溶解后再作测定。

（3）双缩脲（biuret）法：是指在碱性溶液中，双缩脲（$H_2N—CO—NH—CO—NH_2$）与二价铜离子作用形成紫红色的络合物，这一反应称双缩脲反应。凡分子中含两个或以上酰胺基（—CO—NH_2）或与此相似的基团[如—CH_2—NH_2、—CS—NH_2、—C（NH）NH_2]的任何化合物，无论这类基团直接相连还是通过一个碳或氮原子间接相连，均可发生上述反应。蛋白质分子含有众多肽键（—CO—NH—），可发生双缩脲反应，且呈色强度在一定浓度范围内与肽键数量即与蛋白质含量成正比，可用比色法测定蛋白质含量，测定范围为 1～10mg。干扰这一测定的物质主要有硫酸铵、Tris 缓冲液和某些氨基酸等。此法的优点是较快速、不同的蛋白质产生颜色的深浅相近及干扰物质少。主要的缺点是灵敏度差，低浓度蛋白质不适合此法。因此，双缩脲法常用于快速，但并不需要十分精确的蛋白质测定。

（4）双辛酸（bicinchonininc acid，BCA）与 Cu^{2+} 的硫酸铜等其他试剂组成的试剂，混合一起即成为苹果绿，即 BCA 工作试剂。在碱性条件下，BCA 工作试剂与蛋白质样品混合后，蛋白质将溶液中的 Cu^{2+} 还原为 Cu^+，一个 Cu^+ 螯合两个 BCA 分子，BCA 工作试剂由原来的苹果绿变为紫色，最大光吸收强度与蛋白质浓度成正比。近些年，该方法被科研工作者广泛选用。目前 BCA 法的试剂盒市面有售。

总之，虽然蛋白质含量的测定方法很多，但是，还没有一个完美的方法。在选择测定方法时，可根据实验要求和实验室条件决定。

3. 活性鉴定　抗原的活性鉴定在免疫学层面上是对抗原结合抗体的能力的测定，通过测定抗原抗体反应来评估抗原的活性。下面介绍几种常用的鉴定方法。

（1）琼脂扩散试验：利用可溶性抗原与抗体在半固体琼脂内进行扩散，若抗原与抗体对应，并且比例适当，就会出现白色沉淀线，此为阳性反应。琼脂扩散试验一般在平皿中或玻片上的琼脂中进行。该方法操作简便，涉及的试剂仪器简单，比较适合粗略的检测抗原抗体反应。该方法又可分为单向琼脂扩散试验和双向琼脂扩散试验两类。

1）单向琼脂扩散试验：是一种常用的定量检测抗原的方法。将适量抗体与琼脂混匀，浇注成板，凝固后，在板上打孔，孔中加入抗原，抗原就会向孔的四周扩散，边扩散边与琼脂中的抗体结合。一定时间后，在二者比例适当处形成白色沉淀环。沉淀环的直径与抗原的浓度成正比。如事先用不同浓度的标准抗原制成校准曲线，则从曲线中可求出标本中抗原的含量。本试验主要用于检测标本中各种免疫球蛋白和血清中各种补体成分的含量，敏感性很高。

2）双向琼脂扩散试验：是将半固体琼脂倾注于平皿内或玻片上，待其凝固后，在琼脂板上打孔，将抗原、抗体分别注入小孔内，使二者相互扩散。如果抗原、抗体相互对应，浓度、比例适当，则在一定时间后，在抗原、抗体孔间出现清晰可见的沉淀线。双向琼脂扩散法可用来分析溶液中的多种抗原。一对抗原、抗体系统只能形成一条沉淀线，不同的抗原抗体系统在琼脂中扩散的速度不同，可在琼脂中形成不同的沉淀线。本法主要是用于检测血清中各种免疫球蛋白、甲胎蛋白（α-fetoprotein，AFP）、乙肝表面抗原（hepatitis B surface antigen，HBsAg）等。缺点是需要时间过长，灵敏度不高。

（2）免疫印迹法（immunoblotting）：是分子生物学、生物化学和免疫遗传学中时常会用到的一种实验方法，并且是一种能对蛋白质进行定性和半定量的分析方法，是通过特异性抗体对凝胶电泳处理过的细胞或生物组织样品进行着色，并且通过分析着色的位置和着色深度获得特定蛋白质在所分析的细胞或组织中的表达情况的信息，是一种将电泳与 ELISA 测定结合起来的技术，可分为电泳、转印、ELISA 测定 3 个阶段。免疫印迹法结合了电泳的高分辨率和 ELISA 测定的高敏感性和特异性，是一种能用于分析样本组分的免疫学测定方法。

蛋白质印迹法（Western blotting）与 DNA 分析应用的 DNA 印迹法（Southern blotting）相似，均是把电流分离的组分从凝胶转移至一种固相支持体，并均以针对特定氨基酸（Western）或核苷酸（Southern）序列所制备的特异性样品作为探针检测其相同或相似序列。对于蛋白质来说，通常使用的探针是抗体，它与附着于固相支持体的靶蛋白所呈现的抗原表位发生特异性反应。Western 印迹法的主要优点在于，它能够从生物组织的粗提物或部分纯化的粗提物中检测和识别几种特异的蛋白质。将 SDS-PAGE 电泳分离的蛋白质从聚丙烯酰胺凝胶上通过电转移到合适的印迹膜上，随后用和灵敏检测系统相偶联的抗体来识别结合在膜上的一种或几种蛋白质。这一技术的灵敏度能达到标准的固相 RIA 的水平而又无须像免疫沉淀法那样必须对靶蛋白进行放射性标记。因此，要对非放射性标记蛋白组成的复杂混合物中的某些特定蛋白质进行鉴别和定量时，Western 印迹法极为有用。此外，由于蛋白质的电泳分离几乎总在变性条件下进行，因此，溶解、聚集及靶蛋白与外来蛋白质的共沉淀等诸多问题都无须加以考虑。

（3）ELISA：即将已知的抗原或抗体吸附在固相载体表面，使酶标记的抗原抗体反应在固相表面进行的技术。采用抗原与抗体的特异反应将待测物与酶连接，然后通过酶与底物产生颜色反应，用于定量测定。测定的对象可以是抗体也可以是抗原。在这种测定方法中有 3 种必要的试剂：①固相的抗原或抗体（免疫吸附剂）；②酶标记的抗原或抗体（标记物）；③酶作用的底物（显色剂）。

测量时，抗原（抗体）先结合在固相载体上，但仍保留其免疫活性，然后加一种抗体（抗原）与酶结合成的偶联物（标记物），此偶联物仍保留其原免疫活性与酶活性，当偶联物与固相载体上的抗原（抗体）反应结合后，再加上酶的相应底物，即发生催化水解或氧化还原反应而呈现不同颜色。其所生成的颜色深浅与待测的抗原（抗体）含量成正比。这种有色产物可用肉眼、光学显微镜、电子显微镜观察，也可以用分光光度计（酶标仪）加以测定。其方法简单，方便迅速，灵敏度高、特异性强。

ELISA 根据包被、标记及待检测物的不同可分为双抗体夹心法、间接法、竞争法等，在抗原活性鉴定上通常使用双抗体夹心法进行测定。

第二节　重组蛋白质抗原的制备技术

随着质谱技术对蛋白质氨基酸测序技术的完善，基因克隆、质粒构建等蛋白质重组技术的日渐成熟，重组蛋白质抗原在体外诊断领域发挥越来越重要的作用。与天然蛋白质相比，重组蛋白质制备相对容易，蛋白质纯度高，可保证持续供应及较小的批间差异。

一、获取目的基因

获取目的基因是重组蛋白的第一步，获取目的基因主要有以下几种方法。

1. 全基因人工合成　根据目的蛋白的氨基酸序列，按照对应的密码子对基因全序列进行分析，避开复杂二级结构和重复序列，设计并合成一系列单链寡核苷酸，然后利用聚合酶链反应（polymerase chain reaction，PCR）技术将这些寡核苷酸拼接成完整的基因。在不易获得材料的情况下，全基因合成不失为一个获得基因的好方法。全基因合成的优点是准确性高，可以人工改造任何基因序列，同时可以进行密码子优化，提高目的蛋白在宿主内的表达量。但此方法成本相对较高，普通实验室操作比较困难，需要专业的合成公司完成，一般需委托第三方商业实验室完成。

2. 基因组克隆目的基因　对于原核生物、DNA 病毒来源的抗原，由于原核生物的基因组通常不含内含子，可以用基因组作为模板直接扩增所需基因。只要根据已知序列合理设计目的基因两端的引物，通过 PCR 就可以很方便地扩增获得目的基因。这种方法成本相对较低，但是，获得的基因可能含有突变，不同基因的表达丰度不同，在转录本比较复杂或基因片段过长等情况下获取基因有一定难度。

3. 反转录-PCR 扩增目的基因 对于真核生物来源的抗原，由于真核生物的基因通常由若干个外显子组成，分布在基因组的不同位置由内含子隔开，所以不同于简单地直接从基因组中直接扩增目的基因。在这种情况下，通常需要做反转录，通过反转录-PCR 的方法来扩增目的基因。

在操作过程中，首先确定目的蛋白的表达组织，获取相应组织后提取总 RNA。然后利用真核生物 mRNA 3′端含 poly（A）的特点，用寡聚脱氧胸苷酸（oligo dT）在反转录酶的作用下对总 RNA 进行第一链 cDNA 的合成。然后，再以第一链 cDNA 为模板用目的基因的引物对目的基因进行 PCR 扩增，最终获得目的基因。

二、构建表达载体

1. 质粒载体 把目的 DNA 片段通过重组 DNA 技术，送进受体细胞中进行繁殖和表达的工具叫载体（vector）。载体主要有病毒载体和非病毒载体两大类，其中质粒是一种使用比较广泛的非病毒转基因载体。本章以质粒为例，说明构建表达载体的过程。

质粒是一类存在于许多细菌及酵母等生物中除染色体以外的能够自主复制的环状 DNA 分子。质粒在细胞内的复制一般有两种类型：紧密控制型（stringent control）和松弛控制型（relaxed control）。紧密控制型只在细胞周期的一定阶段进行复制，当染色体不复制时，它也不能复制，通常每个细胞内只含有一个或几个紧密控制型质粒分子，如 F 因子。松弛控制型的质粒在整个细胞周期中随时可以复制，在每个细胞中有许多拷贝，一般在 20 个以上，如 Col E1 质粒。

质粒载体是在天然质粒的基础上为适应实验室操作而进行人工构建的。与天然质粒相比，质粒载体通常带有一个或以上的选择性标记基因（如抗生素抗性基因）和一个人工合成的含有多个限制性内切酶识别位点的多克隆位点序列，并去掉了大部分非必需序列，使分子量尽可能减少，以便于基因工程操作。大多质粒载体带有一些多用途的辅助序列，这些用途包括通过组织化学方法肉眼鉴定重组克隆、产生用于序列测定的单链 DNA、体外转录外源 DNA 序列、鉴定片段的插入方向、外源基因的大量表达等。一个理想的克隆载体大致应有下列一些特性：①分子量小、多拷贝、松弛控制型；②具有多种常用的限制性内切酶的单切点；③能插入较大的外源 DNA 片段；④具有两个以上的遗传标记物，便于鉴定和筛选。此外，对宿主细胞无害是质粒的基本要求。常用的质粒载体大小一般为 1～10kb，如 pBR322、pUC 系列、pGEM 系列、pET 系列和 pBluescript（简称 pBS）等。

2. 质粒提取 从细菌中分离质粒包括 3 个基本步骤：①培养细菌使质粒扩增；②收集和裂解细胞；③分离和纯化质粒。经溶菌酶和 SDS 或曲拉通 X-100（Triton X-100）处理后，细菌染色体 DNA 会缠绕附着在细胞碎片上，同时由于细菌染色体 DNA 比质粒大得多，易受机械力和核酸酶等的作用而被切断成大小不同的线性片段。当用高热或强酸、碱处理时，细菌的线性染色体 DNA 变性，而共价闭合环 DNA（covalently closed circular DNA，cccDNA）的两条链不会相互分开，当外界条件恢复正常时，线性染色体 DNA 片段难以复性，与变性的蛋白质和细胞碎片缠绕在一起，而共价闭合环 DNA 双链又恢复原状，重新形成天然的超螺旋分子，并以溶解状态存在于液相中。在细菌细胞内，共价闭合环 DNA 以超螺旋形式存在。在提取质粒过程中，除了超螺旋 DNA 外，还会产生其他形式的质粒 DNA。如果共价闭合环 DNA 两条链中有一条链发生一处或多处断裂，分子就能旋转而消除链的张力，形成松弛型的环状分子，称开环 DNA（open circular DNA，ocDNA）；如果质粒 DNA 的两条链在同一处断裂，则形成线状 DNA（linear DNA）。当提取的质粒 DNA 电泳时，同一质粒 DNA 其超螺旋形式的泳动速度要比开环形式和线状形式的泳动速度快。

3. 目的基因扩增 对目的基因进行扩增，首先要合理设计引物。用于 PCR 扩增的寡核苷酸引物至少应在 16 个碱基以上，一般以 20~30 个碱基为宜，引物过短会使 PCR 特异性降低，过长则会引起引物间的退火而影响有效扩增。引物自身序列应位于高度保守区，与非扩增区无同源序列。引物的熔解温度 T_m 一般控制为 55~60℃，尽可能保证上下游引物的 T_m 一致，一般相差不超过 2℃。引物 3′端应与目的片段完全匹配，而其 5′端碱基可不与模板匹配，故在引物设计时可在其 5′端加上限制酶位点或其他短的序列，这些与初始模板并不配对的非互补序列在后续的循环中将被带到双链 DNA 中去，这样反应产物不仅含有目的序列，同时在目的基因的两侧又有了新的限制酶位点，用相应的限制酶切割后即可将 PCR 产物定向克隆到载体中。

引物合成完毕后，在 PCR 反应液中加入模板、引物、dNTP、DNA 聚合酶等组分，设计 PCR 程序，对目的基因进行扩增。PCR 扩增完成后，取反应产物进行核酸电泳检测，确定扩增成功，进行下一步试验。

4. 载体/目的基因酶切 酶切是指限制性内切酶能特异地结合于一段被称为限制性酶识别序列的 DNA 序列之内或其附近的特异位点上，并切割双链 DNA。用于构建重组载体的质粒都含有一个多克隆位点（multiple cloning site，MCS），该区域含有不同的限制性内切酶酶切位点，用于目的基因扩增的引物在设计时也在 5′端加入了合适的酶切位点。用相同的限制性内切酶对载体和 PCR 扩增产物分别进行酶切，并对酶切后的产物进行纯化，获得酶切后带相同粘末端的线性载体和基因片段。

5. 连接与转化 酶切以后的线性载体和基因片段均含有相同的黏末端，在连接酶的作用下有一定的概率将基因片段插入到线性载体中形成含目的基因的重组载体。将连接产物通过化学或物理方法转到合适的宿主细菌中，通过质粒带有的抗性筛选出成功转入质粒的菌株。然后通过 PCR 扩增目的片段或提取质粒进行酶切的方法鉴定质粒中是否有插入目的基因片段。

筛选出阳性克隆后，进行测序确认目的基因已经插入到载体的正确位置。将重组质粒转化入表达菌，用于下阶段的表达和纯化。

三、表达目的蛋白

蛋白质表达是指用模式生物如细菌、酵母、动物细胞或者植物细胞表达外源基因蛋白的一种分子生物学技术。目前各种表达系统均有应用，各自有其优缺点。

1. 大肠杆菌表达系统 在各种表达系统中，最早被采用进行研究的是大肠杆菌表达系统，也是目前掌握最为成熟的表达系统。大肠杆菌表达系统以其细胞繁殖快速产量高、异丙基硫代-β-D-半乳糖苷（IPTG）诱导表达相对简便等优点成为生产重组蛋白质的最常用的系统。

　　表达不同的蛋白质，需要采用不同的载体。目前已知的大肠杆菌的表达载体可分为非融合表达载体和融合表达载体两种。非融合表达是将外源基因插到表达载体强启动子和有效核糖体结合位点序列下游，以外源基因 mRNA 的 AUG 为起始翻译，表达产物在序列上与天然目的蛋白一致。融合表达是将目的蛋白或多肽与另一个蛋白质或多肽片段的 DNA 序列融合并在菌体内表达。融合型表达的载体包括分泌表达载体、带纯化标签的表达载体、表面呈现表达载体、带伴侣的表达载体。

　　大肠杆菌表达系统优点在于遗传背景清楚、繁殖快、成本低、表达量高、表达产物容易纯化、稳定性好、抗污染能力强及适用范围广等。

　　2. 酵母表达系统　作为一种后起的外源蛋白表达系统，由于兼具原核及真核表达系统的优点，酵母表达系统在基因工程领域中得到日益广泛的应用。应用此系统可高水平表达蛋白质，且具有翻译后修饰功能，故被认可为一种大规模表达蛋白质的强有力的工具。

　　（1）酿酒酵母表达系统：酿酒酵母（*Saccharomyces cerevisiae*）在酿酒业和面包业中的使用已有数千年的历史，是公认安全（generally recognized as safe，GRAS）的生物，不产生毒素，已被美国食品药品监督管理局（Food and Drug Administration，FDA）确认为安全性生物，但酿酒酵母难以高密度培养，分泌效率低，几乎不分泌分子质量大于 30kDa 的外源蛋白，也不能使所表达的外源蛋白正确糖基化，而且表达蛋白质的 C 端往往被截短。因此，一般不用酿酒酵母作重组蛋白质表达的宿主菌。

　　（2）甲醇营养型酵母表达系统：是目前应用最广泛的酵母表达系统。目前甲醇营养型酵母主要有汉森酵母属（*Hansenula*）、毕赤酵母属（*Pichia*）、球拟酵母属（*Torulopsis*）等，并以毕赤酵母属（*Pichia*）应用最多。

　　甲醇营养型酵母的表达载体为整合型质粒，载体中含有与酵母染色体中同源的序列，因而比较容易整合入酵母染色体中，大部分甲醇营养型酵母的表达载体中都含有甲醇酵母醇氧化酶 1（AOX1）基因，在该基因的启动子（PAOX1）作用下，外源基因得以表达。甲醇营养型酵母一般先在含甘油的培养基中生长。培养至高浓度，再以甲醇为碳源，诱导表达外源蛋白，这样可以大大提高表达产量。利用甲醇营养型酵母表达外源蛋白，其产量往往可达克级。与酿酒酵母相比其翻译后的加工更接近哺乳动物细胞，不会发生超糖基化。

　　酵母表达的特点：酵母是一种单细胞低等真核生物，培养条件普通，生长繁殖速度迅速，能够耐受较高的流体静压，用于表达基因工程产品时，可以大规模生产，有效降低了生产成本。

　　3. 昆虫表达系统　是一类应用广泛的真核表达系统，它具有同大多数高等真核生物相似的翻译后修饰加工及转移外源蛋白的能力。昆虫杆状病毒表达系统是目前国内外十分推崇的真核表达系统。其利用杆状病毒结构基因中多角体蛋白的强启动子构建的表达载体，可使很多真核目的基因得到有效甚至高水平的表达。它具有真核表达系统的翻译后加工功能，如二硫键的形成、糖基化及磷酸化等，使重组蛋白质在结构和功能上更接近天然蛋白质；其最高表达量可达昆虫细胞蛋白质总量的50%；可表达非常大的外源蛋白（约200kDa）；具有在同一个感染昆虫细胞内同时表达多个外源基因的能力；对脊椎动物是安全的。由于病毒多角体蛋白在病毒总蛋白质中的含量非常高，至今已有很多外源基因在此蛋白质的强大启动子作用下获得高效表达。常用的杆状病毒包括苜蓿银纹夜蛾核型多角体病毒（autographa californica nuclear polyhedrosis virus，AcNPV）和家蚕核型多角体病毒（bombyx mori nuclear polyhedrosis virus，BmNPV），常用的宿主细胞则来源于草地夜蛾 Sf9 细胞，用于表达外源基因的质粒来源于 pUC 系列，其含有一个多克隆位点和多角体蛋白启动子。

杆状病毒系统的主要优点：①重组蛋白质具有完整的生物学功能，如蛋白质的正确折叠、二硫键的搭配；②蛋白质翻译后的加工修饰；③表达水平高，可达总蛋白质量的 50%；④可容纳大分子的插入片段；⑤能同时表达多个基因。主要缺点是外源蛋白表达处于极晚期病毒启动子的调控之下，这时由于病毒感染，细胞开始死亡。

4. 哺乳动物表达系统 哺乳动物细胞表达外源重组蛋白质可利用质粒转染和病毒载体的感染。利用质粒转染获得稳定的转染细胞需几周至几个月时间，而利用病毒表达系统则可快速感染细胞，使外源基因在几日内整合到病毒载体中，尤其适用于从大量表达产物中检测出目的蛋白。哺乳动物细胞表达载体必须包含原核序列、启动子、增强子、选择标记基因、终止子和多聚核苷酸信号等控制元件。

根据目的蛋白表达的时空差异，可将表达系统分为瞬时表达系统、稳定表达系统和诱导表达系统。瞬时表达系统是指宿主细胞在导入表达载体后不经选择培养，载体 DNA 随细胞分裂而逐渐丢失，目的蛋白的表达时限短暂；瞬时表达系统的优点是简捷、实验周期短。稳定表达系统是指载体进入宿主细胞并经选择培养，载体 DNA 稳定存在于细胞内，目的蛋白的表达持久、稳定。由于需抗性选择甚至加压扩增等步骤，稳定表达相对耗时耗力。诱导表达系统是指目的基因的转录受外源小分子诱导后才得以开放。采用异源启动子、增强子和可扩增的遗传标记，可提高蛋白质产量。

哺乳动物表达系统在蛋白质的起始信号、加工、分泌、糖基化方面具有独特优势，适合表达完整的大分子蛋白。由哺乳动物细胞翻译后再加工修饰产生的外源蛋白，在活性方面远胜于原核表达系统及酵母、昆虫细胞等真核表达系统，更接近于天然蛋白质，但其构成复杂、操作技术要求高、表达产量不大、产率低，且有时会导致病毒感染等是该表达系统的不足之处。

5. 植物表达系统 植物能够表达来自动物、细菌、病毒及植物本身的蛋白质，易于大规模培养和生产，且在基因表达与修饰及安全性方面有特别的优势，因此，利用植物生产外源蛋白的研究展现了极其诱人的前景。多种抗体、酶、激素、血浆蛋白和疫苗等都已通过基因工程的手段在植物的叶、茎、根、果实、种子，以及植物细胞和器官中得到表达，然而提取与纯化始终是大规模利用植物生产重组蛋白质的主要障碍。Doloressa 等根据内质网和内质网信号肽在蛋白质合成中的作用，把 3 种重组蛋白质，即嗜热细菌来源的木聚糖酶、水母的绿色荧光蛋白和人胎盘分泌的 AP 定位到质外体中，通过根分泌和叶分泌途径获得表达，从而建立了两种新的重组蛋白质表达系统——植物根分泌和叶分泌，简化了分离和纯化程序，为利用转基因植物大规模生产重组蛋白质提供了潜在的途径。虽然利用植物表达、生产外源蛋白起步较晚，但目前已经能够利用植物生产多种医用、食用及工业用蛋白质和酶制剂。

总之，各种表达系统各有优缺点，使用大肠杆菌表达系统能够在较短时间内获得表达产物，且所需的成本相对较低；但目的蛋白常以包涵体形式表达，产物纯化困难，且原核表达系统翻译后加工修饰体系不完善，表达产物的生物活性较低。酵母和昆虫细胞表达系统蛋白质表达水平高、成本低，但翻译后加工修饰体系与哺乳动物不完全相同。哺乳动物表达系统产生的蛋白质更接近于天然状态，但表达量低、操作烦琐。因此，选择表达系统时，应充分考虑各种因素，如所要表达蛋白质的性质、生产成本、表达水平、安全性、表达周期等。随着对外源基因表达系统研究的不断深入，以及更多表达机制和影响因素的发现，相信在不久的将来，原核与真核2种表达系统在重组蛋白质的生产研究中仍然会占有一席之地，并将出现更多更加完善的表达系统。

四、纯化目的蛋白

由于在重组蛋白质的设计阶段可以将各种亲和标签添加到目的蛋白上与之形成融合蛋白，所以在重组蛋白质的纯化过程中最常用的方法为亲和色谱法。

组氨酸标签是目前最常用的标签之一，是在蛋白质的N端加上6~10个组氨酸，在一般或变性条件（如8M尿素）下借助它能与Ni^{2+}螯合柱紧紧结合的能力，用咪唑洗脱，或将pH降至5.9使组氨酸充分质子化，不再结合Ni^{2+}使之得以纯化。

此外还有GST标签、蛋白A标签、Flag标签等。GST标签使要表达的蛋白质和谷胱甘肽S转移酶一起表达，然后利用Glutathione Sepharose 4B凝胶做亲和纯化，再利用凝血酶或因子Xa切开。蛋白A标签则使要表达的蛋白质和蛋白A的IgG结合部位融合在一起表达，以琼脂糖凝胶（IgG Sepharose）进行纯化。Flag标签是一段由8个氨基酸残基组成的，N-DYKDDDDK-C（1012Da），其作用是标记标签。在蛋白表达和定位研究中，可以通过基因工程技术将所要研究的目的基因和Flag标签基因序列连接起来，可以连接在目的蛋白的C端或N端，然后将整合后的基因转入细胞中或胚胎干细胞抑或受精卵中。后续检测主要通过Flag标签这段肽链形成的抗原表位与其单克隆抗体的特异性结合来实现。检测手段有免疫荧光（immunofluorescence），免疫印记（Western Blotting）等。

第三节 人工合成短肽抗原制备技术

抗原表位是抗体识别和结合的基本单位，同样，也是T细胞和B细胞识别的基本单位。可通过软件预测或直接错位设计一系列肽段，通过人工方式合成，用于蛋白质表位谱的研究，从而进一步设计重组抗原表达序列，以期在免疫分析中获得良好表现。

一、抗 原 表 位

抗原表位又称抗原决定簇，是决定抗原特异性的基本单位，是指抗原分子上能刺激机体产生抗体或致敏淋巴细胞并能够被其识别的一个免疫活性区。免疫细胞通常难以借助其抗原受体识别整个蛋白质分子，而仅识别抗原肽分子上的表位。严格来说，抗体的特异性是针对表位的而不是针对完整的抗原分子。当然，蛋白质分子具有多种抗原表位，各种表位综合决定抗原整体特异性。同时，无论是T细胞还是B细胞，单一克隆只识别单一抗原表位。蛋白质抗原会激活多个T细胞和B细胞克隆。

抗原表位分为线性表位和构象表位，前者由相邻氨基酸序列组成，与构象无关；后者由不相邻的氨基酸序列组成，与构象相关。在蛋白质变性条件下，构象表位消失而线性表位不受影响。同时，在蛋白质诱导免疫应答产生抗体过程中，需要Th细胞辅助，此时Th细胞和B细胞表位有所不同。因此，抗原表位又分为T细胞表位和B细胞表位。T细胞只能识别线性表位，而B细胞可同时识别线性表位和构象表位。

二、抗原表位预测

在通常情况下，抗原由载体部分和半抗原部分组成，在体液免疫过程，Th 细胞负责识别载体部分的表位，而 B 细胞识别半抗原部分的表位，同时决定抗体特异性。因此，本章主要介绍与抗体产生和识别相关的 B 细胞表位。

1. B 细胞线性表位的预测　人们通过研究抗原表位与已知氨基酸序列的蛋白质的某些结构特征关系，发现一些蛋白质的序列或结构特征与抗原表位有关。从 20 世纪 80 年代 Hoop 等提出以亲水性参数预测抗原表位的方法以来，已有许多参数和算法发表，对 B 细胞线性表位研究起到了巨大的推动作用。现被公认具有较好预测效果的方法有亲水性方案、可及性方案、抗原性方案、可塑性方案、电荷分布方案和二级结构预测方案 6 种。

2. B 细胞构象表位的预测　以往合成的序列肽仅模拟蛋白质的线性表位，这无疑会遗漏众多的构象表位信息。近几年来，随着生物信息学和分子生物学技术的飞速发展，采用计算机预测和实验相结合的方法进行构象表位分析和定位得到了迅速发展。应用噬菌体展示肽库技术结合计算机建模进行构象表位预测是另一类预测 B 细胞构象表位的方法。即利用噬菌体展示肽库，获取抗体亲和性模拟肽，对模拟肽集合进行比对处理，获得探针基序，然后利用探针基序在抗原蛋白表面搜索最佳匹配的氨基酸序列，获得的"基因序列"作为预测结果。1990 年斯科特（Scott）首次将噬菌体展示肽库技术应用于抗原表位，带动了大量国内外学者进行相关研究，极大地推动了蛋白质抗原表位的研究进程。

三、常见生物信息学软件

对于空间结构已知的蛋白质，直接选择蛋白质分子表面的 LOOP 区（成环状区）或无规卷曲区域的小肽序列。对于空间结构未知的蛋白质，可采用以下几种策略进行选择。

（1）若蛋白质 C 端序列的亲水性好，可以选择 C 端的 6～10 个氨基酸的序列作为候选 B 细胞表位，最好该序列为该蛋白质所特有。可采用 SIB BLAST Network Service（http://www.expasy.ch/tools/blast/）的 BLAST 软件进行比对，数据库选择 homo sapiens。

（2）采用 B 细胞表位预测程序 ABCPred 和 BepiPred 等进行表位预测，选择不同程序预测的共有 B 细胞表位。

（3）对于同源性很高的蛋白质，首先根据序列比对结果选择差异较大的区段，并且所选序列应该符合 B 细胞表位的特征。

（4）二级结构预测，分别应用 EX-PASY 服务器（http://www. expasy. org/tools）上的 GOR4、HNN（Hierarchical Neural Network meth-od）、SOPMA、nnPredict University of California at SanFrancisco（UCSF）等方法。

亲水性、柔韧性、肽段处于蛋白质表面的可能性和抗原表位预测，应用 DNAstar 软件的子程序 Protean，采用 Hopp-Woods 和 Kyte-Doolittle 方案预测氨基酸的亲水性，采用 Karplus-Schultz 和 Emini 方案预测柔韧性及肽段处于蛋白质表面的可能性，采用 Jameson-Wolf 方案和吴氏抗原指数法预测潜在的 B 细胞表位。

（5）对获取序列的生物信息学处理分析：使用 DNASTAR 软件分析获取的序列，结合美国国立生物技术信息中心（National Center for Biotechnology Information，NCBI）上的 BLAST 寻找最匹配的短序列。用全部和部分肽序列查询以下各国专利数据库。

http：//appft. uspto. gov/netahtml/PTO/search-adv. htm/

http：//www. freepatentsonline. com/5194592. htm/

http：//www. stcsm. gov. cn/resource/data/zhuanl.i asp#1

使用以下几个蛋白质在线分析工具分析多肽的疏水性、PI、稳定性。

http：//www. expasy. org/

http：//www. rcsb. org/pdb/cgi/explore. cg?i pdbId=1fi6

http：//www. rcsb. org/pdb/search/searchSequence. do

http：//www. expasy. org/sitemap. html

http：//www. expasy. org/tools/#translate

http：//www. expasy. org/tools/blast/

四、注意事项

尽管这些年来 B 细胞表位预测的方法得到了一定的发展和应用，但这些研究方法还存在一定的问题。首先，所有预测表位的方法都缺乏标准的受试者操作特征曲线（receiver operator characteristic curve，ROC 曲线）评估，这使得各种预测方法的结果难以比较与评估。其次，大多数预测线性表位的方法都具有一定的局限性，它们仅是根据少数几个表位的特征（氨基酸的性质、残基的表面可及性、空间分布、分子间接触）来预测表位，而最近对各种线性表位预测方法进行评估的结果表明，仅根据氨基酸的性质来预测线性表位的方法并不可靠。要想提高预测的准确性，需将更多区别于非表位的表位特征结合起来预测。最后，目前预测表位的方法大多数是针对线性表位的，而据研究表明 90%以上的表位为构象表位，因此，应在进一步完善线性表位预测研究的基础上，从蛋白质的三级结构入手，深入对构象表位预测算法与程序的研究。同时，我们也相信随着 PDB 数据库中抗原抗体复合物的增加，能够对各种抗原的构象表位进行更广泛的分析，人们对蛋白质抗原表位的研究将更加透彻。

第四节　半抗原-载体复合物制备技术

标记免疫分析是定量分析体内甾体类激素的重要方法，但是甾体类激素结构单一，单独存在时不具备免疫原性，属于半抗原分子。制备针对半抗原特异性抗体时，需要将半抗原与蛋白载体偶联，形成半抗原-载体复合物。本节主要介绍半抗原-载体复合物的制备方法。

一、半 抗 原

某些小分子物质，其单独不能诱导免疫应答，即不具备免疫原性，但当其与大分子蛋白质或非抗原性的多聚赖氨酸等载体交联或结合后可获得免疫原性，诱导体液免疫应答从而制备特异性抗体。但这些小分子物质可与应答效应产物（特异性抗体）结合，具备抗原特异性。此类物质称为半抗原，它只有免疫反应性，不具免疫原性，又称不完全抗原。

半抗原是一种既能与对应抗体结合出现抗原-抗体反应，又不能单独激发人或动物体产生抗体的抗原。大多数多糖和所有的类脂都属于半抗原；体内众多甾体类激素（雌二醇、孕酮、睾酮）也属于半抗原；许多药物分子（地高辛、吗啡等）同样属于半抗原。如果用化学方法把半抗原与某种纯蛋白质的分子结合，半抗原会获得免疫原性，并能刺激动物产生相应的抗体。半抗原一旦与纯蛋白质结合，会构成新的抗原表位并表现出半抗原的特异性。半抗原-载体蛋白免疫动物获得两部分抗体——针对原蛋白质抗原的特异性抗体和针对半抗原的特异性抗体，后者是建立标记免疫诊断所需的特异性抗体。

二、常用的载体蛋白

首先，载体表面应具有化学活性基团，这些基团可以直接与半抗原分子偶联，这是化学偶联制备抗原的前提。其次，载体应具备一定的容量，可以偶联足够的半抗原分子。再次，载体还应该是惰性的，不应干扰偶联分子的功能。此外，载体应具有足够的稳定性，且应该是廉价易得的。

常用来作为合成人工抗原的载体蛋白有牛血清白蛋白（bovine serum albumin，BSA）、卵清蛋白（ovalbumin，OA）、钥孔血蓝蛋白（keyhole limpet hemocyanm，KLH）、人血清白蛋白（human serum albumin，HSA）及人工合成的多聚赖氨酸（PLL）等。这些蛋白质分子中的 α-氨基和 ε-氨基（等电点 8 和 10）、苯酚基、巯基（等电点为 9）、咪唑基（等电点为 7）、羧基（等电点 2~4，大部分来自天冬氨酸或谷氨酸的 β-羧基和 γ-羧基）等在等电点 pH 条件下，一部分成为质子，另一部分未质子化的亲核基团则具有反应活性，可与半抗原中的对应基团结合。当然，这些基团的反应性也取决于蛋白质各种氨基酸残基的微环境。BSA 和人血清白蛋白分子中含有大量的赖氨酸，故有许多自由氨基存在，且在不同 pH 和离子强度下能保持较大的溶解度。此外，这些蛋白质在用有机溶剂（如吡啶、二甲基甲酰胺）溶解时，其活性基团仍呈可溶状态，因此，这两种蛋白质是最常用的载体蛋白。近年来，有研究报道用人工合成的多聚肽（最常用的是多聚赖氨酸）作载体，能增加半抗原的免疫原性，从而使产生针对半抗原的特异性抗体的可能性增加，被广泛应用。

三、常用的偶联方法

小分子半抗原与载体蛋白偶联效果会受到偶联物的浓度及其相对比例、偶联剂的有效浓度及其相对含量、缓冲液成分及其纯度和离子强度、pH 及半抗原的稳定性、可溶性和理化特性等因素的影响。通常是在条件温和的水溶液中将半抗原与载体蛋白共价结合，不宜在高温、低温、强碱、强酸条件下进行。一般是由半抗原上的活性基团决定偶联合成的方法，常用的方法有如下几种。

1. 分子中含有羧基或者可羧化的半抗原的偶联方法

（1）混合酸酐法（mixed anhydride method）：也称氯甲酸异丁酯法。半抗原上的羧基在正丁胺存在下与氯甲酸异丁酯反应，形成混合酸酐的中间体，再与蛋白质的氨基反应，形成半抗原与蛋白质的结合物。

（2）碳二亚胺法：碳二亚胺（carbodiimide，EDC）使羟基和氨基间脱水形成酰胺键，半抗原上的羧基先与碳二亚胺反应生成一个中间物，然后再与蛋白质上的氨基反应，形成半抗原与蛋白质的结合物。碳二亚胺被称为零长度交联剂之一，因为它作为酰胺键的形成介质并没有形成手臂分子。此连接方法十分简便，只需将载体蛋白抗原按一定比例混合在适当的溶液中，然后加入水溶性碳二亚胺，搅拌 1～2h，置室温 24h，再经透析即可。如果半抗原分子中不含羧基，可通过某些化学反应引入羧基。在引入羧基后，也可用上述方法进行偶联。

2. 含有氨基或可还原硝基半抗原的偶联方法

（1）戊二醛法：双功能试剂戊二醛的两个醛基分别与半抗原和蛋白质上的氨基形成席夫碱键，在半抗原和蛋白质间引入一个五碳桥。该反应条件温和，可在 4～40℃及 pH 6.0～8.0 内进行，操作也简便，因此应用广泛。戊二醛受到光照、温度和碱的影响，可能发生自我聚合，减弱其交联作用，因此最好使用新鲜的戊二醛。

（2）重氮化法：用于活性基团是芳香氨基的半抗原，芳香氨基与 $NaNO_2$ 和 HCl 反应得到一个重氮盐，它可直接接到蛋白质酪氨酸羧基的邻位上，形成一个偶氮化合物。

3. 含羟基半抗原的偶联方法

（1）琥珀酸酐法：半抗原的羟基与琥珀酸酐在无水吡啶中反应得到一个琥珀酸半酯（带有羧基的中间体），再经碳二亚胺法或混合酸酐法与蛋白质氨基结合，在半抗原与蛋白载体间插入一个琥珀酰基。

（2）羰基二咪唑法：N，N'-羰基二咪唑是引入羰基的高活性试剂，在肽合成中首次表明了是极好的形成酰胺键的试剂。含羟基的分子同羰基二咪唑反应，形成中间体咪唑基甲酸酯，它能和 N-亲核试剂反应，得到 N-烷基化的甲酸酯键，通常蛋白质通过 N 端（α-氨基）及赖氨酸侧链的（ε-氨基）和分子形成不带电的类似尿烷的衍生物，具有极好的化学稳定性。

四、注意事项

人工抗原免疫原性的好坏，与多种因素有关。对不同的物质，影响免疫原性的因素并不完全相同，常需要在得到抗体后对半抗原-蛋白载体复合物的具体合成方法进行重新调整。但总的说来，影响人工抗原质量的因素主要有如下几个。

1. 偶联比 是蛋白载体偶联半抗原分子数。过去人们认为，蛋白质分子上的半抗原数目要尽可能多。但实验证明，过多的半抗原并不能得到预期的结果。这是因为载体上覆盖的半抗原分子过多时，可能不利于载体与免疫细胞抗原识别受体的结合，半抗原-载体效应不能完美体现。实际上，每个载体分子连接上一个半抗原分子就足以产生抗体。有的学者认为，以 BSA 为例，连接到蛋白质分子上的半抗原数以 5～20 为宜。而有的学者在用不同的载体制备对氧磷的人工抗原时，却发现各种载体的分子量不论是否接近，最佳结合比都不尽相同，并建议为了取得最佳免疫效果，应逐个确定各种载体的最佳结合比。

2. 偶联桥 有研究者认为，一定长度的手臂的介入，有助于半抗原暴露在外面，利于所产生抗体专一性的增强。研究发现，通常越远离载体蛋白的基团，其特征反应越明显。但也有一些研究者发现，手臂结构对免疫检测经常有不利的影响，有时产生的抗体对手臂结构亲和力特别强，对待测小分子亲和力却很弱，因此，会造成对特异性抗体检测的干扰。有学者建议可以采取两种方法来避免因偶联桥而造成的不足：一是蛋白质与半抗原上相同位点结合，但免疫原和包被抗原用不同的偶联桥；二是免疫原和包被抗原用相同的偶联桥，但蛋白质与不同半抗原位点结合。也有学者在研究农药酶免疫分析时，发现最好的偶联桥是 3～6 个直链的碳原子结构。

3. 半抗原分子空间结构　用来作半抗原的分子最好有分支结构，直链分子难以产生抗体。此外，有些抗生素或农药有多个可供蛋白质偶联的位点。但据研究报道，蛋白质与不同位点结合制备的人工抗原产生的抗体效价及亲合力都有差别，这可能是因为与不同位点结合导致半抗原呈现的空间结构不同。例如，合成灭草松和吡虫啉人工抗原时，当利用半抗原不同位点与载体结合时产生的抗体效价和亲合力明显不同。因此，如果一个分子内有多个不同的结合位点时，尽可能利用不同位点都合成出人工抗原，然后通过比较，筛选出最好的人工抗原用作免疫原以制备特异性抗体。

（陈英豪　赵卫国）

第三章　抗体制备技术

抗体（antibody，Ab）是机体免疫系统在抗原刺激下诱导 B 细胞活化，使之增殖分化为浆细胞后产生的一类能与相应抗原特异性结合介导产生免疫效应的球蛋白，又称免疫球蛋白（immunoglobulin，Ig）。抗体主要存在于血清和体液中，是介导特异性体液免疫作用的重要效应分子。抗体的 2 条重链（H）和 2 条轻链（L）根据氨基酸序列变化程度分为可变区和恒定区，其抗原结合特异性主要由可变区中高度变异的超变区决定，3 个超变区共同形成 1 个抗原表位互补的表面，故又称为互补决定区。常规的抗体制备是通过免疫动物并采集抗血清的方法产生的，因而抗血清通常含有针对其他无关抗原的抗体和血清中其他蛋白质成分。一般的抗原分子大多含有多个不同的抗原表位，所以常规抗体也是针对多个不同抗原表位的抗体混合物。即使是针对同一抗原表位的常规血清抗体，仍是由不同 B 细胞克隆产生的异质抗体组成。因而，常规血清抗体又称多克隆抗体，简称多抗。多克隆抗体是由多个 B 细胞克隆产生的、针对多种抗原表位的混合抗体。单克隆抗体是由一个仅识别一种抗原表位的 B 细胞克隆产生的同源抗体，针对单一表位、结构相同、理化性状高度均一、具有高度特异性、易于大规模生产。免疫学检验是以抗体-抗原之间高特异性反应为基础，被广泛应用于生物标志物检测、抗原检测、疾病诊断等方面。免疫学检验方法的特异性和敏感性受抗体质量的影响，因此，抗体的制备技术是免疫学检验技术的基础之一。

第一节　人工抗体的种类

目前，抗体制备技术发展经历了 3 个阶段：第一代抗体是采用纯化抗原来免疫动物获得的免疫血清多克隆抗体；第二代抗体是用 B 细胞杂交瘤技术制备的单克隆抗体；第三代抗体是利用基因工程技术制备的基因工程抗体。本节将对人工抗体的种类进行介绍。

一、免疫血清多克隆抗体

免疫血清多克隆抗体指动物在具有免疫原性的抗原刺激下合成并分泌的一组能与抗原特异性结合的抗体。免疫血清（immune serum）亦称抗血清（antiserum），是含有特异性抗体的血清制剂。免疫血清种类很多，包括抗毒素、抗菌血清、抗病毒血清、抗 Rh 血清等，主要用于治疗细菌外毒素所致疾病。常用的免疫血清有白喉抗毒素、破伤风抗毒素。多克隆抗体的特异性和效价与免疫动物的种类和免疫方式密切相关。

二、单克隆抗体

Kohler 和 Milstein 于 1975 年创建了 B 细胞杂交瘤技术，并在 1984 年荣获诺贝尔生理学或医学奖。他们成功地将羊红细胞（SRBC）免疫的小鼠脾细胞和骨髓瘤细胞融合形成杂交瘤（hybridoma），经反复单细胞化培养，形成具有分泌特异性抗 SRBC 单克隆抗体及在体外长期繁殖生长特性的单一细胞克隆。单克隆抗体通常是指由单一克隆杂交瘤细胞产生的只识别某一特定抗原表位的同源抗体。小鼠杂交瘤细胞是由小鼠骨髓瘤细胞和小鼠免疫脾细胞（B 细胞）在聚乙二醇（polyethylene glycol，PEG）作用下融合形成，既具有骨髓瘤细胞大量无限增殖的特性，又具有免疫 B 细胞（浆细胞）合成分泌某种特异性抗体的能力。将杂交瘤细胞株接种于小鼠腹腔或体外培养扩增，能够从小鼠腹水或培养上清液中获得相应的单克隆抗体。本章主要介绍多克隆抗体和单克隆抗体的制备技术。

三、基因工程抗体

基因工程抗体（genetically engineered antibody，GEAb）亦称重组抗体，是应用 DNA 重组及蛋白质工程技术对编码抗体基因按不同需要进行改造和装配，导入适当的受体细胞后重新表达的抗体，主要包括鼠单克隆抗体人源化、小分子抗体、双特异性抗体（bispecific antibody，BsAb）、抗体融合蛋白（antibody fusion protein），也包括用抗体库技术筛选、克隆新的单克隆抗体和多克隆抗体。

鼠单克隆抗体人源化是指利用基因克隆及 DNA 重组技术对产生鼠源单克隆抗体的杂交瘤细胞内抗体基因进行改造，使其分泌的单克隆抗体中大部分氨基酸序列被人源序列所取代，既保留了亲本鼠单克隆抗体的特异性和亲和力，又降低了其异源性。鼠单克隆抗体人源化可分为可变区人源化和恒定区人源化，可变区人源化技术难度大，但人源化程度高，恒定区人源化操作简便，但人源化程度低。

小分子抗体是指分子量较小但具有抗原结合功能的分子片段，具有分子量小、穿透性强、易于构建及表达、半衰期短、周转快等特点，主要成员包括 Fab、可变区片段（Fv）、单链抗体（single chain Fv，ScFv）及重链抗体（heavy chain antibody，HcAb）。Fab 由一条完整的 L 链和约 1/2 的 H 链组成，具有与完整抗体相同的抗原结合特性，但只能结合一个抗原表位。将单克隆抗体重链可变区和 C_H1 区 cDNA 与 L 链 cDNA 连接，可在大肠杆菌直接表达有功能的 Fab，该 Fab 与木瓜蛋白酶水解特异性 IgG 获得的 Fab 功能相同。Fv 是抗体分子中保留抗原结合部位的最小功能性片段，是由 V_L 链和 V_H 链以非共价键结合而成的单价小分子，为完整抗体的 1/6。目前采用基因工程技术制备，通过大肠杆菌表达 V_L 链和 V_H 链获得有功能的 Fv。V_L 链和 V_H 链需要连接，不然在低浓度下很容易分解为 V_H 和 V_L 分子。常用的方法有 3 种：①戊二醛处理，使 V_L 和 V_H 交联；②在适当部位，通过点突变引入半胱氨酸残基，使 V_L 和 V_H 之间形成二硫键；③将抗体 V_L 和 V_H 用一段寡核苷酸分子连接起来，使之表达为单一的肽链即单链抗体。HcAb 是指缺失 L 链的 H 链同型二聚体。通过基因工程可以获得保留抗原结合活性的重链抗体可变区，也称为单域重链抗体（single domain heavy chain antibody，sdHcAb）。由于单域重链抗体比单链抗体结构更简单，所以可以识别嵌入配体沟槽或夹在 2 个亚基之间的隐藏抗原表位。重链抗体以其分子量小、稳定性高、免疫原性弱、组织穿透力强、可以结合一些常规抗体无法接近的抗原表位等特点，显示出其与常规抗体相比在抗体-抗原结合及免疫防御中的优势。这些性质使重链抗体在基础研究、抗体药物和临床疾病的诊疗等领域具有广阔的应用前景。

BsAb 是指同时能与 2 种不同特异性的抗原发生结合的抗体。它不同于天然抗体，其与 2 种抗原结合部位具有不同的特异性。通过基因工程技术制备 BsAb 是在小分子抗体的基础上发展起来的，BsAb 可通过将特异性不同的 2 个小分子抗体连接在一起而制备。BsAb 可产生特殊的生物学效应，具有良好的应用前景。

抗体融合蛋白（antibody fusion protein）是指利用基因工程方法重组表达的抗体片段与

其他生物活性蛋白融合的产物。抗体融合蛋白既具有单链抗体的抗原结合能力，又具有与之融合的蛋白质的生物学特性。含 Fv 的融合蛋白主要用于免疫靶向，将选择的生物学活性靶向至特定的部位，也可用于免疫桥联或构建嵌合受体；含 Fc 的融合蛋白称为免疫黏附素，在科学研究和临床治疗中均有应用价值。

基因工程抗体具有以下几个特点。首先，通过基因工程技术改造抗体，可以降低甚至消除人体对抗体的排斥反应。其次，基因工程抗体分子量较小，可以部分降低抗体的鼠源性，更有利于穿透血管壁，直达病灶的核心部位。再次，可以根据不同的治疗目的，设计新型抗体。最后，基因工程抗体可通过原核细胞、真核细胞等多种表达形式大量制备抗体分子，有利于生产成本的控制。

检测任何目的靶蛋白都有不止一种抗体可供选择，为缩小抗体的选择范围选中合适的抗体，需要考虑如下几种因素：①分析或应用的类型；②样本蛋白质的结构性质；③样本的种属；④抗体宿主的种类；⑤抗体的标记和检测。

第二节　多克隆抗体（免疫血清）制备技术

天然抗原分子中常含多种特异性的抗原表位。含有多个抗原表位的抗原物质刺激机体免疫系统时，体内多个 B 细胞克隆可被活化，产生多克隆抗体。事实上，在一般条件下饲养动物体内存在的同种型抗体就是多克隆抗体。因此，即使选用具有单一抗原表位的抗原免疫动物，在其抗血清中的抗体也仍然是多克隆抗体。简言之，正常动物血清中的抗体均为多克隆抗体。多克隆抗体是机体发挥特异性体液免疫作用的主要效应分子，具有中和毒素、免疫调理、介导抗体依赖性细胞介导细胞毒（antibody-dependent cells mediate cytotoxicity，ADCC）等重要作用。多克隆抗体容易制备，但易发生交叉反应而使其应用受到一定限制。

一、评价免疫原

免疫原是能刺激机体免疫系统产生特异性抗体或致敏淋巴细胞的抗原。在抗体制备过程中，高质量的免疫原是制备合格抗体的前提条件，所以要对免疫原进行评价。

1. 化学组成　大分子蛋白质（分子质量超过 10kDa）可能含有大量不同的抗原表位，如异种血清蛋白、酶蛋白、细菌、病毒等，是强免疫原。多糖是重要的天然抗原，纯化多糖、糖蛋白、脂蛋白、糖脂蛋白等复合物中糖分子部分均具有免疫原性。核酸分子多无免疫原性，但与蛋白质结合形成的核蛋白具有免疫原性。在自身免疫病中，可对天然核蛋白诱导的免疫应答产生抗 DNA 或 RNA 抗体。多肽类激素如胰岛素（分子质量 6kDa）同样具有免疫原性。

2. 分子量　凡具有免疫原性的物质，分子质量一般在 10kDa 以上，低于 10kDa 呈弱免疫原性，低于 4kDa 一般不具备免疫原性。许多小的免疫原性分子可激发细胞免疫，而不产生抗体。但大分子量物质不一定具有强的免疫原性，如明胶（分子质量为 100kDa），其结构为直链氨基酸，易在体内降解为低分子物质，呈弱免疫原性。免疫原性除了与分子量有关外，还与其化学结构相关。

3. 化学结构　在蛋白质分子中，凡含有大量芳香族氨基酸，尤其是含有酪氨酸的蛋白质，其免疫原性强；而以非芳香族氨基酸为主的蛋白质，其免疫原性较弱。蛋白质和多糖抗原结构越复杂，免疫原性越强；结构越简单，免疫原性越弱。其结构的复杂性由氨基酸和单糖的类型及数量决定的。

二、选择免疫动物

制备多克隆抗体的动物主要有哺乳动物和禽类。可根据所需要制备抗体的量、抗体的用途及抗原性质，选用合适的免疫动物。常用的动物有家兔、绵羊、豚鼠、小白鼠和鸡等，有时根据需要可采用山羊或马。豚鼠适用于制备抗酶类抗体及供补体结合试验用的抗体，羊和兔适用于制备检测用的抗体，马适用于制备抗毒素血清。当所需制备的抗体量少或抗原量少时，可采用小动物。选择时要考虑如下因素。

1. 抗原与动物种属之间的关系　一般认为，抗原的来源与免疫动物的亲缘关系越远，免疫原性越强，产生抗体的效价越高。而同种系或亲缘关系较近者，产生抗体的效价低，甚至不产生抗体。

2. 动物的个体因素　选择用于制备免疫血清的动物应该适龄、健壮（最好为雄性）、健康和体重合乎要求，如家兔应选择年龄在 6 个月以上，体重最好在 2～3kg。为避免个体差异造成免疫不成功，每次实验最好同时免疫 3 只以上的动物。

3. 抗原的性质与动物种类　不同动物种类对同一抗原有不同的免疫应答表现，因此对不同性质的抗原选用的动物也不相同。蛋白质抗原一般适用于大多数动物，常用的有家兔和山羊，但在某些动物体内因为有类似物质或其他的原因，蛋白质抗原对这些动物免疫原性极差，如家兔对胰岛素、绵羊对 IgE、山羊对多种酶类均不易产生抗体。甾体激素多选用家兔、酶多选用豚鼠。

目前禽类 IgY 抗体的应用越来越广泛，IgY 有如下几方面的优点。①无须采血，只需收集免疫母禽产下的禽蛋即可提取抗体。②使用少量的抗原免疫禽类即可获得大量的质量均一的特异性 IgY。③IgY 抗体耐酸、耐热，经巴氏消毒后活性依然存在，因此容易保存和运输。④由于种系发生距离相差很大，禽类 IgY 与哺乳动物免疫球蛋白之间不会发生交叉反应。⑤IgY 不激活哺乳动物的补体系统，不与类风湿因子（rheumatoid factor，RF）或 Fc 受体相结合，避免在免疫检测过程中产生假阴性或假阳性结果。⑥IgY 对哺乳动物抗原的敏感性高。

4. 抗体的用量和要求　抗体需求量大时，选用马、驴和绵羊等大动物，需求量小则选用家兔、豚鼠和鸡等小动物。另外，根据免疫的动物不同，所获得的抗体分为 R 型（rabbit）和 H 型（horse）。R 型是用家兔及其他动物免疫产生的抗体，具有较宽的抗原抗体反应合适比例范围，R 型抗体适用于作试剂；H 型是用马等许多大动物免疫获得的抗体，抗原抗体反应合适比例较窄，因而很少应用，人类的抗体属于此型。

三、确定免疫方案

动物产生抗体的过程符合抗体产生的一般规律——初次免疫应答和再次免疫应答的规律。一般在首次接触抗原 7～10 日后，动物血清中才有抗体出现，并在 14～21 日内达到高峰，随后开始下降；在一定的时期内，如果相同的抗原再次进入动物体内，则产生的抗体比抗原第一次进入要高很多，并且抗体的类型也由 IgM 转换为 IgG。鉴于存在这样的规律，在进行免疫血清制备时，应确定合理免疫方案。免疫方案主要包括免疫途径、免疫次数和间隔时间等内容，一般应根据抗原的性质、免疫原性及动物的免疫反应性来确定。

1. 免疫佐剂（immunoadjuvant） 是指预先或与抗原同时注入体内，可增强机体对抗原的免疫应答或改变免疫应答类型的非特异性免疫增强性物质，其目的是为了提高抗原对机体的免疫原性，提高机体产生抗体的效价。目前动物免疫中应用最多的是弗氏佐剂（Freund's adjuvant，FA），可分为以下几种：①弗氏不完全佐剂，仅含矿物油成分，即由液状石蜡与羊毛脂按一定比例混合而成；②弗氏完全佐剂，由弗氏不完全佐剂加卡介苗组成。由于弗氏佐剂是油剂，因此在免疫动物时，应先将弗氏佐剂与抗原按 1∶1 体积比混匀，制成油包水型乳化液。初次免疫最好用弗氏完全佐剂，刺激机体产生较强的免疫应答；再次免疫时，使用弗氏不完全佐剂。

2. 免疫途径 包括皮内注射、皮下注射、淋巴结内注射、腹腔注射、静脉注射、肌内注射及脾内注射等途径。可溶性抗原（糖蛋白、脂蛋白、酶类、补体、细菌外毒素、多糖和核酸等）及抗原量少的情况下，一般多采用添加免疫佐剂，在淋巴结内或淋巴结周围或足垫、皮内、皮下多点注射的方式；颗粒性抗原（人和各种动物细胞抗原、细菌抗原和寄生虫抗原等）及抗原量多的情况下，可不添加佐剂，直接采用静脉、腹腔、肌内注射的方式。也可以根据具体情况，联合不同的免疫途径制备高效价抗体。

3. 免疫剂量 与注射途径有关。一般来说，掌内和足垫位置的皮下注射剂量比皮下注射小，而皮下注射剂量小于静脉注射；当抗原量很少时宜采用淋巴结内或脾内注射；加免疫佐剂比不加免疫佐剂的注射剂量要小。例如，选取兔为免疫动物时，如果采用弗氏完全佐剂，则需注射 0.5～1mg/（kg·次）；如果采用弗氏不完全佐剂，则注射剂量应大 10 倍以上。

4. 免疫次数 通常首次免疫后 3 周左右进行加强免疫，加强免疫至少 2 次，必要时需 3～5 次，但免疫次数不能一概而论。制备高特异性的抗血清，宜采用低剂量短间隔免疫法；制备高效价的抗血清，宜采用高剂量长程免疫法。免疫周期短者，可大量少次；免疫周期长者，可少量多次。一些蛋白质类抗原（如免疫球蛋白）的免疫原性很强，在再次免疫时可能会引起变态反应，应事先采取防范措施。

5. 免疫间隔时间 免疫间隔太长，则失去了前一次激发的致敏作用；免疫间隔太短，则起不到再次刺激免疫应答的效果，因此，两次免疫间隔时间应长短适宜。通过肌内或静脉免疫的，可间隔 5 日左右；不加免疫佐剂的皮下注射或肌内注射，一般间隔时间为 1～2 周；加免疫佐剂的皮内注射、皮下注射，一般间隔时间为 2～4 周。

四、常用采血方法

采集免疫血清（若用鸡则取鸡卵黄）前，要预先进行抗体效价测定，一般免疫 3～5 次后进行。常用免疫双向扩散法测定，若效价在 1∶16 以上即达到要求，应在末次免疫后 5～7 日及时采血，否则效价将会下降。如抗血清效价不理想，可追加免疫 1、2 次后，测定抗体效价达到要求再进行采血。采血应遵循动物伦理原则。采血前，动物应禁食 24h，以防血清中血脂过高。常用的动物采血法有以下 3 种。

1. 颈动脉采血法 这是最常用的方法，适用于家兔、绵羊、山羊等动物。此法采血量较多，动物不易中途死亡。先将动物仰面缚于动物固定架上，头部放低，暴露颈部，在颈外侧中部切开皮肤，分离颈总动脉，插入塑料放血管，将血液引入无菌的玻璃器皿。2.5kg

的家兔可采血约 80ml。

2. 静脉采血法　家兔可用耳中央静脉，绵羊、山羊、马和驴可用颈静脉。静脉采血隔日进行 1 次，可采集较多血液。绵羊 1 次可静脉采血 300ml，而后立即回输 100g/L 葡萄糖生理盐水，3 日后可再次采血。动物休息 1 周后，再加强免疫 1 次，又可采血 2 次。如此 1 只绵羊可获 1500～2000ml 血液。小鼠通常用断尾采血或眼内眦静脉采血法，每鼠可获 1～1.5ml 血液。

3. 心脏采血法　将动物固定于仰卧位或垂直位，用食指触及胸壁探明心脏搏动最明显处，用 16 号针头在该处与胸壁呈 45°插入，针头刺入心脏有明显的落空感和搏动感。待血液进入针筒后固定位置取血。此法常用于家兔、豚鼠、大鼠和鸡等小动物，2.5kg 家兔的心脏可采血约 50ml。本法要求操作技术熟练，如操作不当容易引起动物中途死亡。

采集血液后，应尽快分离出血清。血清分离通常采用 20～25℃自然凝血，再置于 37℃温箱 1h，然后放 2～8℃冰箱过夜，待血块收缩后分离血清，离心除去残余红细胞等有形成分的方法。未经纯化的抗血清可直接存放于–70℃环境或加入终浓度为 0.01%的硫柳汞或 0.1%叠氮钠存放于–30℃环境。已经纯化的抗体加入硫柳汞或叠氮钠等防腐剂后，加入等量的中型甘油存放于–30℃环境。抗血清应避免反复冻融，以免降低抗体效价。

五、测定抗体效价

通常颗粒性抗原采用凝集试验测定效价，可溶性抗原采用双向免疫扩散试验或 ELISA 等方法测定效价。抗体的纯度鉴定可采用 SDS-PAGE 电泳、高效液相色谱（high performance liquid chromatography，HPLC）、高压毛细管电泳等方法。以 ELISA 为例，ELISA 板每孔包被 10μg 抗原，梯度稀释抗体进行测定，以光吸收值为 1.0 时抗体的最高稀释度为抗体的效价。

六、注　意　事　项

（1）制备的抗体是用于研究分枝杆菌及其相关抗原时，一般不用弗氏完全佐剂，避免卡介苗的干扰。

（2）由于免疫应答的个体差异，免疫时应同时免疫 2 只以上的动物。

（3）免疫血清应加生理盐水或 PBS 稀释后，再进行盐析。

（4）为了减少溶液的体积，可直接加入适量的固体硫酸铵。含硫酸铵的蛋白质溶液会干扰某些化学反应，因此要完全除去硫酸铵，对蛋白质溶液进行充分透析。检测蛋白质溶液是否含有硫酸铵步骤如下所示。①取出少量透析液，加入几滴氯化钡，若无白色沉淀产生，表明透析液中不含有 SO_4^{2-}。②取出少量透析液，加入 1 滴奈斯勒试剂，若无棕色沉淀，表明透析液中不含有 NH_4^+。只有当 2 种离子均无法检出时，才能结束透析。

（5）透析后粗提的免疫球蛋白要先离心去除不溶解部分，再按照需要量分装后冷冻保存；免疫血清必须按每次需要量分装后冷冻保存，避免反复冻融，影响抗体效价。

第三节　单克隆抗体制备技术

单克隆抗体通常是指由单一克隆杂交瘤细胞产生的只识别某一特定抗原表位的同源抗体。单克隆抗体在生命科学研究领域得到了极为广泛的应用，从细胞受体的表达及结构研究到细胞的分类，从未知蛋白质的功能研究到细胞内的表达定位，从新基因的克隆到其表达产物的鉴定，从对微生物的分型到临床各类感染性疾病的诊断，从对细胞内某些特异表达产物的测定到作为药物在人体内的应用，都不能离开单克隆抗体。

单克隆抗体的特性主要包括以下几个方面。

（1）高度特异性：单克隆抗体只针对一个抗原表位，一个表位一般只有 5～7 个氨基酸，所以单克隆抗体很少发生交叉反应，即特异性高。

（2）高度均一性：单克隆抗体是由单个杂交瘤细胞株产生的均一性抗体。

（3）弱凝集反应和不呈现沉淀反应：单克隆抗体只含有针对单-抗原位点的抗体，不容易出现沉淀反应和弱凝集反应，除非抗原上有较多的同一表位，这是因为抗单一抗原表位的单克隆抗体不易形成三维晶格结构。

（4）细胞毒作用较弱：由于单克隆抗体对细胞的凝集作用较多克隆抗体弱，所以单克隆抗体的细胞毒作用也较弱。其细胞毒作用不仅取决于单克隆抗体的种类，还取决于抗原表位在细胞表面的分布。两种或以上的单克隆抗体可使细胞表面的抗原表位集中，并使其细胞毒作用加强。

（5）对环境敏感性：单克隆抗体易受环境的 pH、温度和盐类浓度的影响，使其活性降低，甚至丧失，但单克隆抗体遇热后的聚合作用很低。

一、小 鼠 免 疫

任何能引起免疫反应的物质都能被称为抗原。抗原初次免疫能使机体产生多价 IgM。随着相同抗原反复免疫刺激，机体加速生成二价 IgG 抗体。随着免疫次数的增多，抗体的亲和力及血清中滴度增强。基于该原理，用特异性抗原免疫动物即可获取用于制备小鼠杂交瘤细胞的、新近活化的抗原特异性 B 细胞。应根据抗原的免疫原性及小鼠的免疫反应性等因素制订相应的免疫方案。制订理想免疫方案是特异性单克隆抗体制备成功与否的重要一环。

1. 抗原 通常将抗原分为可溶性抗原和颗粒性抗原。

（1）可溶性抗原：可溶性抗原包括核酸、蛋白质、碳水化合物等。由于可溶性抗原免疫原性较弱，一般需要加入佐剂共同免疫。可溶性抗原固相化或颗粒化后，其免疫原性增强，使用剂量下降。用 1μg 可溶性抗原免疫小鼠，就可以引起小鼠强烈的免疫反应。初次免疫中，可溶性抗原使用量一般选用 10～20μg，如果抗原量足够时，可溶性抗原的使用量可选用 50μg，但一次很少超过 200μg，即使抗原不够纯时，抗原量一般也要少于 500μg。

根据编码序列在体外合成的多肽也是一种常见的可溶性抗原。当合成的多肽偶联在钥孔血蓝蛋白或 BSA 等载体蛋白上，便获得较强的免疫原性。但所获抗体能否与天然多肽相结合是多肽抗原免疫制备抗体所面临的主要问题。

核酸的抗原性较弱，常将其视为半抗原与载体蛋白相偶联。分子质量超过 50kDa，大而复杂的碳水化合物会引起机体中等程度的免疫反应，但重复免疫并不总能产生继发反应，大剂量还会引起耐受，因此，要严格控制注射剂量。

（2）颗粒性抗原：包括细胞、病毒、细菌等，很快就会被吞噬，具有很强的免疫原性，无须添加佐剂便可获取较好的免疫效果。可利用可溶性抗原自身的多聚效应使其固定在琼脂上，形成颗粒性抗原。

活细胞作为抗原制备针对细胞表面或内部抗原的单克隆抗体，要尽量保证肿瘤组织细胞的纯度。使用 PBS 等溶液充分洗涤可去除可能存在的异源蛋白，但即使是经洗涤的细胞在质膜上仍会结合有多种异源蛋白，因此，通常在这种情况下，融合前会将细胞转移到低血清、无血清或小鼠血清中培养。将经过这样处理的细胞悬浮在 0.5ml PBS 中，再进行小鼠腹腔注射。

2. 免疫途径 不同的抗原可经不同的途径免疫，常用的免疫途径有皮内注射、肌内注射、静脉注射、腹腔注射及皮下淋巴样器官注射。由于腹腔能注射更多的抗原，加之抗原不会直接进入血液循环系统，因此腹腔注射是最常用的免疫途径。在腹腔中可以应用佐剂，初次免疫一般选用弗氏完全佐剂。但使用弗氏完全佐剂应特别谨慎，因为其具有一定的毒性，可使用氢氧化铝等佐剂替代。在加强免疫中使用弗氏不完全佐剂。

皮下局部注射可以在淋巴结引流区直接注射可溶性抗原或不可溶性抗原，注射总量一般要低于 100μl。此外，常采取皮下多点注射的方式来增强免疫效果。由于弗氏完全佐剂具有一定的毒性，皮下注射要十分谨慎。

融合前一般都需要进行抗原冲击以增强免疫效果，经静脉注射抗原是最常用的免疫途径。抗原经静脉进入血液循环后，脾脏、肝脏或肺中的巨噬细胞迅速吞噬、加工抗原，产生强烈的反应，反应时间较为短促。初次免疫一般不选择静脉注射途径。此外，大颗粒性抗原容易引起血栓，损伤主要脏器，引起过敏反应，诱发免疫耐受，所以静脉注射不应作为大颗粒性抗原的免疫途径。需要注意的是，静脉注射的溶液中不能含有有毒的防腐剂或高浓度变性剂。

在进行再次免疫或抗原冲击时，理论上最好的方法是直接注射抗原到足垫或脾脏等淋巴样器官。当抗原量低至纳克级别时，该方法仍具有良好的免疫效果。但该方法通常不会产生明显的血清抗体，因此即使在没有明显的阳性血清反应时，也可进行细胞融合。在小鼠麻醉后，打开腹腔，用最小号的注射针头将 20～50μl 的抗原悬液经脾脏尾端慢慢注入脾内，当针孔不再渗出液体或血液后，缝合关闭腹腔。如果将吸附有抗原的硝酸纤维膜埋入脾内，需要经小切口将 2mm×3mm 的三角形膜片插入到脾脏远端，埋植到脾脏组织中。脾脏可重复免疫多次。

3. 载体（carrier） 是除了钥孔血蓝蛋白、清蛋白等大分子外，任何一种小的、无毒性、惰性的、能固定抗原并且缓慢释放抗原的物质。抗原的种类决定了载体的选择，在选择载体时需要注意的是避免改变抗原构型。膜和珠体是常见的两类载体。硝酸纤维膜、阳离子尼龙膜、尼龙膜可分别结合亲水性蛋白质、疏水物质、寡核苷酸、DNA、RNA，可以直接在膜上滴加抗原，也可以将电泳后的印迹转移到膜上，取抗原区域用于免疫。由磷脂化合物构成的多层囊泡脂质体可包裹各种免疫原，当吞噬细胞吞噬脂质体后，抗原在细胞内被缓慢地逐步释放，具有增强免疫原性的效果。

4. 可溶性抗原和颗粒性抗原的一般免疫方案

（1）可溶性抗原的免疫方案如下所示。

1）取 5～100μg 抗原与等量弗氏完全佐剂充分乳化后于小鼠背部皮下或足垫多点注射，每点 0.2ml。

2）每隔 2 周以同样剂量抗原加等量弗氏不完全佐剂皮下或足垫多点注射，共 3～5 次；末次注射后 5～7 日采血检测特异性抗体效价，确定免疫效果。

3）融合前 2～4 日采用尾静脉注射或腹腔注射无佐剂的抗原 50～100μg，以加强免疫，避免动物发生过敏性休克而死亡。

4）脾内直接免疫：小鼠麻醉后，剪弃小鼠左侧背部毛，75%乙醇溶液消毒后，用 4号针头直接或隔皮肤，沿脾脏长轴方向缓慢注射 20～40μg 可溶性抗原（为了增强抗原的免疫原性，也可将其交联在载体上）或 $2.5×10^5～5×10^5$ 个细胞，免疫后 2～4 日后取脾细胞进行融合。

5）体外免疫法：取未免疫小鼠脾细胞进行营养液体外培养致敏，一般将 1～100μg 可溶性抗原加入到 20ml 脾细胞悬液中或以固定剂短暂固定的细胞性抗原中进行体外免疫。该方法适用于对动物有毒性作用的抗原。

6）体内和体外联合免疫法：先采用脾内直接免疫法，腹腔或者皮下多点注射 2、3 次。融合前的加强免疫改为体外诱导法，一般是取免疫小鼠脾脏，制备脾细胞悬液，采用RPMI-1640 完全培养液悬浮细胞，加入终浓度为 500U/ml 重组人白介素-6（rHuIL-6）、50U/ml 重组人白介素-2（rHuIL-2）、200～500μg/ml 美洲商陆素（pokeweed mitogen，PWM）和特异性免疫原，置于 5% CO_2 培养箱中 37℃培养 5 日，收获细胞后进行下一步实验。

（2）颗粒性抗原免疫方案如下所示。

1）首次免疫是在小鼠尾静脉或者腹腔注射 $1×10^7～5×10^7$ 个细胞。

2）每隔 1～2 周，在相同部位给予相同剂量的细胞重复注射 1、2 次，末次注射后 5～7 日采血检测特异性抗体的效价以确定免疫效果。

3）为了在细胞融合前增加脾细胞中近期活化的抗原特异性 B 细胞的比例，提高阳性杂交瘤和特异性单克隆抗体的产率，在融合前 2～4 日，在相同部位给予相同剂量的细胞加强免疫一次。

二、细 胞 融 合

采用激光诱导、电场诱导等物理学方法，仙台病毒等生物学方法，化学方法及受体指引型细胞融合法等手段，将相互接近细胞的细胞膜融合在一起，形成杂交细胞，这些杂交细胞在一定的条件下可分裂增殖大量具有均一特性的子代细胞，兼顾两种亲本细胞的特点。细胞融合的成功与否取决于试剂质量监控、骨髓瘤细胞培养、脾细胞的分离、细胞培养条件等多个因素。

1. 细胞准备

（1）小鼠骨髓瘤细胞：通过在一些小鼠品系腹腔中注射矿物油可诱导产生具有分泌抗体的各种必要内部机制的骨髓瘤。通常用于制备单克隆抗体的骨髓瘤细胞要缺失抗体产生及分泌能力，以防杂交瘤分泌一种以上的抗体。

（2）骨髓瘤细胞的复苏：一般情况下，在细胞融合前一周将小鼠骨髓瘤细胞从液氮冻存状态中复苏。细胞从液氮中取出后应立即放入 37～39℃温水。等到完全融化后将细胞取出，洗掉冷冻液，放入含有 20%胎牛血清的 DMEM 或 RPMI-1640 完全培养液中。需要注意的是要进行细胞计数和活力检查。为保证细胞处于营养供应充足的环境中，调整细胞浓度在 $1×10^5～2×10^5$ 个/毫升，细胞活力超过 90%。为了消除或预防 HGPRT 酶缺失的回变，细胞培养液中加入 20mg/ml 8AG 或 40mg/ml 6TG。待细胞稳定生长 1、2 日后，细胞进入对数生长期。此时需要注意的是要及时更换培养液，及时调整细胞浓度，使细胞保持在对数增殖状态。

（3）脾细胞的分离：一般用于细胞融合的两种细胞的种系来源应密切相关，通常采用同一种系的细胞融合。常用的骨髓瘤细胞和免疫脾细胞均来自于 Balb/c 小鼠，成活的杂交瘤明显增加，也可以在 Balb/c 小鼠中生长。用于细胞融合的淋巴细胞要含有重排的、能产生抗体的免疫球蛋白基因。一般来说，从免疫动物中分离到抗原特异的 B 细胞数量很少，并且细胞的分化状态也不清楚。

末次免疫 3～5 日后，采用断颈法处死小鼠，依次使用碘酊和 75%乙醇溶液消毒，取脾脏分离淋巴细胞。将脾脏取出后注入 0.2～0.5ml 无血清培养液，使用弯曲的注射针头多点刺破脾膜，用挤压的方法分离得到淋巴细胞，以减轻对脾脏细胞的损伤。融合可能会受到脾内红细胞影响，早期采用分层液或溶血的方法除去红细胞，但这样不仅使操作步骤更为烦琐，而且会对淋巴细胞造成一些额外的影响。目前常采用放血法来处死免疫动物，尽可能减少脾内存在的红细胞数量。

由于 PEG 介导的细胞融合是一个相对低效的偶联过程，加上脾细胞中抗原特异的 B 细胞数量相对较少，因此细胞融合具有很强的盲目性和偶然性。抗原捕获法（antigen-panning）应运而生，先将抗原固定在固相基质表面，与抗原致敏的淋巴细胞混合，只有表面含有特定抗体的 B 细胞才能与之结合在固相基质上，结合的细胞由于融合可以产生更多具有特异分泌的杂交瘤。除了上述方法外，也有科研人员先将抗原直接交联到骨髓瘤细胞表面，再与被免疫的淋巴细胞一起孵育，通过抗原-抗体特异性反应，两种细胞相互聚集，用电脉冲或 PEG 处理，可显著增加具有特异抗体活性的细胞融合。

2. 细胞融合

（1）一般脾细胞：骨髓瘤细胞以（5～10）：1 的比例混合，以 2000r/min 离心 5min 后，用无血清培养液或 Hanks 液洗涤细胞 2、3 次。为避免 PEG 受到不必要的稀释，在最后一次离心后尽可能将上清液吸出。通过轻轻敲击试管底部来分散离心沉淀的细胞团块。

（2）将试管置于 37～40℃温水中，在 90～120s 内向试管逐滴加入 1ml 预热的 50% PEG，同时轻轻转动试管，在 PEG 滴加完成后用毛细滴管尖部轻轻地搅拌细胞。

（3）在融合混合液中缓慢地滴入预温的 15ml 无血清培养液，同时轻轻转动试管。在离心作用和高浓度 PEG 影响下，脱水而皱缩的细胞会由于无血清培养液的加入而迅速膨胀，导致细胞膜处于一种不稳定的状态。因此要缓慢滴加无血清培养液，使得细胞逐步与外环境平衡，处于不稳定状态下的细胞膜就很容易融合在一起。滴加无血清培养液具体要求如下：一般首次要在 120s 内缓慢加入 1ml 培养液，接下来在 120s 内缓慢加入 4ml 培养液，最后可以较快地加入余下的 10ml 培养液。

（4）细胞悬液经离心洗涤 2 次后，加入完全培养液。细胞可培养在 24 孔板中，每孔加入 1ml 细胞悬液，也可培养在 96 孔酶标反应板中，每孔加入 0.2ml 细胞悬液，细胞浓度为 1×10^6～2×10^6 个/毫升。

（5）融合细胞在 5% CO_2 培养箱中 37℃过夜培养，从各培养孔中吸出 1/2 培养液，加入 2 倍浓缩的 HAT 选择培养液，继续培养，定期观察。对照组选用未经融合的骨髓瘤细胞，观察骨髓瘤细胞对 HAT 选择培养液的敏感性。融合细胞培养期间要及时更换新鲜的培养液，待对照组细胞全部死亡后，将 HAT 选择培养液换成 HT 培养液，促进杂交瘤生长。同时要及时检测杂交瘤生长孔中有无免疫球蛋白的分泌，有无特异性抗体的存在。对有特异性分泌的细胞要及时克隆、扩增、冻存或分成几个备份去培养，避免由于细胞污染而丢失。

3. 融合剂（fusogen） 目前，已知能诱导细胞融合的因子有病毒、化学试剂及电脉冲。融合剂是一类可以使细胞融合的生物或化学试剂。杂交瘤融合剂（hybridogen）指像PEG 和其他能产生稳定且有增殖能力的细胞的有关复合物。

（1）引起融合的病毒：融合机制是病毒位于两个细胞之间时，其表面突起（spikes）含有神经氨酸酶降解细胞膜上的糖蛋白，使细胞膜局部凝集在病毒颗粒的周围，在高 pH、Ca^{2+}条件下，即可发生局部细胞质膜融合。目前发现有促进细胞融合作用的病毒有 10 多种，最有效的是副黏病毒，其中仙台病毒、副流感病毒 1 型均可融合小鼠艾氏腹水癌细胞。

（2）引起融合的化学制剂：PEG 作为细胞融合剂于 1975 年由 Kao 和 Chayluk 提出。PEG 可以使细菌、酵母、植物细胞、动物细胞融合。Pentecorvo 于 1975 年发现 PEG 能显著促进两种单层生长的哺乳类动物细胞融合，其融合率较仙台病毒高 100~300 倍。Galfre 研究发现 PEG 能够融合大鼠脾细胞和小鼠骨髓瘤细胞使其形成杂交瘤，并且杂交瘤能分泌大鼠抗体。PEG 作用机制尚不明确，Blow 等研究人员发现当 PEG 浓度增加到 50% 时，PEG 可能会结合临近膜的水分，导致细胞之间只有几个埃的空间水分被取代，细胞表面极性下降，脂双层不稳定，从而引起细胞膜的融合。目前杂交瘤融合剂主要是 PEG 衍生物或是结构上与 PEG 相关的物质，均具有亲水性的特点。值得注意的是使用 PEG 时要选择适当的分子量、浓度、作用时间，这些因素对融合效果产生直接影响。

PEG 溶于 PBS 或 Hanks 液中，调整 pH 为 7.5~7.8 后用于融合，有利于杂交瘤的产生。例如，Eagle 培养液（MEM）溶解 PEG，该培养液含有 HEPES，HEPES 进入细胞会产生一定的毒性，尤其是在二甲基亚砜（DMSO）存在时毒性更大，DMSO 的存在可以减少由渗透压变化引起的细胞休克。一般采用碳酸氢钠溶液调整 pH。用调整 pH 后的 PBS 或含葡萄糖的 Hanks 液稀释 PEG 会得到很好的重复性。Ca^{2+}可以逆转糖脂、糖蛋白唾液酸残基的负电荷，减少细胞之间的排斥力，促进细胞聚集。细胞膜脂双层的动力学状态受温度影响，温度在 37℃ 或稍高时有利于细胞融合。此外，在融合过程中要将细胞充分洗涤，确保细胞悬液中不混有血清。

（3）细胞电融合技术：Zimmermann 于 1987 年首次报道细胞电融合（electrofusion）。对处于电融合室电解质溶液中的细胞施加正弦交变电场，电解质溶液中的细胞在电场中可沿电力线成串排成珠串（pear chain）状态，在高幅脉冲电场的瞬时作用下，细胞膜局部区域的双层脂分子受到的电场压力超过了它们作为有序排列的弹性作用，出现许多穿膜微孔，细胞膜通透性增加，相邻细胞形成膜桥（membrane bridging）和质桥（cytoplasmic bridging），继发产生细胞融合。

电融合技术操作简便，重复性好，过程可控，不存在残留毒性，可避免 PEG 融合中 PEG 批号之间的差异现象，使融合率提高到 0.1%，比 PEG 介导的融合率高 10~100 倍。在融合中所用的电解质溶液分为电击液（pulsing medium）和融合后液（postfusion medium）。电击液离子浓度较低，具有低导电性，避免了电流过大产热而影响细胞融合，可使用山梨醇等糖分子调节其渗透压。融合后液一般由 NaCl、KCl 和磷酸盐缓冲液组成。

细胞电融合技术分为非特异性和特异性电融合两种方法，其中非特异性电融合技术利用交变电场中细胞极化形成串珠状排列，引起细胞间无选择性的相互接触。长时间的交变电场作用可能会引起细胞损伤，因此发展了多种技术使细胞的聚集和接触处于一种损伤最小的环境，再去高压电脉冲使接触的细胞相互融合，其融合率可高达 10^{-3}~10^{-2}。

三、克 隆 筛 选

细胞融合后往往形成含有 5 种细胞成分的混合液，即未融合的脾细胞、未融合的骨髓瘤细胞、脾细胞与脾细胞融合细胞、骨髓瘤细胞相互融合形成的同核体（homokaryon）细胞、脾细胞与骨髓瘤融合形成的异核体（heterokaryon）细胞。理论上推测每 10^5 个脾细胞中，可能会产生一个杂交瘤细胞。脾细胞在培养中不能增殖与存活，但骨髓瘤细胞的增殖能力却很强，繁殖迅速，抑制杂交瘤的生长，因此要及时清除未融合的骨髓瘤细胞和骨髓瘤细胞相互融合产生的同核体细胞。

常选用次黄嘌呤鸟嘌呤磷酸核糖转移酶（hypoxanthine-guanine phosphoribosyl transferase，HGPRT）缺陷型骨髓瘤细胞用于细胞融合，最常用的杂交瘤细胞筛选方法是用 HAT 选择培养基筛选融合细胞。HAT 选择培养基中的主要成分是次黄嘌呤（H）、氨基蝶呤（A）和胸腺嘧啶核苷（T），是根据细胞内嘌呤核苷酸和嘧啶核苷酸的生物合成途径设计，是用于分离杂交瘤细胞的特殊培养液。一般肿瘤细胞的 DNA 生物合成有两条路径，一条是主要途径，由氨基酸及其他小分子化合物合成核苷酸，进而合成 DNA。在此途径中，叶酸衍生物参与胸腺嘧啶甲基的生物合成。另一条途径是补救途径或应急途径，利用胸腺嘧啶核苷和次黄嘌呤等外源性的核苷酸的前体。缺乏胸腺嘧啶核苷激酶（thymidine kinase，TK）和 HGPRT 中任何一种，补救途径便无法顺利进行。当细胞融合后，将细胞混合物置于 HAT 培养液中培养时，氨基蝶呤阻断骨髓瘤细胞及其自身融合的同核体细胞的 DNA 合成，虽然有 TK 可利用胸腺嘧啶核苷，但不能完成完整的 DNA 合成过程，又由于缺乏 HGPRT，不能利用培养液中的次黄嘌呤，所以它们在 HAT 培养液中不能增殖，会很快死亡。小鼠脾细胞及其自身融合的同核体虽然含有 HGPRT，但缺乏在组织培养中的增殖能力，一般情况下在 5～7 日内死亡。杂交瘤细胞具有两种亲代细胞的染色体，既具有骨髓瘤细胞在组织培养中的生长增殖特性，又具有脾细胞所有的 HGPRT，可在 HAT 培养液中选择性地生长增殖。需要注意的是要对检测出特异性抗体的孔内细胞及时转种并进行克隆化。对检测结果为阴性的，如果是细胞克隆尚小、分泌抗体较少的缘故，隔两日再检测一次，如果仍是阴性，可放弃孔内的细胞。

碘乙酰胺（iodoacetamide）和焦碳酸二乙酯（diethylpyrocarbonate）等不可逆生物化学抑制物预处理骨髓瘤细胞，将未反应的抑制物洗去后，与脾细胞融合。只有杂交瘤细胞能够存活，这种技术无须借助基因突变的骨髓瘤细胞。

此外，荧光激活细胞分选仪（fluorescenceactivated cell sorter，FACS）可应用于融合细胞的分离，其原理是利用异硫氰酸荧光素（fluorescin isothiocyanate，FITC）或罗丹明 B 交联的长链脂肪酸，可以可逆地标记于细胞膜上，方法如下所示。

（1）骨髓瘤细胞与 FITC 标记的脂质染料孵育，新分离的脾细胞与罗丹明 B 标记的脂质染料孵育，将过量游离的染料洗去后，将两种细胞混合，融合。

（2）使用 FACS 分离具有 FITC 和罗丹明 B 荧光的融合细胞，直接克隆到加有饲养细胞的 96 孔酶标反应板中。

四、克 隆 化

克隆（cloning）是由单个细胞繁殖、扩增而形成的性状均一的细胞集落。这种细胞集落中的每个细胞具有完全相同的生物学特性和功能。刚融合的杂交瘤细胞不稳定，染色体易丢失，克隆成功后要对这一克隆细胞再连续克隆几次，同时检测上清液中抗体的特性。一般融合后的杂交瘤要经过至少 3 次以上的克隆化，使得单克隆孔的检测阳性率达到100%。如果原先有阳性抗体分泌，但克隆过程中未能发现有任何阳性孔，分析其中原因可能是具有特异分泌的杂交瘤本身分泌表型不稳定，或者是由于不分泌细胞或分泌无关抗体的细胞过度生长。需要注意的是细胞融合后要尽早进行第一次克隆化，不容易丢失阳性克隆，这是保证克隆化成功、获得稳定分泌单克隆抗体的杂交瘤细胞系的重要一环。此外，在液氮中冻存的杂交瘤细胞要定期复苏克隆化，避免分泌特异性抗体的功能丢失。

软琼脂克隆技术（soft agar cloning technique）和有限稀释技术（limiting dilution technique）是目前常用的细胞克隆技术。软琼脂克隆技术采用含 20%血清的完全培养基配制 0.5%琼脂培养基进行克隆。将 1ml 不同数量的细胞悬液与 1ml 0.5%琼脂液在室温中混匀倾倒在培养皿中。培养 1 周后，在显微镜下直接观察和采集克隆，转移至加有饲养细胞的 24 孔或96 孔细胞培养板中，同时检测培养孔上清液中抗体分泌情况。以软琼脂克隆技术反复克隆数次，直到克隆从低密度细胞的板上出现时，才可以认为得到单克隆的细胞群。软琼脂克隆技术的特点是细胞容易在半固体培养基上存活与繁殖。有限稀释技术是从阳性分泌孔收集杂交瘤细胞，经过梯度稀释，使每孔只有一个细胞。由于单细胞克隆培养使细胞处于不利的生长条件下，可在克隆时补充不同的条件培养液及一些细胞因子或在培养液中加入胰岛素、2-巯基乙醇、胎牛血清等物质。一般情况下，每 4、5 日更换部分培养液，镜检观察，选择只有一个集落的培养孔，并检测抗体分泌情况。需要注意的是克隆一次往往是不够的，需要通过至少 3~5 次才能获得稳定基因型和稳定分泌表型的细胞；每次克隆化得到的阳性亚克隆，在继续进行克隆化或扩大培养时，要及时冻存几支以保种。

五、大 量 制 备

大量制备单克隆抗体的方法主要有两种，一种是动物体内诱生法，另一种是体外细胞培养法。

1. 动物体内诱生法　是目前单克隆抗体大量制备的主要方法。杂交瘤细胞具有从亲代淋巴细胞得来的肿瘤细胞的遗传特性，由于绝大多数杂交瘤细胞是由 Balb/c 小鼠的骨髓瘤细胞与同一品系的 B 细胞融合而成，因此应优先选择 Balb/c 小鼠作为杂交瘤细胞的宿主来制备单克隆抗体。首先在小鼠腹腔注射弗氏不完全佐剂或液状石蜡，有效抑制小鼠腹腔巨噬细胞和淋巴细胞的免疫功能，使小鼠更好地接纳移植于腹腔中具有恶性生长特性的杂交瘤。一周后将杂交瘤细胞悬液注入腹腔，杂交瘤细胞接种量建议以每只 $5×10^5~5×10^6$ 个为宜。接种细胞过少则诱生腹水所需的时间较长，接种细胞过多往往未及收集腹水小鼠即已死亡。1、2 周后小鼠腹腔液产生，无菌抽取腹腔液，离心取上清液即可，间隔一段时间可再次采集，以获得更多单克隆抗体。这种方法产生的抗体效价往往高于培养细胞上清液的 100~1000 倍。动物体内诱生法操作简便，比较经济，实验室可以在短时间内获得相当数量的单克隆抗体，一般来说每只小鼠最少可获得 1ml 腹水，偶然也可多至 10ml，但多数在 3~5ml，效价较高，每毫升腹水中抗体含量可高达 1~5mg，这样的量足可供实验室应用。但腹水中常混有来自小鼠的各种杂蛋白（包括免疫球蛋白），在多数场合下需要提纯后才能使用，还有污染动物病毒的危险。

2. 体外细胞培养法　将处于对数生长期的杂交瘤细胞置于含 2.5%或 5%血清培养液中进行培养,调整杂交瘤细胞浓度到 2×10^5 个/毫升;将培养瓶置于 37℃ CO_2 培养箱中培养 1、2 日,然后再补充含 2.5%血清的培养液,进一步培养 2 日甚至更长时间,直至达到稳定生长期后至少 1 日。在培养过程中,杂交瘤细胞产生并分泌单克隆抗体,收集培养上清液,离心去除细胞及其碎片,即可获得所需要的单克隆抗体。但这种方法产生的抗体量有限,主要用于实验室少量制备单克隆抗体。近年来,各种新型培养技术和装置不断出现,大大提高了这种方法生产抗体的量。

六、注 意 事 项

1. 免疫动物的选择　由于免疫动物品系和骨髓瘤细胞种系越远,融合的杂交瘤细胞越容易发生免疫排斥反应,越不稳定,所以应选择与亲本骨髓瘤细胞同一品系的动物。一般认为,为了减少盲目性,融合前,应测定免疫小鼠的抗体反应性,如果呈阳性,可供融合使用。

2. 免疫方案　要尽可能提高抗原纯度,保存其活性,避免较多的杂质影响抗体的产生,提高获得所需分泌特异抗体的杂交瘤细胞的概率。免疫小鼠一次务必同时免疫几只小鼠,以免小鼠中途死亡。每次注射抗原后,要注意室温和饲养,以防小鼠死亡。在融合前末次静脉注射或腹腔注射时,谨防速发型过敏反应的发生。

3. 抗原乳化完全与否直接影响免疫效果　鉴定方法如下所示。取一滴乳化剂滴入水中,若呈现平展扩散,则表明未乳化好;若呈现球形浮在液面上而不分散,则表明乳化良好。乳化过的物质放置一段时间(在保存期内)出现油水分层也是未乳化好的表现。

4. 融合剂 PEG 对细胞的毒性　PEG 一般采用分析纯规格,浓度越高对细胞的毒性越大,以 40%～50%的浓度为宜。此外,PEG 分子量越高,对细胞毒性也越大,分子量为 1000～4000 效果较好。

5. 操作中的污染　是杂交瘤技术中最常见的问题之一,要对所用试剂、器材、环境进行严格消毒灭菌,严格按照无菌操作要求。一旦发现污染要及时处理,避免污染扩大。

6. 脾细胞液氮冻存技术　脾细胞不能在体外培养,因此要掌握脾细胞的冻存技术,进行细胞融合时,随用随取,简单易行。冻存切忌降温过快,降温过快会降低细胞活力,当细胞悬液缓慢降至 $-20℃$ 或更低时,可直接放入液氮中。复苏失败可能与以下因素有关:冻存时细胞数量少或生长状态不良;细胞受细菌或支原体污染;液氮罐保管不善;复苏时培养条件改变(如使用不同批号的小牛血清)等。

7. 对每株亲本骨髓瘤细胞和稳定的杂交瘤细胞　至少应保存 5～10 支不同批号或日期的冻存管,并应定期进行复苏,检查抗体分泌情况,进一步传代后再冻存,不要长期培养于培养液中。

8. 融合后克隆株不生长问题　一定要选用生长良好的骨髓瘤细胞进行融合使用。一旦出现克隆株不生长或生长缓慢现象,要及时纠正培养基,还应向此孔内添加小鼠饲养细胞。

第四节　抗体的纯化技术

来源于动物血清的多克隆抗体或来源于小鼠诱生的单克隆抗体腹水中,除了含有特异性抗体外,还会含有一些非抗体成分,需要经过一系列纯化过程。IgG 是血清中含量最高的抗体，大多数抗病毒和抗细菌抗体均为 IgG 型抗体，在病原体感染的早期，血清中还含有特异性 IgM 型抗体，所以，血清常作为 IgG 和 IgM 提取的原材料；人初乳中富含 IgG，可作为提取 IgA 的原材料；一些骨髓瘤患者血清中含有特定的免疫球蛋白，也可作为提取免疫球蛋白的原材料。根据实验目的，可采用不同的方法纯化抗体。盐析法可用于抗体的粗制，凝胶层析法和离子交换法可用于抗体的精制，亲和层析法可纯化得到高纯度高特异性的抗体。

一、纯 化 程 序

1. 多克隆抗体纯化程序 抗原免疫动物制备的免疫血清是多种成分的混合物，含有的主要特异性抗体是 IgG，还存在非特异性抗体和其他成分。因此，抗血清的纯化就是从血清中分离 IgG。下面简单介绍最常用的纯化 IgG 类抗体和特异性抗体的方法。

（1）IgG 类抗体的纯化

1）盐析法粗提 γ-球蛋白：多采用硫酸铵盐析法，因其溶解度高、受温度影响小，又不引起蛋白质变性。根据抗体的沉淀浓度区域，可以先用 20% 的硫酸铵饱和度沉淀纤维蛋白原，离心去沉淀后再使硫酸铵的饱和度增加至 45%～50%，沉淀 IgG。盐析分离的抗体中因含有大量盐分，使用前还需要将沉淀进行去盐处理。通常采用透析法或凝胶过滤法去盐。

2）离子交换层析提取 IgG：离子交换层析多以纤维素衍生物作为离子交换剂，常用的有二乙胺基乙基纤维素（DEAE-纤维素，为阴离子交换剂）和羧甲基纤维素（CM-纤维素，为阳离子交换剂）。离子交换凝胶是目前分离蛋白质的一种较好的离子交换剂，常用的有 CM-葡聚糖凝胶和 DEAE-葡聚糖凝胶。在 pH 7.5 时，IgG 全部带正电荷，CM-葡聚糖凝胶也带正电荷，因此它不能吸附 IgG，但能吸附血清中的多种蛋白质，所以 IgG 可直接通过层析柱得以纯化。该法既简便又不影响抗体活性，少量提取或大量制备都可使用。

3）亲和层析法：采用亲和层析法提取 IgG 时，可将葡萄球菌 A 蛋白（staphylococcus protein A，SPA）交联琼脂糖（sepharose）制成层析柱，当抗血清通过亲和层析柱时，待分离的 IgG 的 Fc 可与 SPA 结合，其余成分不能与之结合。当抗血清过柱后将层析柱充分洗涤，洗去未结合的蛋白，然后改变洗脱液的 pH 或离子强度，可使 IgG 从亲和层析柱上解离，收集洗脱液，即可得到纯化的 IgG。

（2）特异性抗体的纯化

1）亲和层析法：一种方法是将粗提的或纯化的抗原交联 Sepharose 4B 制成亲和层析柱，抗血清通过亲和层析柱时，待分离的 IgG 的 Fab 与抗原发生特异性结合，其余成分不能与之结合。收集洗脱液，即可得到纯抗原特异性的 IgG。另一种方法是将相应的杂抗原交联到 Sepharose 4B 上，装入柱后，将欲纯化的免疫血清通过亲和层析柱，杂抗体吸附于柱上，特异性抗体随过柱液流出，收集过柱液即获得特异性抗体。

2）吸附法：固相化非特异性 IgG 的相应抗原，然后与抗血清共同孵育，非特异性 IgG 与相应抗原结合后，吸附于固相化介质而被去除。如血清、组织液或已知的某种杂抗原液，用双功能试剂（如戊二醛）将其交联，制备成颗粒状固相吸附剂。将此吸附剂直接加到免疫血清中（约 1∶10），使杂抗体和相应抗原结合，上清液则为无杂抗体的特异性抗体。如果杂抗体较多，必须处理两次才能完全去除。

2. 单克隆抗体纯化程序 由于小鼠的腹腔液或者细胞培养上清液均含有脂蛋白、脂质和细胞碎片等杂质，在纯化前，一般均需对其进行预处理。常用的方法有二氧化硅吸附法和过滤离心法。二氧化硅吸附法是取一定量的腹水，加等量巴比妥缓冲盐水稀释，加适量二氧化硅粉末，于室温不时摇动 30min。最后以转速 2000r/min 离心 20min，即得澄清的腹水。离心过滤法是在离心后选用 0.22μm 孔径的微孔膜过滤，除去较大的凝块及脂肪滴。也可采用低温高速离心法（转速 10 000r/min，离心 15min）除去细胞残渣及小颗粒物质。以前者处理效果为佳，而且操作简便。预处理后，可根据对抗体纯度要求的不同，选用不同的纯化方法。一般采用盐析、凝胶过滤、辛酸提取和离子交换层析等方法进行纯化。最有效的单克隆抗体纯化法为亲和层析法，常用 SPA 或抗小鼠 Ig 抗体与琼脂糖交联，制备亲和层析柱将抗体结合后洗脱，可获得高纯度的单克隆抗体。

二、饱和硫酸铵盐析

蛋白质具有胶体性质，其分子的极性基团存在静电引力，在低盐浓度下，蛋白质分子上的极性基团受盐类离子和水分子影响，蛋白质在水中溶解度增大。当盐浓度增加到一定程度时，蛋白质脱水及表面电势下降，造成蛋白质分子相互聚集，沉淀析出。不同性质的蛋白质，盐析时所需要的盐浓度不同，基于上述原理可将不同的蛋白质分离。硫酸铵是最常用的中性盐，具有溶解度大，温度系数小，价廉易得，分段效果好，不易造成蛋白质变性等优点。下面简单介绍饱和硫酸铵盐析纯化单克隆抗体。

1. 配制饱和硫酸盐溶液　硫酸铵在水中的溶解度，0℃时为 0.706g/ml，100℃时为 1.034g/ml。90g 硫酸铵加入到 100ml 蒸馏水中，80℃溶解，趁热过滤，降至室温后会有结晶析出，保留这些沉淀。使用前吸出所需的溶液量，加 NH_4OH 调节 pH 至 7.2 即可。

2. 盐析

（1）在冰浴中用 pH 7.4 PBS（0.02mol/l）4 倍稀释预处理的腹水。

（2）4℃搅拌下，逐滴缓慢加入相当于腹水 8 倍量的饱和硫酸铵，静置 2h 以上，形成沉淀物。

（3）选取 4℃，以 10 000r/min 转速离心 15min，弃上清液；将沉淀溶于 1/10～1/5 量含 40mmol/L NaCl，pH 为 7.8 的 40mmol/L 三羟甲基氨基甲烷（Tris）-HCl 缓冲液。

3. 脱盐与平衡

（1）超滤法：选用分子量合适的超滤管，以含 20mmol/L NaCl、pH 为 7.8 的 20mmol/L Tris-HCl 缓冲液作 3～5 倍稀释，超滤—稀释—超滤，循环 3 次以上。

（2）透析法：将样品装入分子量合适的透析袋，放置于 50～100 倍含 20mmol/l NaCl、pH 为 7.8 的 20mmol/L Tris-HCl 缓冲液中，在 4℃搅拌下透析脱盐，每 4h 换液 1 次，共换液 3 次。用萘氏试剂检测。

（3）Sephadex 50 柱层析法：将小于柱床体积 20% 的盐析样品加于柱上，用含 20mmol/L NaCl、pH 为 7.8 的 20mmol/L Tris-HCl 缓冲液洗脱，流速 1ml/min，每管 2ml 分步收集，第一个蛋白质峰即为脱盐的抗体溶液。

4. 盐析时要注意以下几个问题

（1）盐的饱和度：是影响蛋白质盐析的主要因素。分离几个混合组分的蛋白质时，盐的饱和度由低到高逐步增加。每出现一种蛋白质沉淀，要进行离心分离，再继续增加盐的饱和度，沉淀第二种蛋白质。

（2）pH：蛋白质在等电点时溶解度最小，最容易析出沉淀，因此，pH 常选择在被分离的蛋白质等电点附近。

（3）蛋白质浓度：在相同盐析条件下，蛋白质浓度越高越容易析出沉淀，但过高的浓度会引起共沉淀作用造成干扰。

（4）脱盐：盐析沉淀分离到的蛋白质需要进行脱盐才能获得纯品。透析、超滤、凝胶过滤等方法是目前实验室常用的脱盐方法。

三、亲和层析

Cuatrecasa 等于 1968 年建立亲和层析技术，依靠目标产物分子与特殊配体之间在一定条件下的特异性结合和解离，从而发挥分离纯化某一特定目标产物的作用，是一种生物学选择性的分离纯化方法。亲和层析一般可分为通用性和专一性亲和层析。通用性亲和层析是指一种亲和配体如 Protein A、Protein G、Protein L 和 Protein LA 可以与一组性质相同的目标产物相结合。专一性亲和层析是指一种亲和配体只可与一种目标产物相结合。用于分离纯化抗体的亲和层析分为以与 Ig 部分结构具有亲和力的蛋白质作为配体的方法和以抗原固定化作为亲和配体的方法。通常将制得的亲和配体填装成亲和层析柱，流动相选用适宜的缓冲液，抗体随流动相流过亲和层析柱，抗体被吸附在配体表面，其他物质随流动相一起流出层析柱。改变淋洗条件或流动相的组成，解离配体与抗体的复合物，收集流出液体，便可得到纯化的抗体。

亲和层析的理想载体应具备以下特性。

（1）高度亲水，固相配体更容易接近水溶液中的相应结合物。

（2）惰性载体，减少载体的非特异性吸附。

（3）具有相当量的化学基团可供活化，在温和条件下与较大量配体连接。

（4）有较好的物理化学稳定性，不易受温度、离子强度、pH、去污剂、变性剂等条件影响。

（5）有良好的机械性能，便于控制亲和层析速度。

（6）具有多孔的网状结构，可被亲和吸附的大分子自由通过而增加配体的有效浓度。

四、抗体片段

免疫球蛋白作为免疫原可通过免疫动物制备出相应的抗体。如果将免疫球蛋白分解成小片段或单链，如 Fc、Fab 和轻链等作为免疫原制备相应的抗血清，纯化后得到分辨力更高的特异性抗体，可用于免疫球蛋白的检测。主要制备方法有如下几种。

1. 解离二硫键　免疫球蛋白单体是由二硫键将两条重链和两条轻链连接而成，解离二硫键后可将重链和轻链分开。解离的方法有还原法和氧化法。目前还原法较常用，即将二硫键还原成巯基，使二硫键断裂。由于还原的巯基极不稳定，去除还原剂后，又可重新形成二硫键。因此，二硫键被还原成巯基后，必须及时用碘乙酸或碘代乙酸胺进行羧甲基化以封闭巯基。氧化法的优点是切开二硫键后，肽链不能重新形成二硫键，便于肽链的纯化，但缺点是色氨酸侧链可能因氧化作用而被破坏。

2. 溴化氰裂解法　溴化氰通过与蛋白质中的甲硫氨酸侧链的硫醚基反应，生成溴化亚氨内酯。后者与水反应，使肽链断裂。

3. 酶裂解法　酶裂解免疫球蛋白有极好的专一性,不同的酶可将其裂解成不同的片段,如木瓜蛋白酶可将 IgG 裂解成为两个 Fab 和一个 Fc,胃蛋白酶可将 IgG 裂解成为一个 F(ab')$_2$ 和数个小片段(pFc'),胰蛋白酶则将 IgG 裂解成不规则的肽链。常用木瓜蛋白酶酶解 IgG 获得 Fc 作为抗原,以制备抗重链血清,用胃蛋白酶酶解 IgG 获得 F(ab')$_2$ 而去掉了 Fc。

第五节　抗体的质量标准

抗体的质量标准包括特异性、亲合力、工作效价及蛋白质纯度等几个方面,上述参数的测定对抗体的研究与应用均有十分重要的意义。

一、特 异 性

抗体的特异性指的是一种抗体识别具有不同结构抗原的能力,发生于抗体上的抗体结合部位与抗原表位。特异性是抗体鉴定的一项极为重要的指标,关系到免疫测定的特异性。特异性的测定基于抗原-抗体特异性相互作用,主要有以下两种方法。第一种方法是证明特定的抗体对抗原没有交叉反应性,抗体对其他相近抗原没有可测定的反应性。第二种方法是证明抗体对原始特定抗原的结合反应中,其他相近抗原分子对这种结合反应无干扰作用。抗体的特异性鉴定一般使用特异性抗原及相似的抗原与待鉴定抗体进行双向免疫扩散试验,如果不存在交叉反应,说明抗体中不存在杂抗体。近些年来,ELISA、RIA、FIA 等技术广泛应用于抗体特异性的测定。

1. ELISA　由一次或数次免疫学反应和一次酶促反应组成,其基本原理是将特异的抗原-抗体免疫学反应和酶学催化相结合,以酶促反应的放大作用来显示初次免疫学反应,具有灵敏度高、特异性强、重复性好、快速、简便、价格低廉等特点。常见的方法类型有夹心法和竞争法,操作中要考虑孵育温度、孵育时间、洗涤液种类、洗涤次数等因素,上述条件直接影响最后测定的结果。

2. RIA　将放射性核素示踪法应用于抗原-抗体免疫学反应,将抗原-抗体免疫学反应的高特异性与核素示踪法的高灵敏度相结合,发展了 RIA。RIA 的信噪比范围远超 ELISA,但是放射性核素标记物的保存受核素半衰期的限制,操作时还应注意污染和防护问题。

3. FIA　荧光染料在紫外线或蓝紫光的照射下吸收光量子而处于激发态,发射出较激发光波长长一些的荧光而被检测。FIA 将抗原-抗体免疫学反应的高特异性与 FIA 结合起来研究特异蛋白质抗原在细胞内分布的定位,是常用的抗体检测方法之一,具有准确、快速、敏感的特点。但 FIA 需要昂贵的荧光显微镜或流式细胞仪,此外,生物样品本身多有自发荧光干扰检测,当激发光波长与发射波波长之间相距较近时,散射光干扰严重。

二、亲 合 力

抗体的亲合力(affinity)是指抗体与其抗原相结合的紧密程度,即抗体单个 Fab 对相应抗原的单个抗原表位的特异结合能力。亲合力的高低是由抗原分子的大小、抗体分子的结合位点与抗原表位之间的立体构象的合适程度决定的。有助于维持抗原-抗体复合物稳定的分子间力有氢键、疏水键、电荷基团间的库仑力及范德瓦尔斯力。抗体的亲合力越高,则其对相应抗原的结合力越强。常以亲合常数 K 表示亲合力,单位为 L/mol,通常 K 的数

值范围为 $10^8 \sim 10^{10}$L/mol，有的可高达 10^{14}L/mol。抗体亲合力的测定对抗体的筛选、确定抗体的用途和验证抗体的均一性等方面有重要意义。例如，在免疫学测定及建立各种检测方法时，应选用亲合力高的抗体，既能够提高敏感性和特异性，又可以节约试验试剂；在亲和层析中抗体作为免疫吸附剂时，应选择亲合力适中的单克隆抗体，亲合力过高则不易洗脱，过低则不易吸附。亲合力测定的常用方法有平衡透析法、ELISA、RIA、表面等离子体共振技术、石英晶体微天平测定法等。

三、工 作 效 价

无论是用于研究、诊断还是用于治疗，都要求制备的抗体具有高效价，但不同抗原制备的抗体，其可能达到的效价高低不等。鉴定抗体效价的方法很多，常用的方法主要包括凝集反应、双向免疫扩散试验、ELISA、间接荧光免疫试验等。

凝集反应是指细菌、红细胞等颗粒性抗原或表面覆盖抗原的颗粒状物质，与相应抗体结合，在一定条件下，形成肉眼可见的凝集团块现象。凝集试验灵敏度高、方法简便。

双向免疫扩散试验是免疫沉淀反应的一种，常用于动物免疫效果的检测和血清抗体效价的测定。其原理如下：在溶液中的可溶性多价抗原与血清抗体相遇，当二者的比例适当时可以形成一种网状的不溶性的大分子复合物，发生免疫沉淀反应。当这样的抗原和相应的抗体在含有电解质的琼脂凝胶中相对扩散时，在抗原与抗体的比例适当处会形成可见的沉淀线。如果同时存在多对抗原抗体系统，因其扩散速度不同，可在琼脂中出现多条沉淀线。因此，观察沉淀线的位置、数量、形状及对比关系，可对抗原或抗体进行定性分析。

ELISA 测定抗体效价，主要过程如下：先将已知定量抗原吸附在聚苯乙烯微量反应板的凹孔内，加入待测抗体，保温孵育后洗涤以除去未结合的杂蛋白，加酶标抗抗体，保温孵育后洗涤，加入底物孵育一定时间后，终止酶促反应后，用目测或光电比色测定抗体效价。酶的催化效率很高，间接地放大了免疫反应的结果，使测定方法达到很高的敏感度。

四、蛋白质纯度

近些年来，越来越多的治疗用抗体进入临床，必须严格控制抗体制品的纯度。杂交瘤上清液及腹水中抗体含量的测定可采用电泳、ELISA 等常规生物学方法和高效液相色谱、毛细管电泳等新型测定方法。

1. ELISA 检测杂交瘤上清液中单克隆抗体的含量一般采用夹心法，但所检测的含量仅为供参考的相对值。在不同批次试验中变化较大，即使在同一次试验中，不同抗体的表现亦大不相同。解决的方法是以抗小鼠 κ 链抗体取代常规的抗鼠 IgG 抗体，并优化各步骤的最佳条件。或者，进行常规 ELISA 时，以纯化的自身单克隆抗体作为标准进行检测，后者在大多数实验室均可做到。

2. 高效液相色谱法 在高效液相色谱的各种操作模式中，高效凝胶过滤色谱（GFC）和离子交换色谱（IEC）适用于抗体的测定。常使用的填料有如下几种：①细粒径的交联琼脂糖凝胶，适用于 IgG 的分离；②合成高聚物凝胶色谱填料，机械强度和分离效率均优于天然凝胶，适合于高效液相色谱系统中使用；③以硅胶为基质的填料具有良好的机械强度，其高速、高分辨率的特点使它适用于抗体的分离与分析。一般情况下，采用以硅胶为基质的填料完成一次分析只需 30min。

3. 毛细管电泳 20 世纪 80 年代发展起来一种在直径仅为 20～100μm、长度 20～100cm 的弹性石英毛细管中进行分离分析的新技术，称为毛细管电泳，具有速度快、柱效高（10^5～10^7 理论塔板/米）、样本体积小（几纳升，10^{-9}L）、低运行费用且自动化程度高等特点。由于毛细管电泳泳道很细小，电泳过程产生的热量易于散出，因而能提高电压至 30kV，加快样品分子迁移的速度，缩短分析时间，极大地提高了分辨率，样品的质量检测限一般在飞摩尔（fmol，10^{-15}mol）至埃摩尔（amol，10^{-18}mol）。

第六节 抗体制备新技术简介

一、兔单克隆抗体制备技术

兔单克隆抗体（rabbit monoclonal antibody，RabMabs）是用于科研、诊断和治疗的新一代单克隆抗体。对家兔进行免疫，其免疫反应由一系列复杂的抗原、T 细胞、B 细胞和抗原提呈细胞（antigen presenting cells，APC）相互作用形成。由于没有发现兔源性的浆细胞瘤，并且病毒体外转染兔 B 细胞存在困难，直到 1995 年，Spieker-Polet 等在 c-myc/v-abl 转基因兔体内成功地获得了兔浆细胞瘤，并建立了细胞系，得到了稳定的兔-兔交瘤，使兔单克隆抗体技术有了突破性进展。奈特（Knight）等通过转基因手段，开发了一种新型的兔淋巴瘤细胞 240E-1，同兔 B 细胞融合后得到的杂交瘤能分泌兔单克隆抗体，这是首次通过兔-兔杂交瘤的方式得到兔单克隆抗体。美国 Epitomics 公司继续改进和优化此项技术，成功开发出多种高亲和力兔单克隆抗体。

兔单克隆抗体制备方法与鼠单克隆抗体制备方法类同，与鼠单克隆抗体相比，兔单克隆抗体具有以下特点：①可识别更多的新型表位，增加对某些特殊抗原表位的识别能力；②具有更高的亲和力，抗原-抗体解离系数甚至可以达到皮摩尔级（K_d=10^{-12}mol/l）；③具有非常强的特异性和低本底，在 Western 印迹法和免疫组织化学试验中能特异性地与目标蛋白条带结合，免疫组织化学试验进一步证实这种高特异性，可呈现更多清晰的免疫组化图像，并且石蜡切片上的背景染色大大降低；④家兔比小鼠脾脏大，进行融合的 B 细胞数量是小鼠的近 50 倍，可以获得更多的杂交瘤克隆；⑤兔的杂交瘤细胞适用于高密度培养，细胞传代的时间间隔比小鼠短，可用兔杂交瘤技术取代鼠杂交瘤技术来筛选抗体药物。

二、人单克隆抗体制备技术

单克隆抗体作为一种新型生物制剂在人类疾病的预防、诊断及治疗方面已显示出重要的作用。鼠源性单克隆抗体属于异种蛋白而具有免疫原性，在人体内重复应用时可产生不同程度的人抗鼠抗体（human anti-mouse antibody，HAMA）反应，既削弱了治疗的有效性，又可能诱发过敏反应。人单克隆抗体（human McAb，HMcAb）是用分泌特异性抗体的人淋巴细胞与瘤细胞融合，使之成为既能分泌特异性抗体又能在体外持久生长的杂交瘤细胞，经细胞克隆后所分泌的单一特异性抗体。与鼠单克隆抗体相比，人单克隆抗体在人体内不会激起明显快速的抗抗体反应，在人体内的滞留时间长，并能有效地与人体免疫系统协同发挥作用。其制备的主要方法有人-鼠杂交瘤技术、人-人杂交瘤技术、淋巴细胞 EBV 转化-杂交瘤技术及基因工程制备技术。下面简单介绍人-鼠杂交瘤技术。

人单克隆抗体制备方法与鼠单克隆抗体制备方法类同，需要注意以下几个问题。

（1）瘤细胞株的选择：目前有多种可与免疫的人 B 细胞进行融合的瘤细胞株，包括建系的人骨髓瘤细胞和人-鼠异种杂交的骨髓瘤细胞。

（2）体内免疫法

1）传统免疫法：近期接触过抗原人群、自然感染者、免疫接种者的外周血淋巴细胞均可作为融合 B 细胞的来源。

2）重度联合免疫缺陷病（severe combined immunodeficiency disease，SCID）小鼠体内免疫法：把人的淋巴组织植入 SCID 小鼠体内，进行常规免疫，便可得到抗原致敏的淋巴细胞。

3）基因敲除小鼠的免疫：通过基因工程技术把小鼠体内的免疫球蛋白基因敲除，转录人的免疫球蛋白基因，经抗原免疫后，产生人源抗体。

（3）体外免疫法

1）淋巴细胞来源：直接取外周血淋巴细胞免疫，也可取自手术后的脾脏、淋巴结、扁桃腺，淋巴组织经酶消化后制成单细胞悬液。

2）免疫方法：使用淋巴细胞完全培养液调节淋巴细胞量至 1×10^8 个/毫升，加入 $10 \sim 100\mu g/ml$ 抗原及 1%（V/V）的美洲商陆素（PWM）。培养 $3 \sim 7$ 日后用于融合。

（4）饲养细胞：常用人淋巴细胞、人成纤维细胞、人胚胎细胞作为饲养细胞。当用基因敲除小鼠做融合时，饲养细胞选用同源小鼠的巨噬细胞。

（5）杂交瘤的扩增

1）体外培养扩增与鼠-鼠杂交瘤技术。

2）体内接种法制备腹水型人单克隆抗体：选取 SCID 小鼠，以鼠-鼠杂交瘤技术制备腹水型人单克隆抗体，也可接种在经 ^{60}Co 照射（400rad）的裸鼠体内。将杂交瘤细胞与人皮肤成纤维细胞等量混合后接种，可避免裸鼠体内的病毒侵扰杂交瘤细胞。

（张 赟 王 辉）

第四章 标记化合物的制备

标记免疫分析融合了抗原抗体结合和标记示踪技术，其中标记示踪技术是标记免疫分析的重要环节，制备标记化合物是建立标记免疫分析方法的关键技术。标记化合物是指示踪物质与抗原或抗体偶联的化合物，其保留了示踪物质的性质，同时也保留了抗原或抗体的生物活性。标记化合物包括标记抗体和标记抗原。传统的标记物主要包括同位素、荧光素、酶蛋白、化学发光剂和胶体金等，而量子点和荧光蛋白免疫标记物等新型标记物也日渐增多。同时，基于生物素-亲合素系统的高特异性、高亲合性和多重放大效应等特性，生物素也常用于标记抗原、半抗原和抗体分子，通常称为生物素标记抗原、生物素标记抗体，也可称为生物素化抗原、生物素化抗体。标记物与抗原、半抗原和抗体结合后，经分离纯化可获得标记化合物。目前，常用的标记方法包括物理标记、化学标记和生物标记等。而在实际工作中，需要根据标记物和被标记物的性质来选择合适的标记方法。

第一节 常用标记物介绍

按照标记物有无放射活性，可分为放射性标记物和非放射性标记物；按照标记物物理性质，可分为颗粒性标记物（荧光微球或胶体金）和可溶性标记物（荧光素或发光剂）。发光类标记物又可分为光致发光类标记物(Eu)和化学发光类标记物[吖啶酯(acridine ester, AE)]。

一、放射性核素

放射性核素是标记免疫分子中最早被应用的示踪物质。放射性核素衰变的方式包括 α、β 和 γ 3 种，用于放射性标记的有 β 和 γ 两种，而目前常用的是 γ 放射性核素，如 ^{125}I、^{131}I、^{51}Cr、^{60}Co。其中，以 ^{125}I（半衰期 60.2 日）最为常用，用 γ 计数器检测。β 放射性核素有 ^{3}H、^{14}C、^{32}P、^{35}S，以 ^{3}H（半衰期约 12 年）等，用液体闪烁仪检测。在标记免疫分析中，要选择比活度高、半衰期适宜、标记方法简单、对抗原或抗体活性没有影响的放射性核素。相比较而言，^{125}I 的半衰期适中，能保证一定的有效期且废物容易处理，为最常用的放射性标记物。

二、荧 光 素

荧光素（fluorescein）是指能产生荧光并能作为染料使用的有机化合物，而能发射荧光的物质并非都能用于免疫标记分析。作为标记物的荧光素须易与蛋白质分子结合而不影响其活性，且结合后仍然有较高的荧光效率；其标记方法须简单且安全无毒；标记化合物须稳定性好、容易保存。常用的荧光素包括小分子荧光化合物、荧光蛋白和量子点等。此外，铕（Eu^{3+}）、钐（Sm^{3+}）、铽（Tb^{3+}）等镧系稀土元素的螯合物也可发射特征性荧光。同时，还有些底物经酶催化后会形成荧光素，被激发后也可产生荧光信号。

（一）荧光素

1. FITC 纯品为黄色或橙黄色结晶粉末，易溶于水和乙醇。分子量为 389.4，最大吸收光波长为 490～495nm，最大发射光波长为 520～530nm，为明亮的黄绿色荧光，是应用最广的荧光素。在碱性条件下用搅拌法和透析法即可标记抗体，用于荧光抗体技术和流式细胞术。三乙胺（triethylamine，TEA）活化法标记 FITC 于小分子半抗原，可用于均相的荧光偏振免疫分析。

2. Eu^{3+} 螯合物 镧系元素的优点是激发光谱宽（300～350nm）而发射光谱窄[（613±10）nm]，有较长的荧光寿命，激发后延长检测时间可建立时间分辨 FIA。标记反应中，利用双功能螯合剂和铕化合物（$EuCl_3$）可螯合形成 Eu^{3+} 螯合物，Eu^{3+} 螯合物可直接标记抗体或蛋白质抗原。若标记小分子抗原，需先制备载体蛋白（BSA）-半抗原复合物，再用 Eu^{3+} 螯合物进行标记。

3. 藻红蛋白（phycoerythrin，PE） 是从红藻中提取的一种藻胆蛋白（phycobiliprotein），最大吸收波长为 490～560nm，激发产生的波长是 595nm，呈现红色荧光。免疫荧光抗体技术或流式细胞术常用 FITC 和 PE 组合进行双标记。

（二）荧光微球

一般情况下，荧光素可直接标记在免疫生物分子表面。但考虑标记容量和标记方法难度，有时会以含有荧光素的纳米微球为中间载体，连接抗原或抗体、生物素或亲合素分子。用于免疫标记的荧光微球，其直径在纳米级至微米级范围内，负载有荧光物质，受外界能量刺激能激发出荧光。荧光微球载体多为有机或无机聚合物材料，微球表面含有醛基、羧基等功能基团，便于与生物分子连接。

1. 种类 根据载体/荧光物质的不同，荧光微球可分 3 类：无机/有机荧光微球、有机/无机荧光微球和有机/有机荧光微球。无机/有机荧光微球的载体通常为硅胶，如中空的硅胶"纳米微泡"包覆荧光素 FITC。有机/无机荧光微球以有机高分子为载体，荧光物质为无机物，高分子载体将带有功能基团的聚合物微球与带有功能基团（如氨基酸、羧酸等）的无机荧光纳米晶体（半导体微晶或金属氧化物掺杂微晶）结合。有机/有机荧光微球的载体是人工合成或天然高分子材料，其负载的荧光物质是有机物。例如，带有功能基团的丙烯酸单体和自由基聚合功能基团的荧光物质在水相中聚合，在交联剂的作用下得到带有功能基团的高分子聚合荧光微球。

2. 制备方法 荧光微球的制备方法主要包括吸附法（染色法）、包覆法、球外悬挂法、共聚法和自组装法等。

（1）吸附法：将溶解于有机溶剂的有机荧光物质吸附于水相中微球的方法。但本方法易脱色而应用较少。

（2）包裹法：将荧光材料均匀分散在介质中，载体单体发生聚合反应，将其包裹形成核/壳微球结构，壳上的活性功能团便于和抗原、抗体结合。

（3）球外悬挂法：将带有功能基团的荧光颗粒与表面带有功能基团的聚合物微球结合。

（4）共聚法：特指带有可聚合功能基团的荧光物质与带有可聚合功能基团的有机单体进行聚合。本法中荧光物质在微球中的分布基本上是均匀的，多用于有机/有机荧光微球的制备，是目前免疫标记荧光微球的常用方法。例如，在蒽醌类荧光物质上引入双键（甲基丙烯酰氯）制得荧光单体，和其他乙烯类单体共聚制备荧光微球。

（5）自组装法：以纳米微球为载体，将 FITC 和免疫球蛋白溶解于电解质自组装试剂，自组装试剂和微球所带电荷相反，将连续沉淀到微球表面，也称聚电解质多层自组装。本法的最大优点是可以把各种不同功能的大分子结合到组装层，制得的微球应用广泛。

3. 质量要求 为便于应用，荧光微球通常要符合以下要求。①荧光微球体积要小，通常为纳米级，赋予其良好的悬浮特性。②分散性能好，黏度小，便于标记化合物自由反应，避免非特异性吸附沉淀。③稳定性好，在分析测试的条件下，分散稳定，粒径均匀，不散不自聚。④荧光微球具有表面功能基团，包括生物素、羟基、羧基、氨基和醛基等，便于和蛋白质结合制备标记物。

三、酶 蛋 白

酶催化底物具有高效性，这决定了酶可以作为示踪物质，发挥信号放大效应。在标记免疫分析中，可通过酶催化的反应来检测酶的活性。按照底物性质的不同，酶的底物可分为显色底物和发光底物。其中，显色底物的产物可分为可溶性的和非可溶性的；发光底物则可分为酶促化学发光底物和酶促荧光底物。

1. 辣根过氧化物酶（HRP） 是从植物辣根中提取的一种糖蛋白，由多个同工酶组成，糖含量高达 18%，分子质量 40kDa，等电点 pH 5.5～9。HRP 为复合酶，是由主酶和辅基组成的卟啉蛋白质。主酶为无色糖蛋白，与酶活性无关，在 275nm 处有最高吸收峰；辅酶是深棕色的含铁卟啉环，是酶的功能基团，在 403nm 波长处有最高吸收峰。HRP 的质量用纯度和活力来衡量。纯度为酶蛋白中活性部分和非活性部分的比值，用主酶和辅酶的光密度值（reinheits zahl，RZ）来衡量，即 A_{403nm}/A_{275nm}。用于标记的 HRP 不应小于 3.0，RZ 越大，酶的纯度越高。HRP 的活力用单位（U）来表示，在焦性没食子酸法测定时，在 20℃、pH 6.0、20s 内催化底物焦培酚产生 1μg 红培酚，作为 HRP 的一个活性单位。用于标记的 HRP 比活性应该在 250U/mg。HRP 的优点包括标记方法简单，标记化合物稳定便于保存；容易获得、价格低廉；底物种类多（可溶的和沉淀的）可供不同实验选择。但是，叠氮钠可以灭活 HRP，检测过程中须注意分析溶液和待检样本不要被叠氮钠污染。

HRP 的底物为过氧化氢（H_2O_2），但还需要供氢体（DH_2）。供氢体多为无色的还原性染料，反应后生成有色的氧化型染料，还有些底物受酶催化后可产生光信号。常见底物如下所述。

（1）邻苯二胺（o-phenylenediamine，OPD）：是 HRP 最敏感的色原底物，也是 ELISA 最早应用的供氢体。在 HRP 催化下，OPD 氧化生成 2，2'-二氨基偶氮苯（2，2'-diaminoazobenzene，DAB），呈橙黄色，强酸终止反应后为棕黄色，最大吸收波长为 492nm。OPD 的优点是敏感度高，便于检测。但是，OPD 的稳定性差，配制后溶液的稳定性也差，需要在使用前新鲜配制，1h 内使用。强酸终止反应后，因 H_2O_2 的氧化作用，颜色会随时间延长而加深，因此要及时检测，以保证准确。OPD 有致癌性，使用过程中避免直接接触。终止液用 0.5mol/L 的硫酸溶液。

（2）四甲基联苯胺（tetramethylbenzidine，TMB）：在 HRP 催化下由无色变为蓝色，加入强酸终止反应变为黄色，最大吸收波长为 450nm。TMB 的优点是性质稳定，敏感度高，无致癌性，是目前应用最多的底物。其缺点是溶解性差，见光易分解，应放在棕色瓶内保存，可采用其盐溶液形式（四甲基联苯胺硫酸盐，TMBS）。终止液用 0.5mol/L 的硫酸溶液。

（3）2，2′-联氮-双（3-乙基苯并噻唑啉-6-磺酸）二铵盐[2，2′-diazo-bis（3-ethylben-zothiazoline-6-sulfonate），ABTS]：是 HRP 的另一种常用底物，敏感度高，水中微溶，稳定性差，使用前先用甲醇溶解，再溶于水。HRP 氧化产物为绿色，用 1%十二烷基磺酸钠（sodium dodecyl sulfonate，SDS）终止反应后，检测 405nm 波长处吸光度值。

（4）鲁米诺（3-氨基苯二甲酰肼）、异鲁米诺（4-氨基苯二甲酰肼）及其衍生物：是 HRP 最常用的发光底物。在碱性条件下（通常采用 0.1mol/L，pH 8.6 Tris 缓冲液溶解底物），HRP 催化鲁米诺与 H_2O_2 氧化反应发光，检测波长为 425nm。在底物溶液中加入某些酚类物质（3-氯-4-羟基乙酰苯胺），可增强发光反应，延长发光时间，提高检测的敏感度和稳定性。

（5）对羟基苯乙酸（p-hydroxyphenylacetic acid，HPA）：是一种发光底物，在 H_2O_2 存在下被 HRP 催化生成二聚体（荧光物质），在 350nm 激发光作用下产生荧光（450nm），可用荧光光度计检测。

2. AP 可从牛的肠黏膜获取或大肠杆菌中提取获得。牛肠黏膜来源的 AP 是分子质量为 100kDa 的酶蛋白，最适作用 pH 为 9.6；大肠杆菌提取的 AP 分子质量为 80kDa，最适作用 pH 为 8.0。AP 酶活力的测定以对硝基苯酸盐（p-NPP）为底物，用于标记的 AP 活力单位应大于 1000U/mg。磷酸盐是 AP 的强抑制剂，用 AP 的酶免疫测定，不能使用磷酸盐缓冲液。AP 的特点是活力高，敏感性高于 HRP，空白值低；分子量大，不容易渗入细胞；不易获取，高纯度试剂价格昂贵。AP 的常见底物如下所述。

（1）对硝基苯磷酸盐（p-nitrophenyl phosphate，p-NPP）：在 AP 催化下生成对硝基酚，呈黄色，在 405nm 波长处有最大吸收峰。在碱性条件下，p-NPP 的光吸收增强，并可使 AP 灭活，因此可使用 3mol/L 的氢氧化钠溶液作为终止液。

（2）3-（2′-螺旋金刚烷）-4-甲氧基-4-（3′-磷酰氧基）苯-1，2-二氧杂环丁烷（3-（2′-spiral adamantane）-4-methoxy-4-（3′-phosphoroxy）benzene-1，2-dioxane heterocyclic butane，AMPPD）：简称金刚烷。AMPPD 是 AP 的常用发光底物。AMPPD 的分子包括两个重要的组成部分，一个是连接苯环和金刚烷的二氧四节环，它可断裂并发射光子，另一个是磷酸基团，维持整合分子的稳定性。在碱性条件下，AP 使 AMPPD 脱去磷酸根基团，形成不稳定的 AMPD 阴离子（中间体），此中间体自行分解（二氧四节环断裂）同时发出光信号（470nm），用荧光分光光度计检测。

（3）4-甲基伞形酮磷酸酯二钠盐（disodium 4-methylumbelliferone phosphate，4-MUP）：是 AP 的荧光底物，在碱性条件下被 AP 催化，生成 4-甲基伞形酮（4-MU），在 360nm 激发光激发下发出荧光（448nm），用荧光分光光度计检测。

3. β-D-半乳糖苷酶（β-D-Gal） 存在于微生物、动物和植物中，常用于酶免疫技术的 β-D-Gal 来源于大肠杆菌，由四聚体构成，分子质量为 540kDa，其最适 pH 为 6.0～8.0，热稳定性差。人类血液标本缺乏此酶，检测分析时，无内源性酶干扰 β-D-Gal，因此其特异性较强，适合于均相酶免疫测定。4-甲基伞形酮-β-D-半乳糖苷（4-methylumbrella-beta-galactoside，4-MUG）是 β-D-Gal 的常用底物，经水解后产生荧光物质 4-甲基伞形酮（4-MU），可用荧光光度计检测。

四、发 光 剂

按照光信号产生原理不同，发光可分为生物发光、化学发光和光致发光。其中，后二者用于标记免疫分析中。光致发光属于荧光，已在上文叙述，这里主要介绍化学发光的标记物。

1. 吖啶酯　是一类发光效率很高的发光剂，是一个三环有机化合物。吖啶酯不能直接与蛋白质偶联，需采用活化吖啶酯。活化吖啶酯是 4-（2-琥珀酰亚氨基羧基）-苯基-10-甲基吖啶-9 羧酸酯氟磺酸盐（acridinium -C2-NSH-Ester）。AE 容易氧化，无须酶催化，在碱性条件下与 H_2O_2 反应就可以产生发光现象。活化吖啶酯可直接标记蛋白质抗原或抗体，其发光效率高、背景低，是 CLIA 中常用的发光标记物。

2. 三联吡啶钌（rucbpy，Ru）　分子由两个吡啶（氮杂苯）形成联吡啶，三个联吡啶和钌形成三联吡啶钌，分子式为$[Ru（bpy）_3]^{2+}$。三联吡啶钌不能直接标记抗原或抗体，经 N-羟基琥珀酰亚胺酯（N-hydroxysuccinyl，NSH）修饰成的三联吡啶钌活化衍生物才能用于标记抗原或抗体。在碱性条件下，活化的三联吡啶钌与三联吡啶钌的电子供氢体在电极表面循环进行氧化还原反应，即三联吡啶钌在"激发态—基态—激发态"循环转换，从激发态回到基态的过程，释放大量波长为 620nm 的光量子。

五、胶　体　金

胶体金（colloidal gold）是金盐被还原成金原子后形成的金颗粒悬浮物。胶体金颗粒由一个金原子核与包围外面的双离子层组成（内层为负离子层 $AuCl_2^-$，外层是带正电荷的 H^+）。在溶液中，金颗粒因静电作用相互排斥，稳定悬浮成带负电的胶体。

1. 基本特性

（1）胶体金具有胶体性质。胶体金颗粒的大小为 1~100nm，也称金纳米颗粒。胶体金对电解质敏感，当电解质破坏其水化层后，金颗粒的稳定悬浮状态被打破，颗粒凝聚而沉淀。制备胶体金要用去离子水做溶剂，将蛋白质分子加入胶体金作为稳定剂。

（2）胶体金有呈色性和光吸收性。胶体金颗粒的大小不同，呈现的颜色不同。最小的胶体金颗粒（直径 2~5nm）是橙黄色的；中等大小（直径 10~20nm）的胶体金颗粒为橙色；较大颗粒（直径 30~80nm）则呈紫红色。胶体金在可见光波谱内有特征性的吸收峰，在 510~550nm 范围内，波长随胶体金颗粒增大而偏向长波长，当颗粒减小波长偏向短波长。

（3）影响胶体金稳定性的因素主要有电解质、溶胶浓度、温度和稳定剂量。增加电解质、增大浓度和提高温度时，胶体金稳定性下降，反之亦然。因此，在合成胶体金后，避免电解质破坏稳定性，加入非电解质的稳定剂如蛋白质、PEG2000 和葡聚糖等保护胶体金稳定悬浮。

2. 制备方法　金的化合物氯金酸（$HAuCl_4$）在还原剂作用下，被还原并凝聚成金颗粒形成胶体金。常用的还原剂包括柠檬酸三钠、鞣酸、维生素 C、白磷、硼氢化钠等。还原剂种类和还原力，决定金颗粒的直径。下面以制备直径为 16nm 的胶体金颗粒为例，说明胶体金颗粒的制备过程。

（1）取 0.01%氯金酸溶液 100ml，加热至沸腾。

（2）在磁力搅拌下加入 1%柠檬酸三钠溶液 2ml，淡黄色的氯金酸溶液在加入 1%柠檬酸三钠溶液后 2min 内变为灰色，继而转为黑色，随后逐渐稳定为酒红色。

（3）继续煮沸 15min，冷却后补加去离子水恢复至原来体积。

在 100ml 氯金酸溶液（0.01%），加入 1%柠檬酸三钠溶液 2.0ml、1.5ml、1.0ml 和 0.7ml，所形成的胶体金颗粒直径分别为 16.0nm、24.5nm、41nm 和 71.5nm，颜色分别为橙色、橙红色、红色和紫红色，最大吸收波长分别为 518nm、522nm、525nm 和 535nm。

3. 注意事项

（1）氯金酸容易潮解，应干燥保存，配制时将小包装制剂一次性溶解，其 1%的溶液在 4℃可稳定保存数月。

（2）氯金酸具有强烈腐蚀金属的特性，称量、溶解和保存过程中避免使用金属。

（3）制备过程使用高质量的去离子水、双蒸水或三蒸水。

（4）制备过程的器皿提前酸洗，最好做硅化处理。

4. 鉴定和保存　衡量胶体金质量的指标是粒径和均一性。采用分光光度计检测最大吸收波长可推测粒径，电镜下摄影可测量颗粒直径，采用粒径检测仪比较适合测量粒径并观察颗粒的均一性。胶体金溶液在玻璃容器内室温保存，可放置 3 个月；在冰箱中冷藏保存可放置约半年，不可冻存，冻存会破坏胶体金的稳定性。为保证质量，应在 20 日内完成标记。

六、乳 胶 颗 粒

在胶乳颗粒增强比浊试验中，可采用胶乳颗粒作为固相载体，表面交联单克隆抗体、抗原，当与相应的抗原、抗体结合后，乳胶颗粒在短时间内迅速凝聚，从而改变反应液的散光性和透光性。在一定范围内，抗原、抗体浓度与透射光和散射光的强度成比例。从另一个角度讲，胶乳颗粒同样可视为一种特殊的标记物，经抗原-抗体结合交联颗粒，影响透光性或散射光的强度。用于免疫比浊分析的乳胶颗粒，粒径约 200nm，可使用 340nm 波长测定。

如果乳胶颗粒表面修饰有磺酸基、羧基、醛基时，属于疏水微球，可以用物理吸附法吸附抗体蛋白，主要依靠抗体的疏水基团和微球上相对应的基团配位结合。物理吸附法致敏微球的方法简单，但吸附后抗体活性往往下降，且稳定性易受 pH、离子强度和去污剂影响，实际应用受限。乳胶颗粒表面的功能基团通过一定的活化剂与抗体/抗原表面的相应基团偶联，比物理吸附法致敏的微球稳定，是制备乳胶-抗体/抗原复合物的重要方法。在免疫比浊技术中，常以 1-乙基-碳酰二亚胺盐酸盐（EDC）、N-羟基硫代琥珀酰亚胺（NHS）为活化剂，活化乳胶颗粒表面的羧基，用于标记抗体（结合氨基）；以硼氢化钠活化乳胶颗粒或蛋白质表面的氨基。

（李　妍）

第二节　标记方法和应用实例

示踪物质与抗原或抗体连接形成标记化合物，须保留示踪物质特性，同时也保留抗原或抗体的免疫活性。本节介绍标记方法和一些常用的实例说明。

一、常用标记方法

胶体金颗粒表面没有功能基团，与抗原抗体偶联主要依靠物理电荷吸引方式。利用基因重组技术，经酶蛋白基因与某种抗原基因偶联，构建重组质粒表达酶-蛋白质（抗原）的融合蛋白，使其不仅具有抗原活性，同时也具有酶活性，成为一种新颖的标记方法。在酶组化技术中，将酶作为抗原制备抗酶抗体，再利用抗原抗体反应，实现酶与抗体连接，同样是标记酶的新方法，如过氧化物酶-抗过氧化物酶系统（PAP），碱性磷酸酶-抗碱性磷酸酶系统（APAAP）等。同时，蛋白质抗原标记生物素时，同样可利用特殊的质粒标签，实现重组表达抗原与生物素分子的连接，上述方式可视为生物标记过程。

利用化学键偶联标记物与抗原或抗体是最常见的标记方法。氧化还原反应、缩聚反应、置换反应和加成反应均可用于制备标记化合物。例如，采用氧化催化加氚反应、催化氚卤置换反应或氚化金属还原反应可制备同位素氚的标记化合物；采用氯胺T法或乳化过氧化物酶法制备同位素 ^{125}I 的标记化合物，应用过碘酸钠氧化法可将 HRP 标记于抗体分子。生物大分子间的偶联，本质上是生物大分子中功能基团之间的连接。免疫标记常用交联剂分子两端各有一个相同或者不相同的功能基团，它们与其他分子的对应化学基团发生反应而产生交联作用。例如，碳二亚胺将含游离氨基的化学发光物质与蛋白质分子中游离羧基相连，制备标记化合物，即发生缩合反应。根据交联剂分子中两个化学基团是否相同，化学交联剂分为均一的双功能交联剂和非均一的双功能交联剂（表 4-1）。

表 4-1　常用偶联剂一览表

分类	交联剂	标记反应
均一的双功能交联剂	过碘酸钠	可催化富含糖基的化合物使其被氧化产生醛基，醛基与抗体氨基形成席夫（Schiff）碱，后者被还原为—N═C—形成稳定化合物
	碳二亚胺	化合物间游离的氨基和羧基发生缩合反应形成酰胺键
	戊二醛	分子中两个醛基分别与两个相同或不同分子上伯氨基形成 Schiff 碱，再反应形成—N═C—稳定化合物
	N-羟基琥珀酰亚胺	活化蛋白质分子上的羧基，再与标记物分子上的氨基偶联成酰胺键
非均一的双功能交联剂	N-琥珀酰亚氨基-3-（2-二硫代吡啶）-丙醋酸	分子中二硫代吡啶和琥珀酰亚胺分别是蛋白质分子中巯基和氨基敏感基团，将富含巯基的蛋白质与另一蛋白质相连

二、荧光素标记方法

FITC 为常用荧光素，携带异硫氰基，与携带氨基的生物分子结合形成标记化合物，本节以标记抗体（IgG）为例介绍 FITC-IgG 的制备过程。同时，FITC 分子较小，利于小分子标记，不会对小分子半抗原的生物活性产生影响，本节以三聚氰胺（melamine，MEL）为例，说明半抗原标记 FITC 的方法。

（一）标记抗体

1. 标记原理　在碱性条件下，FITC 的异硫氰基与抗体蛋白的自由氨基（主要是赖氨酸的 ε-氨基）经碳酰胺化反应形成稳定的硫碳氨基键，形成 FITC-抗体结合物。一个 IgG 分子中有 86 个赖氨酸残基，但为保证抗体的生物学活性，最多只标记 15～20 个荧光素分子。最常用的方法为马歇尔（Marsshall）法，也可采用查德威克（Chadwick）或克拉克登（Clarkden）法。

2. 试剂
（1）抗体溶液。
（2）0.5mol/L（pH 9.0）的碳酸盐缓冲液。
（3）生理盐水。
（4）FITC。

（5）1%硫柳汞水溶液。

（6）pH 7.2 的 0.01mol/L 的 PBS。

3. 标记方法

（1）抗体的准备。向抗体溶液（浓度已知）中，加入生理盐水和 0.5mol/L 碳酸盐（pH 9.0）缓冲液（9：1），调整抗体浓度为 20mg/ml，置冰浴下磁力搅拌，注意避光。

（2）计算 FITC 用量。按 1mg 抗体（IgG）加 10μg FITC 的比例计算 FITC 的用量。

（3）在搅拌情况下，将 FITC 加入抗体溶液中，继续搅拌 12h，保持温度为 4℃左右。

（4）标记结束后，将抗体溶液离心去除沉淀物，然后将溶液装入透析袋中，用 pH 7.2，0.01mol/L PBS 缓冲液透析，0～4℃过夜。

（5）准备葡聚糖凝胶 G25 或 G50 柱，将标记反应液加入柱床，加洗脱液，去除游离 FITC，留取 FITC-抗体，对标记抗体进行鉴定，然后分装保存。

4. 活性鉴定

（1）抗体活性和工作浓度的确定：根据抗体的性质，抗体与细胞结合后通过荧光显微镜或流式细胞术检测抗体活性；将抗体做系列稀释后，与载玻片固定标本或细胞反应，能清晰显示特异染色。背景较低时，抗体的最高稀释度即为标记抗体的工作浓度。

（2）FITC 和抗体结合比率（F/P）测定：将制备的抗体浓度稀释为 A_{280} 约为 1 的浓度，分别测定荧光素（A_{495}）和抗体蛋白的特征吸收峰，按式（4-1）计算。

$$F/P = \frac{2.87 \times A_{495}}{A_{280} - 0.35 \times A_{495}} \tag{4-1}$$

F/P 越高，说明抗体上标记的 FITC 分子越多，反之越少。一般用于固定标本检测的 F/P 以 1.5 为宜，用于活细胞染色的以 2.4 为宜。

5. 保存 标记的抗体分装后，避光低温保存。

（二）标记半抗原

荧光素标记小分子半抗原，与抗体结合形成大分子复合物，自转速度改变，受偏振光激发，产生偏振荧光，而未结合抗体的游离抗原不产生偏振荧光，由此可建立荧光偏振免疫分析。FITC 是小分子的荧光素，常用于荧光偏振免疫分析中抗原的标记。以三乙胺（triethylamine）催化 FITC 结合 MEL 为例介绍标记方法。

1. 标记原理 三乙胺与 FITC 反应，生成异硫氰酸荧光素乙二胺（fluorescein ethylenediamine isothiocyanate，EDF），在 N，N'-二环己基碳二亚胺（DCC）和 O，N-羟基琥珀酰亚胺（NHS）的催化下，EDF 与 MEL 通过缩合反应，结合为 MEL-EDF。

2. 试剂

（1）异硫氰酸荧光素异构体Ⅰ（FITC isomer Ⅰ）。

（2）MEL。

（3）乙二胺或己二胺。

（4）甲醇三乙胺溶液：以甲醇溶解配制 1%溶液三乙胺。

（5）N，N-二甲基甲酰胺（DMF）。

（6）DCC。

（7）NHS。

（8）EDF。

3. 标记方法

（1）取 20mg（0.3mmol）乙二胺或 38.4mg（0.3mmol）己二胺溶于 5ml 的甲醇三乙胺溶液中，配制为溶液。

（2）取 11.7mg FITC 溶解于甲醇三乙胺溶液中，逐滴加入到乙二胺或己二胺溶液中，室温下避光，搅拌反应 1h。

（3）反应物浓缩后，经硅胶柱层析，以乙酸乙酯/甲醇（体积比为 3:1）为洗脱液进行洗脱，收集流出的黄色物为 EDF。

（4）将 10mg（40μmol）MEL，16mg（80μmol）DCC 和 9.7mg（80μmol）NHS 溶于 0.4ml EDF，室温下避光反应过夜。

（5）离心去沉淀得到上清液，加入 4.5mg（10μmol）EDF，室温下避光反应 3h。

（6）用薄层层析硅胶板分离产物，展开剂为三氯甲烷/甲醇（体积比为 4:1）。

（7）得到的黄绿色液体置于 4℃下保留，鉴定后备用。

4. 标记抗原的鉴定 将标记的 MEL-EDF（1nmol/L）与 100 倍的 EML 多克隆抗体结合，检测荧光偏振光值，通过与游离的 MEL-EDF 的检测值比较来鉴定其活性。

三、酶标记方法

本节以过碘酸钠氧化法标记 HRP 小鼠 IgG 为例说明酶标记方法。

（一）原理

过碘酸钠可催化富含糖基化合物的氧化产生醛基，醛基与抗体分子的氨基形成 Schiff 碱，后者被还原为—N═C—形成稳定化合物。

（二）试剂

（1）抗体（IgG）。

（2）HRP。

（3）平衡液（pH=9.5）。

（4）0.3mol/L 碳酸盐缓冲液。

（5）0.2mol/L 高碘酸钠溶液。

（6）10mmol/L 乙酸钠溶液（pH=4.5）。

（7）终止液（乙醇胺溶液）。

（三）标记反应

1. 透析抗体和测定抗体浓度

（1）透析抗体：将抗体溶液放入透析袋适量，封严后于 0.3mol/L 碳酸盐缓冲液中冷藏透析过夜。

（2）标定抗体浓度（C_{Ab}）和总量（W_{Ab}）测吸光度值 A_{280}。

$$C_{Ab}=A_{280}/1.38, \quad W_{Ab}=C_{Ab}\times V_{Ab} \tag{4-2}$$

2. 酶的处理

（1）计算酶的用量，称取 HRP。

$$HRP=A_b（mg）\times f/0.8（f 为质量比系数） \tag{4-3}$$

或按 IgG 和 HRP 的质量比 3:1 称取 HRP，可适当调节抗体和酶的比例

（2）按 HRP 的量计算乙酸钠用量，将 HRP 加入 10mmol/L 乙酸钠溶液（pH=4.5），室温下搅拌至溶解。

$$乙酸钠=HRP×0.05 \tag{4-4}$$

（3）加入 0.2mol/L 高碘酸钠溶液，避光，搅拌反应 15min，高碘酸钠的用量按式（4-5）计算。

$$高碘酸钠=HRP×8.5 \tag{4-5}$$

（4）加入终止液乙二醇溶液，继续避光反应 5min，终止反应，避光冷冻保存，乙二醇用量按式（4-6）计算。

$$乙二醇体积=液体总量×0.08 \tag{4-6}$$

（5）准备 G-25 凝胶柱，按酶的多少选择柱子（一般上样量小于柱体积的 5%），用 0.3mol/L 碳酸盐缓冲液（pH=9.5）冲洗至平衡。

（6）酶的纯化，将制备好的酶样品上样于已准备好的 G-25 凝胶柱，用 0.3mol/L 碳酸盐缓冲液（pH=9.5）洗脱，收集颜色最深的部分，记录液体体积，计算酶的浓度（mg/ml）。

3. 酶和抗体反应　取出透析的抗体，计算需要加的酶的量，混合后避光，搅拌 1h。按照式（4-7）方法计算酶的体积。

$$V_{HRP}=W_{Ab}×f/C_{HRP} \tag{4-7}$$

式中，C_{HRP} 为 HPR 浓度；W_{Ab} 为抗体总量。

4. 酶标记抗体的纯化

（1）在透析酶结合物粗品中逐滴加入终止液，避光，搅拌均匀，反应 1h，将反应后的液体加入透析袋中，于平衡液中冷藏透析过夜。终止液用量计算如式（4-8）：

$$终止液用量=反应液量×0.04ml \tag{4-8}$$

（2）准备 G-200 凝胶柱，选择适当柱体积的柱子（一般上样量小于 5%），以平衡液冲洗至平衡。

（3）将酶结合物从透析袋中取出，上样于已平衡好的 G-200 凝胶柱，用平衡液洗脱，观察出峰情况，收集蛋白质吸收峰高的组分。

（4）用 0.45μm 的滤膜过滤除菌，以体积比为 1∶1 的比例加入储存液，分装后低温保存。

（四）酶标抗体鉴定

1. 酶活性测定　配制 TMB 和 H_2O_2 底物液，加入稀释的酶标记抗体，检测显色反应，鉴定酶的活性。

2. 检测抗体的效价　采用双向免疫扩散反应检测酶标记抗体和抗原（或二抗）的效价。

3. 测定 IgG 在酶标记抗体溶液中的含量　检测酶标记抗体溶液在 403nm 和 280nm 的波长处吸光度值，计算方法如式（4-9）、式（4-10）：

$$酶含量=A_{403}×0.4 \tag{4-9}$$

$$IgG 含量=（A_{280}-A_{403}×0.3）×0.62 \tag{4-10}$$

4. 计算酶和 IgG 的摩尔比值（E/P）

E/P 一般为 1～2，1 个 IgG 结合 1～2 个 HRP。

$$E/P=mg（酶）÷mg（IgG）×4 \tag{4-11}$$

5. 计算标记率

$$标记率=A_{403}÷A_{280} \tag{4-12}$$

标记率一般为 0.6～0.9，当标记率为 0.4 时，相当于 E/P 为 1。

（五）注意事项

本方法适合标记富含糖的 HRP，过碘酸钠是强氧化剂，能将 HRP 的甘露糖部分（与酶活性无关部分）的羟基氧化成醛基，然后与抗体的氨基结合。酶和抗体结合后，用终止液终止反应，还原为稳定的化合物。酶与抗体混合前，酶蛋白游离的氨基需预先封闭，以避免与 HRP 结合。储存液中添加蛋白质（BSA）和甘油，可将抗体溶液分装低温（0～70℃）保存。但注意，叠氮钠可灭活 HRP，储存液中不能添加叠氮钠。

四、胶体金标记方法

胶体金与抗原或抗体结合物称为免疫金（immunogold），免疫金的制备采用物理吸附模式。

（一）标记原理

胶体金表面带负电荷，与蛋白质表面带正电荷的基团以静电引力相互吸引，达到范德瓦尔斯力的强度即形成牢固的结构，同时胶体金颗粒的粗糙表面也是形成吸附的重要条件。蛋白质分子中 3 种特殊的氨基酸在胶体金吸附结合中发挥重要作用。赖氨酸带有较强的负电荷，因而能够吸附带负电荷的胶体金颗粒，色氨酸主要通过疏水作用与胶体金偶联，半胱氨酸通过 SH—与胶体金以共用电子的形式形成配位键。3 种氨基酸在蛋白质分子的适当部位，结合胶体金的氨基酸于抗体的 Fc，免疫金结合抗原的活性可能保留较好，若这些氨基酸位于抗体结合抗原的活性中心，则抗体亲和力可能受到较大影响。除标记特异性抗体（第一抗体）外，胶体金标记的各种属二抗、SPA、链霉亲和素（streptavidin，SA）、BSA、HSP、蛋白质抗原和载体-半抗原等，也在免疫标记检测技术中广泛应用。下面以标记 SPA 为例，介绍胶体金的制备方法。

（二）试剂准备

1. 胶体金溶液 pH 的准备

（1）向胶体金溶液中添加 0.1mol/L K_2CO_3 或 0.1mol/L HCl 调节至 pH 为 6.0，标记前将胶体金溶液的浓度调为被标记物的等电点或略偏碱性（SPA 的等电点为 5.7～6.2）。

（2）胶体金溶液对金属电极有损伤，因此在调 pH 过程中，以试纸条代替 pH 计。各常用于制备免疫金的蛋白质和酶的等电点见表 4-2。

表 4-2　免疫金合成中各种蛋白质和酶的等电点

蛋白质	pH	蛋白质	pH
IgG	9.0	DNA 酶	6.0
F（ab′）₂	7.2	RNA 酶	9.0～9.2
McAb	8.2	低密度脂蛋白	5.5
SPA	5.6～6.2	亲和素	10～10.6
HRP	7.2～8.0	链霉亲和素	6.4～6.8
BSA	5.2～5.5	凝集素	8.0
胰岛素-BSA	5.3	霍乱毒素	6.9
大豆凝集素	6.1	破伤风毒素	6.9

2. 待标记蛋白的准备

（1）透析除盐：将待标记蛋白（SPA）溶液，放置于蒸馏水或 NaCl 溶液（0.005mol/L，pH 7.0）中透析 2h。

（2）去除聚合蛋白：将透析后的蛋白质溶液以 100 000r/min、4℃离心 1h，调节蛋白质浓度为 1mg/ml。

3. 优化胶体金与标记蛋白的用量　在制备较多量免疫金前，通过预实验确定蛋白质和胶体金用量。

（1）将调节 pH 后的胶体金溶液分装，每管 1ml。

（2）将处理后的蛋白质（SPA 为例）用 0.005mol/L，pH 9.0 硼酸盐缓冲液做系列稀释（5μg/ml、10μg/ml、15μg/ml、20μg/ml、25μg/ml、30μg/ml、35μg/ml、40μg/ml、45μg/ml、50μg/ml、55μg/ml 和 60μg/ml），分别取 1ml SPA 溶液加入 1 管胶体金溶液中；对照管加 1ml 稀释液（不含蛋白质），混合均匀。

（3）放置 5min 后，在上述各管内加 0.1ml 10%的 NaCl 溶液。混匀静止 2h，观察结果。

（4）未加蛋白质的管和加入蛋白质的量不足以稳定胶体金的各管，呈现由红变蓝的聚沉现象；而加入蛋白质的量达到或超过能稳定胶体金最低蛋白质的量的试管各管保持红色不变。其中在能稳定胶体金最低蛋白质的量的基础上增加 10%～20%，即为待标记蛋白的最佳用量。

（三）标记反应

（1）准备标记用胶体金溶液，如 100ml 胶体金，用 0.1mol/L K$_2$CO$_3$ 或 0.1mol/L HCl 调节 pH，标记 SPA 为 pH 6.0。

（2）向 100ml 胶体金中加入最佳用量的蛋白质溶液（体积为 1～2ml），搅拌 2～3min。

（3）加入稳定剂，加入 1% PEG20 000 溶液或 5% BSA，至终浓度分别为 1%或 0.1%～0.5%。

（四）纯化和保存

纯化的目的是为了除去未结合的胶体金、抗体或标记过程中形成的聚集物，可采用超速离心法或凝胶过滤法纯化或两种方法结合进行纯化。超速离心转速与金颗粒直径的关系见表 4-3；而几种免疫金的离心纯化条件见表 4-4。

表 4-3　超速离心转速与金颗粒直径的关系

粒径（nm）	离心转速（r/min）	粒径（nm）	离心转速（r/min）
2～3	125 000	10～15	64 000
4～5	120 000	15～20	14 000
6～8	100 000		

表 4-4　几种免疫金的离心纯化条件

粒径（nm）	pH	标记蛋白	离心转速（r/min）	时间（min）
5	9.0	羊抗人 IgG	45 000	45
10	8.2	McAb	45 000	30
15	6.5	链霉亲和素	120 000	45
20	6.0	SPA	120 000	30
25	9.0	羊抗兔 IgG	120 000	30

1. 超速离心法分离纯化 以 20nm 的胶体金标记 SPA 为例，分离纯化方法如下所示。

（1）120 000r/min，离心 30min，小心弃去上清液，切勿采用倾倒的方法。

（2）将沉淀用一定体积 0.2～0.5mg/ml 的 PEG2000 缓冲液悬浮，离心后吸去上清液，用同一缓冲液恢复体积，以吸光度值为 1.5 左右为宜。

2. 凝胶过滤法纯化 准备 Sephadex G-200 柱，将标记物浓缩为 1/10～1/5 的体积后上样，以含 0.1% 的 BSA 的缓冲液洗脱。

3. 保存 添加 BSA（至 1%）和叠氮钠（至 0.02%），分装后置 4℃保存；免疫金溶液添加甘油至 50%，可分装后置 –18℃可保存一年以上。

（五）注意事项

标记前要将抗体充分透析除盐，避免电解质成分对胶体金稳定性的影响；胶体金对金属电极有破坏作用，因此调节 pH 时，应使用试纸条检测。避免胶体金或制备的免疫金溶液被反复冻融。保存液中添加 PEG、BSA 等稳定剂以增加免疫金的稳定性。

（李　妍）

第三节　生物素标记技术

基于生物素-亲合素结合的高特异性、高亲合性的特点，此系统已广泛应用于各种标记免疫分析中，且常用的模式是以亲合素为桥，生物素标记抗原或抗体，同时生物素标记酶。本节主要介绍生物素标记技术。

一、生　物　素

生物素（biotin）又称维生素 H 或维生素 B_7，是一种含硫水溶性维生素，广泛分布于动物及植物组织，因其作为羧基转化酶的一种辅酶，故又称辅酶 R（coenzyme R）。生物素的羧基经化学修饰后带有功能基团成为活化生物素，能与抗原、抗体及酶等大分子生物活性物质结合，制备生物素化标记物。

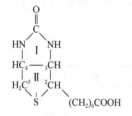

图 4-1　生物素结构示意图

生物素分子式为 $C_{10}H_{16}O_3N_2S$，分子质量为 244.31Da，有 α、β 两种类型，其生物活性基本相同。生物素可从含量较高的卵黄（α 型）及肝组织（β 型）中提取，亦可人工合成。生物素带有两个环形结构，Ⅰ环为咪唑酮环，是与亲合素结合的主要部位；Ⅱ环为噻吩环，含有一个戊酸侧链，末端羧基是标记抗体或其他分子的唯一结构（图 4-1）。抗体分子经生物素化后，其结合抗原的活性不受影响。多种酶经生物素化后，其催化能力保持不变或稍有降低。

活化生物素是将生物素噻吩环戊酸侧链末端羧基经化学修饰制成的各种功能基团的衍生物（图 4-2）。生物素活化后可与各种蛋白质（包括抗体、SPA、酶、激素等）、多肽、核酸、放射性核素、荧光素及胶体金等分子中相应基团偶联形成生物素化衍生物。常用的活化生物素有如下几种。

1. 生物素 N-羟基丁二酰亚胺酯（biotinyl-*N*-hydroxy-succinimide ester，BNHS） 是将生物素与 N-羟基丁二酰胺在碳二亚胺的作用下缩合而成。BNHS 酯键中的—C═O 基团可与蛋白质分子中赖氨酸的侧链氨基结合，使生物素分子标记在蛋白质分子上。含赖氨酸残基越多或蛋白质的等电点在 6.0 以上，其标记效果越好。因此，BNHS 适用标记抗体及中性或偏碱性的蛋白质分子。

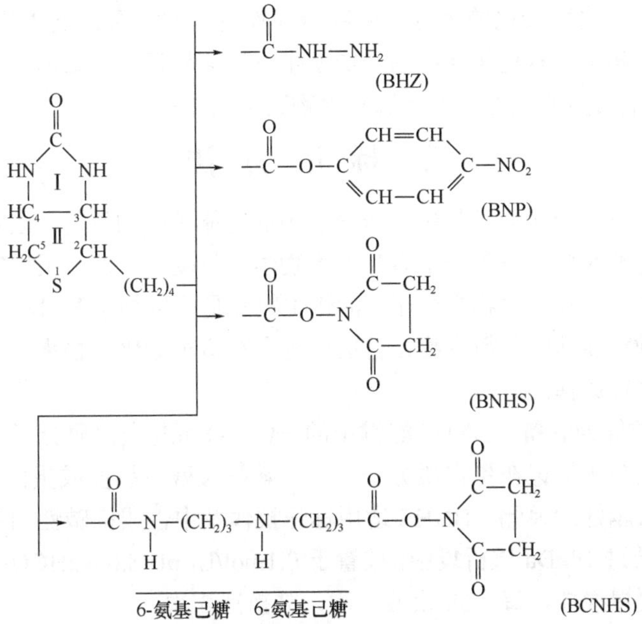

图 4-2　活化生物素结构示意图

2. 长臂活化生物素（N-hydroxy-succinimido-6-biotinyl amido hexanoate，BCNHS）　生物素的分子量小，当与抗体或酶反应形成生物素标记结合物后，容易受到大分子蛋白质位阻效应（steric hindrance）的影响，可通过在生物素分子侧链上连接一定数量的基团，形成连接长臂以减少位阻效应。BCNHS 就是在生物素和 N-羟基丁二酰亚胺之间添加了两分子6-氨基己糖，形成连接长臂，增加生物素与被标记大分子间的距离，减少位阻效应，更好地发挥生物素的活性作用，增加检测的灵敏度和特异性。

3. 生物素酰肼（biotin hydrazide，BHZ）　是水合肼与生物素的合成物，因在生物素的羧基侧链上带有肼基，故能标记带醛基的蛋白质。BHZ 主要用于标记偏酸性的糖蛋白，如在其侧链上添加 1 分子赖氨酸作为连接臂，可使生物素免受位阻效应影响，更易与亲和素结合。

4. 肼化生物胞素（biocytin hydrazide，BCHZ）　是生物胞素与无水肼反应后形成的化合物，生物胞素是生物素通过—C═O 与赖氨酸的 ε-氨基连接而成的化合物。因此，BCHZ除与蛋白质醛基结合外，与 BNHS 相似，还能与蛋白质的氨基结合。

5. 3-（N-马来酰亚胺-丙酰）-生物胞素[3-（N-maleimido-propiny）-biocytin，MPB]　是氯化生物胞素与 3-N-马来酰亚胺-丙酰-N-BNHS 在 DMF 溶液中反应形成。MPB 是能与蛋白质巯基特异结合的活化生物素。

6. 光敏生物素（photobiotin）　生物素分子侧链上连接的芳香基叠氮化合物基团具有光敏感性，在一定波长的光照射下，光敏基团可转变为芳香基硝基苯而直接与腺嘌呤 N-7位氨基结合，形成生物素化的核酸探针，用于 DNA 或 RNA 的标记。

此外，活化生物素可通过缺口移位法、化学偶联法、光化学法及末端标记法等技术使生物素的戊酸侧链通过酰胺键与核酸分子相连，构成生物素标记的核酸探针。

活化生物素可与多种生物活性分子及示踪物结合，形成生物素化衍生物。生物素化衍生物有两类：一类是生物素化的大分子生物活性物质（如抗原、抗体及核酸等），最常用的是生物素化抗体和生物素化核酸；另一类是生物素化标记物（如酶、荧光素、胶体金及放射性核素等），最常用的是生物素化酶和生物素化荧光素。

二、标记方法

生物素标记是将生物素分子与蛋白质分子中的功能基团如氨基、羧基或巯基通过化学键连接起来，同时不改变蛋白质分子本身的生物学、免疫学活性。根据需要，每个蛋白质分子可以偶联一个或者几个生物素分子。活化生物素是将生物素噻吩环戊酸侧链羧基端经化学修饰制成各种功能基团的衍生物，目前市场上有多种活化生物素，需要根据标记蛋白分子的理化性质进行选择。

1. 生物素化抗体的制备 BNHS酯键中的—C=O可与蛋白质分子中赖氨酸的侧链氨基结合，使生物素分子标记在蛋白质分子上。含赖氨酸残基越多或蛋白质的等电点在6.0以上，其标记效果越好。因此，BNHS适用标记抗体及中性或偏碱性的蛋白质分子。

（1）将抗体装进14kDa透析袋中，放置于0.1mol/L，pH 8.0 NaHCO₃溶液中进行透析，在磁力搅拌器上缓慢搅拌，每1.5h换液一次，共换液3次。

（2）使用紫外分光光度计测定蛋白质浓度，然后，使用透析液将蛋白质浓度调节至1.0mg/ml。

（3）使用DMSO或DMF将BNHS溶解，配制成浓度为1.0mg/ml的溶液。

（4）在抗体与生物素摩尔比为1:（5~30）的比例中选择一个合适的摩尔比进行混合，室温条件下震荡反应1~3h。

（5）将反应后的液体装入14kDa透析袋，放置于0.05mol/L，pH 8.0 Tris-HCl中透析，在磁力搅拌器上缓慢搅拌，每1.5h换液一次，共换液3次。

（6）测定蛋白质浓度，加入等体积甘油，混匀后-20℃保存备用。

2. 生物素化抗原制备 标记偏酸性的糖蛋白抗原常用BHZ。

（1）根据糖蛋白抗原的分子量选择适当孔径的透析袋，将抗原装进透析袋后，放置于0.01mol/L，pH 7.4 PBS中进行透析，在磁力搅拌器上缓慢搅拌，每1h换液一次，共换液2次。

（2）使用紫外分光光度计测定蛋白质浓度，然后使用透析液将蛋白质浓度调节至1.0~2.0mg/ml，在2~8℃冰箱中预冷10min，然后按照每毫克抗原加入0.1ml 60mmol/L过碘酸钠的比例加入过碘酸钠，于2~8℃反应10min。

（3）装入透析袋，放置于PBS中透析2次，每次1h。

（4）转入0.1mol/L，pH 8.0 NaHCO₃溶液中透析1h。

（5）使用DMSO将BHZ溶解为16mg/ml。

（6）每毫克抗原加入0.3ml 16mg/ml BHZ，室温反应12h。

（7）加入硼氢化钾（5mg/ml）0.1ml，室温反应3h。

（8）将反应后的抗原装入透析袋，放置于0.05mol/L，pH 8.0 Tris-HCl中透析，在磁力搅拌器上缓慢搅拌，每 1.5h 换液一次，共换液 3 次。

（9）测定蛋白质浓度，加入等体积甘油，混匀后于–20℃保存备用。

使用生物素标记蛋白质时，需要根据被标记蛋白质的性质及待检测物质的性质选择合适的活化生物素种类，以求达到最佳的标记效果。

三、注 意 事 项

1. 标记前是否需要透析　标记前的透析步骤不是必需的，透析的目的一是去除干扰物质；二是将缓冲液更换为适于生物素标记的缓冲体系。如果蛋白质保存液中使用的是 Tris 缓冲液或含有影响标记反应的其他物质，则必须进行透析（也可采用超滤的方式）；如果蛋白质保存液中不含有影响生物素标记的物质，且缓冲液本身也适于生物素标记，则无须在标记前透析。

2. 小分子抗原标记　小分子抗原无法通过透析的方式将标记后抗原与游离生物素分开。因此，小分子半抗原的生物素标记一般不采用此方法，而是采用化学合成的方式进行。

3. 活化生物素的选择　标记效果与活化生物素的选择密切相关。首先，需要分析被标记蛋白质的氨基酸组成，根据其氨基酸特征选择合适的活化生物素，如含赖氨酸残基较多则可以选择 BNHS 或者 BCHZ；空间位阻较为明显的蛋白质可选择 BCNHS；偏酸性的糖蛋白一般含醛基，可选择 BHZ。

4. 标记比例的选择　生物素标记比例一般以摩尔比表示，通过蛋白质氨基酸序列分析可以大致估算反应位点的数量，初步确定一个标记比例。但在实际操作中往往难以实现理想的标记效果，因此需要在一定的比例范围内进行实验摸索，确定最佳的标记比例。

（赵文雅　李会强）

第五章 固相吸附分离技术

免疫分析分为均相免疫分析和非均相免疫分析两个基本类型。如不须分离结合标记物和游离标记物，直接进行信号测定，信号强度与抗原-抗体结合强度存在一定相关性，此种类型称为均相免疫分析。相反，在检测信号前需要分离结合标记物和游离标记物，需去除游离标记物，检测结合标记物的信号强度，信号强度与抗原-抗体结合强度存在一定相关性，此种类型称为非均相免疫分析。

在多数情况下，抗原-抗体结合并不能改变信号分子的性质（如酶蛋白从活性状态至失活性状态），多数免疫分析为非均相免疫分析。固相吸附分离是分离结合标记物和游离标记物常用方法。固相吸附分离技术是将抗体或抗原以共价键形式，或非共价键形式与固相支持物结合，在标记免疫分析中，固相吸附抗体/抗原作为反应物之一与抗原或抗体反应。待反应完成后，结合标记物分布于固相表面，而游离标记物分布于液相，只需将反应液弃去，即可达到分离的目的。固相分离技术的关键在于抗原或抗体的固相化，而不在于分离过程，因为分离方法比较简单。固相化指将抗原或抗体与固相载体连接的过程，需要保证抗原或抗体的生物活性及其稳定性。此外，因用于固相化的抗原或抗体分子数量很少，尚有许多空白位点未结合生物分子，为防止在后续反应中结合其他物质，造成非特异性信号，常需要在包被特异性抗体或抗原分子后，再用高浓度蛋白质溶液封闭。

在1966年卡特（Catt）等首先建立了塑料表面包被特异性抗体的技术，从而开创了固相分离方法。固相材料包括塑料小试管、微孔板、胶乳微粒、磁性微粒等。包被方式有直接包被方式和间接包被方式，物理吸附方式和化学连接方式。

第一节 常用固相材料

理想的固相材料应具备如下条件。①与抗体（抗原）有较高的结合容量，且结合稳定极少脱落。②生物大分子固相化后仍保持原有生物活性，且有利于反应充分进行。③固相材料具有较好可塑性便于制备成各种形状（小试管、微孔、微球），如需比色，材料需透明。④生产成本低，包被方法应简便易行、快速经济。常用固相材料有微孔板、膜载体、磁性微球等。

一、微孔板

微孔板由聚苯乙烯塑料制成，由于具有优良的光学透明性、较高的蛋白质吸附性能、良好的加工工艺性及低廉的价格而得到广泛的应用。聚苯乙烯主链结构为碳链，侧链带有非极性基团。因此，聚苯乙烯塑料形成的固相表面呈疏水性。

96孔酶标反应板的优点是便于批量标本测定，并可在特定的比色计上迅速测定结果，易与自动化仪器（酶标仪和洗板机）配套使用，利于操作步骤的标准化。缺点是抗体（抗原）结合容量不高，解离及吸附程度不均一，影响测定的灵敏度、精确性及检测范围等。此外，由于制作时原料及生产工艺的差别，各种聚苯乙烯板的质量差异大，常需在使用前进行质量评价。

现在已有商品化的经预处理后带有不同结合蛋白质功能基团（如肼基或烷胺基）的塑料微量反应板。抗体（抗原）通过化学偶联方式与固相载体上的功能基团结合，可明显提高固相化抗体（抗原）的结合量、均一性和牢固程度，减少后续试验中的固相分子的脱落，提高测定的灵敏度、精密度和检测范围。

二、膜 载 体

膜载体常用微孔滤膜。微孔滤膜为一种多孔性薄膜过滤材料，包括固相膜和扩散膜。微孔滤膜的化学组成有乙酸纤维素、硝酸纤维素（nitrocellulose，NC）或二者以不同比例混合的混合物，同时也有非纤维型的微孔滤膜，如氟乙烯膜。微孔膜的孔径范围为0.025～14μm，使用前应根据需要选用。微孔滤膜有许多优点：孔隙率高、孔径分布均一，质地薄、阻力小、滤速快，能耐受消毒、高压灭菌处理，具有较强的蛋白质吸附性能、性质稳定。常用微孔滤膜为NC膜。

NC膜本身为疏水性物质，在膜的制作过程中加入了表面活性剂，使其成为亲水性物质，对蛋白质有很强的吸附性能，对大多数抗体（抗原）的吸附近100%，而且对少量样品（<1μl）也能吸附完全。包被时可先将NC膜用PBS溶液浸湿5～10min。将浸泡过的NC膜放在平铺的垫上（保持水平），将适当浓度包被溶液（抗体或抗原）加在相应位置，室温静置1～2h。

三、磁 性 微 球

磁性微球是磁性粒子与高分子材料组成的小分子球体，其直径多为微米级（μm），比表面积大（面积/体积）。此种微球由于带有能与蛋白质结合的功能团（如—NH_2、—COOH、—OH、—CHO或—NH—NH_2等），故易与抗体（抗原）形成化学偶联，且结合容量大。此外，固相微颗粒在反应时，可以均匀地分散到整个反应溶液中，反应速度快。磁性微球中包裹磁性物质制成磁化微颗粒从而简化分离步骤，用一般磁板或自动化磁板即可完成分离。

磁性微球既作为反应固相又作为分离的载体，于液相中处于悬浮状态，有利于微球表面抗体分子捕获待检抗原分子，缩短抗原-抗体结合达到平衡时间，同时可以在磁场作用下快速分离游离蛋白和抗体-抗原复合物，简化了操作、缩短了反应时间。因此，磁性微球载体日渐普遍地应用于自动化程度较高的荧光酶免疫测定及CLIA等新技术中。

（一）磁性微球的组成

磁性微球由磁性材料和高分子材料两大部分组成。

1. 磁性材料 多为Fe、Co和Ni等金属及其金属氧化物如Fe_3O_4、Fe_2O_3、$MeFe_2O_3$（Me=Co、Mn、Ni）、铁钴合金（Fe-Co和NiFe）等。其中，最常用的是铁及其氧化物（Fe、Fe_2O_3和Fe_3O_4等）。这些材料具有较好的磁响应性；在外界磁场作用下，迅速磁化，外界磁场撤出后，磁性迅速消退，无剩磁。磁性微球仅在磁场中表现出磁性，当含目的样品的混合物与磁性微球在试管中混合时，磁性微球通过其偶联的配基与目的样品特异性结合，然后在试管一侧施加强磁场，磁性微球能迅速发生力学迁移并吸附在靠近磁场的试管内壁，结合样品的磁性微球即可从混合物中分离出来，撤除磁场后，样品经洗脱即可与磁性微球分离。

2. 高分子材料 包括人工合成的高分子材料和天然高分子材料。人工合成的高分子材料如聚苯乙烯、聚乙烯亚胺、聚氯乙烯和硅烷等。天然高分子材料有明胶，清蛋白，聚赖氨酸，淀粉和多种聚糖如纤维素、葡聚糖、琼脂糖、壳聚糖等。这些材料可以单独应用也可以混合使用。高分子材料表面可以修饰或结合一些活性基团如羟基（—OH）、氨基（—NH$_2$）、醛基（—CHO）、羧基（—COOH）等，可共价结合不同的免疫配基，如抗体、受体、酶、核酸和药物等生物活性分子。

（二）磁性微球的分类

按结构不同，磁性微球分为以下 3 大类。

1. 核壳结构的磁性微球 即以磁性粒子为核，外层为高分子材料聚合物，或以高分子材料为核，外层为磁性材料。

2. 多层型结构的磁性微球 也称壳-核-壳结构，即内核为高分子聚合物，中间为磁性材料，外层为高分子材料层。

3. 混合结构的磁性微球 即将磁性材料分散于高分子材料聚合物中形成的微球。

磁性微球按其制备时所用材料的不同，还可分为合成高分子微球、生物高分子微球、无机微球等。合成高分子微球如磁性粒子与苯乙烯单体聚合形成的苯乙烯磁性微球。生物高分子微球是磁性粒子与生物大分子聚合得到的磁性微球，如 BSA 磁性微球、葡聚糖磁性微球等。无机微球通过无机盐共沉淀法制备，如 MgFe$_2$O$_4$ 纳米无机微球。

（三）磁性微球的特点

（1）粒径小，均一程度高，磁性微粒粒径（直径）范围为 30～100nm，且粒径均一，使微球具有很强的磁响应性，又不会因粒径太大而发生沉降，具有较大的比表面积，偶联容量大。

（2）悬浮稳定性好，以便磁性微球高效地与目标产物进行偶联，具有丰富的表面活性基团，以便磁性微球与具有生物活性的物质，如生物酶、蛋白质等偶联，同时也可在其表面结合特异性靶向分子，如各种特异性抗体等，表面标记生物分子进而应用于酶的固定化、免疫检测、细胞分选、肿瘤的靶向治疗、药物载体及核酸的纯化与分离等生物和医学领域。

（3）具有超顺磁性。在外加磁场的存在下，磁性微粒有较好的响应性，能迅速聚集，当撤去外加磁场时，磁性微粒无磁性记忆，能够均匀分散，不出现聚集现象。

（4）操作简便，在外磁场的作用下可进行磁粒的反复分离，分离过程简单，可省去离心、过滤等烦琐操作，节约时间，与目前已有的医学与生物相关方法相比，具有优势。

（5）磁性微球应用在生物工程，尤其是在生物医学工程时，必须具有良好的生物相容性。磁性微球中的生物高分子如脂类、多聚糖、蛋白质具有良好的生物相容性，它们在机体内安全无毒，可降解，不与人体组织器官产生免疫抗原性。同时，磁性微球可方便迅速地通过机体自然排出，而不会影响机体的健康，这种性质在靶向药物中尤其重要，不影响被分离细胞或其他生物材料的生物学性状和功能。

（6）磁性微球具有一定的机械强度和化学稳定性，能耐受一定浓度的酸碱溶液和微生物的降解，其结构内的磁性物质不易被氧化，磁性微球的这种物理化学性质稳定的特点，使其磁性能不易下降。

（四）磁性微球的制备

磁性微球的制备方法较多，主要包括共沉淀法和聚合法。

1. 共沉淀法　即将高分子物质与磁性材料混合，在碱性条件下搅拌，磁性材料合成为磁性粒子后被高分子材料包裹，形成高分子磁性微球。例如，将壳聚糖的溶液和铁盐、亚铁盐溶液混合，在剧烈搅拌下，加入磁性溶液（如氨水），可制备壳聚糖磁性微球。天然高分子磁性微球一般采用此方法制备而成。

共沉淀法是早期制备磁性微球常采用的方法，技术简单、易于操作，但是获得的磁性微球的粒径不均匀、大小不易控制、形状不规则、磁含量相差较大、磁响应性也较差，实验操作中进行样品分离时需较强的外磁场，因此实际应用受到很大限制。

2. 聚合法　制备磁性微球的步骤是先合成磁性粒子，然后将磁性粒子均匀分散到高分子单体溶液中，在引发剂、稳定剂等作用下，高分子单体在磁性粒子表面聚合形成高分子聚合物。合成高分子材料作为骨架的磁性微球多用此法。由于磁性粒子为亲水性物质，所以亲水性单体容易在磁性粒子表面聚合；而疏水性高分子单体需对磁性粒子进行处理或调整聚合体系的有机相组成，才能使其在磁性粒子表面进行聚合。聚合法制备的磁性高分子微球大小均匀、磁含量均一、磁响应性一致、悬浮稳定性好。但聚合法制备方法复杂，有时磁性微球表面不含功能活性基团，使用前需使磁性微球表面带上活性基团。

聚合法包括悬浮聚合法、喷雾式聚合法、分散聚合法和乳液聚合法等。悬浮聚合法借助高速搅拌作用形成磁性微球，不加乳化剂。喷雾式聚合法用喷雾装置替代传统聚合法的机械搅拌，使磁性微球产物的磁含量和粒径更加均匀。分散聚合法借助引发剂、分散剂作用形成磁性微球，合成的磁性微球粒径大，磁响应性强。乳液聚合法借助乳化剂等形成磁性微球，聚合速度快、磁性微球粒径均匀，由于制备过程中加入乳化剂，磁性微球产物中易残留乳化剂等杂质，使用前需增加洗涤等预处理过程。

四、固相材料的改性

为了增大塑料固相吸附抗体或抗原的能力，尤其为了让蛋白质以共价键结合的方式固定在固相表面，通常需对固相表面进行改性，具体方法如下所示。

1. 辐射改性　合适的紫外线处理可提高聚苯乙烯微孔板的包被效果，并大大提高ELISA分析的灵敏度。通过对聚苯乙烯微孔板在紫外照射处理前后板底表面的研究表明：紫外照射处理后可显著改善酶免疫分析的测定效果，抗体的测定敏感度和重复性均有显著提高。以原子力显微镜观察的结果显示抗原分子均匀平铺于基底表面，而未经照射的微孔板抗原分子吸附率低、分布不均并出现成团聚集的现象。X射线光电子能谱（XPS）分析表明：微孔板辐照后，基底表面发生了氧化并引入了含氧的活性基团，O/C元素比明显提高，因此可增强微孔板对抗原和抗体的吸附能力。这可能是紫外线辐照聚苯乙烯微孔板后能显著改善抗原分子固定效果的主要原因。

γ射线具有很强的穿透性和引起分子电离的能力，可用于固相材料的辐射改性。穿过塑料内部的γ射线可引起塑料分子电离从而产生大量次级电子，大部分次级电子能引起物质内部一系列物理和化学变化，从而使固相内部和表面产生大量极性或化学活性基团，有利于蛋白质的固定。通过辐射改性，蛋白质的吸附容量及蛋白质对固相的稳定性均能得到不同程度的改善。例如，有研究者用 ^{60}Co 作为辐射源将乙烯基单体如丁烯酸、丙烯酸或丙烯酰胺等辐射接枝在聚苯乙烯表面上，从而在固相表面引入羧基或酰胺活性基团，再用水溶性碳二亚胺将蛋白质通过化学偶联方式固定在聚苯乙烯固相上；有研究者则用 γ 射线将酰肼基团辐射接枝在固相表面，再使酰肼基团与蛋白质的羧基相连；有研究者用 γ 射线照射过的聚苯乙烯微孔板检测人 HIV-1 型病毒，与未经过处理的微孔板相比，ELISA 血清检测灵敏度可提高 2～5 倍。

2. 光化学表面改性 丹麦 NUNC 公司的专利产品 Covalink NH 标准微孔板就是用光化学反应对聚苯乙烯塑料表面进行改性而得到的。该产品中引入了带 2nm 长的"空间臂"仲胺基团，它可与蛋白质分子的—COOH 共价结合。另外，由于蛋白质分子通过足够长的"空间臂"与固相表面相连，这样就能避免蛋白质失活问题的出现。

3. 化学方法表面改性 通过化学处理等方式对固相材料表面进行处理，使其带上某些活性基团，然后以化学偶联的方式将蛋白质分子牢固地固定在固相表面。例如，用 4-叠氮基-1-氟-2-硝基苯（1-fluoro-2-nitro-4-azidobenzene，FNAB）对微孔板进行活化处理，FNAB 的叠氮基团在紫外照射下可以活化并与苯作用连接到苯环上，而 FNAB 上的氟取代基可作为活性基团与抗原共价结合而将抗原固定在微孔板表面，此方法可显著提高微孔板对蛋白质的吸附性能。

将聚苯乙烯的衍生物使用高碘酸钠处理生成醛基仔硼烷，然后再与蛋白质的氨基共价偶联将蛋白质固定在微孔板上，这种方法可以将包被效果提高 6～7 倍。

利用尼龙 6 可游离出多胺的特性，将尼龙 6 作为固相材料，通过独特的溶解配方使之涂层于聚苯乙烯表面，应用化学方法对尼龙 6 膜功能化而形成氨基，最终提高了免疫分析灵敏度。

硅烷化试剂 APTES 可以通过在微孔板表面引入氨基的形式与带羧基的抗原进行共价偶联，从而达到抗原固相化的目的。

美国 Xenopore 公司使用一种独特湿法处理过程开发出一种能一步共价连接的免疫分析板（商品名为 Xenobind），该产品表面无须添加任何偶联剂或活化剂而直接与蛋白质或多肽分子的氨基共价相连。

4. 表面涂层改性 此方法指在固相表面覆盖一层具有活性基团或良好吸附性能的涂层。

聚偏氟乙烯（PVDF）具有较强的蛋白质吸附性能，预先将 PVDF 吸附于聚苯乙烯微孔板底，以此为基础，用 ELISA 方法检测肌动蛋白，其检测限能够达到皮克级水平，不仅具有与传统的双位点 ELISA 相似的灵敏性和可重复性，而且具有更高的特异性。

氨基内酯聚苯乙烯（PVLA）具有两亲性，一方面它作为聚苯乙烯的衍生物可通过物理作用牢固地吸附在疏水性的聚苯乙烯固相表面；另一方面它的氨基内酯可由高碘酸氧化产生醛基，而蛋白质的氨基能在较温和条件下与 PVLA 上所产生的醛基发生反应，最终蛋白质通过 PVLA 固定在固相表面上。

用多聚赖氨酸预包被微孔板，以氯化三氟乙烷磺酸活化葡聚糖的羟基，然后以葡聚糖为载体可以使抗体共价连接到固相介质上。此方法使抗原/抗体反应的空间位阻大为减少，有利于待测物与固相抗体的结合，可提高检测灵敏度 5～10 倍。

运用高分子聚电解质作为新的固相材料可以明显提高抗原的包被效果。首先将聚二甲基硅烷（PDMs）铺于微孔板中，然后将带有两种相反电荷的聚电解质利用层层自组装（layer-by-layer selfassembly）技术铺在 PDMs 上，将其中的一种带有羧基的聚丙烯酸（polyacrylic aeid，PAA）在偶联剂的作用下与 BSA 共价偶联，接着使用 BSA 的抗体一端与 BSA 结合，另一端则连接 G 蛋白，从而形成一种 LPID 复合物。此复合物由于引入了蛋白质和聚电解质而具有很强的亲水性，此外，利用 LPID 复合物一端的 G 蛋白可以结合抗体 Fc 的特性，用夹心 ELISA 检测 TGF-β 得到了很好的分析结果。

第二节　常用抗原/抗体包被技术

抗原/抗体包被技术是将抗原或抗体通过物理或化学的方式将其固定于固相材料表面，以达到稳定结构和保持活性，便于后续免疫分析。抗原/抗体包被技术在标记免疫分析检测系统中有着非常重要的地位，包被的效果将直接影响检测结果。根据抗原或抗体包被作用力方式的不同可将其分为物理吸附包被、化学偶联包被和间接包被技术等。

一、物理吸附包被

物理吸附包被是将抗原或抗体借助其与固相材料之间的范德瓦尔斯力、离子键、疏水键等物理作用而吸附在固相表面。

1. 范德瓦尔斯力　是大分子间由于定向、诱导和分散效应而产生的相互作用，它是一种很弱的作用力，而且随非共价键键合原子或分子间距的六次方倒数即 $1/R^6$ 而变化。

2. 离子键　是正、负电荷之间的一种静电吸引作用，但在水溶液中带电离子更倾向于与水分子形成水合离子，因此它们间的离子键被大大削弱。

3. 疏水键　用作免疫分析的固相材料如聚苯乙烯、聚乙烯等，其主链结构为碳链，侧链不含极性基团，因而这些固相表面呈疏水性。一般认为，免疫分析体系中蛋白质在无共价键与固相材料结合的情况下，疏水键是其吸附于疏水性固相表面的主要作用力。疏水键是非极性基团为避开水相而群集在一起的作用力。蛋白质分子中含有多种带非极性侧链的氨基酸残基，如 Leu、Ile、Phe、Val、Try、Ala、Pro 等，这些疏水性侧链间及它们与蛋白质主链骨架的 α-CH 间倾向于形成疏水键。

对于亲水性的生物分子，由于它们与溶液中水分子形成氢键的作用力要大于疏水键与固相的作用力，因而难以吸附在疏水性固相表面。同样，对于生物活性小分子，由于它们分子量小，形成疏水键的可能性大大降低，因此，在固相表面吸附也比较困难。

物理吸附包被操作简单，一般不需要添加辅助试剂，通常能满足大多数免疫分析的要求。因此，成为目前免疫分析最常用的蛋白质固定方式。但在固相表面蛋白质的吸附量较低且吸附较不均一，另外，所吸附的蛋白质可能会因为定向和位阻等因素导致构象改变进而影响生物分子的功能，同时生物分子也可能因为剧烈的洗板而脱落，从而影响检测稳定性。

同时，物理吸附包被具有一定随机性，抗原或抗体以无规则方式与固相载体连接，而不是定向连接。一般情况下，不会导致所有抗体分子失去活性，因此，最初筛选抗体时，可采用酶联免疫方法，经物理吸附包被抗体并测试抗体性能。相反，如采用化学键方式连接，所占用抗体分子基团是相似的，如此种连接方式对抗体构象有所影响，会导致所有抗体分子失去活性。

二、化学偶联包被

化学偶联包被是利用共价键将生物分子与固相材料结合的技术。与物理吸附包被相比，化学偶联包被具有固定强度高、特异性好且抗原或抗体不易脱落等优势，因而近些年来越来越受到关注。

化学偶联包被是依靠不同分子间活性基团的化学反应产生的强相互作用力。只要带有合适的活性基团，大分子、小分子和亲水性生物活性分子都能通过共价键牢固地结合在固相表面。这点对于小分子物质更具有重要意义，因为共价键可能是它们与固相直接且稳定结合的唯一途径。在免疫分析体系中，固相与生物活性分子难以通过范德瓦尔斯力和离子键产生结合，而且由疏水键产生的吸附作用的局限是明显的，所以共价键成为固相与生物活性分子结合的最好选择。另外，大多数作为免疫分析试剂的生物分子都有—NH_2、—$COOH$ 或—SH 等活性基团，这为它们与固相共价偶联提供了可能和必要条件。

化学偶联包被与物理吸附包被相比有以下优点。

1. 提高固相表面生物活性分子的结合容量　采用化学偶联包被后生物活性分子在固相表面的结合量比物理吸附包被有着显著的增加。例如，对于多肽物质其结合量一般增加几十至一百倍；而对于普通抗体即使在较低浓度下也能获得较高的结合率。

2. 扩大免疫分析对象的范围　对于多肽、糖脂或聚核苷酸等较小的生物分子，因为这些分子的疏水性区域极少，使用主要依靠疏水性相互作用的物理吸附包被技术不能充分将其吸附于塑料固相表面，且在以后的洗涤步骤中，很容易发生脱吸附现象。而应用化学偶联包被技术，这些生物小分子都能通过共价键与固相材料较好地结合，从而使应用于免疫分析的生物活性物质大大增加，促进新型免疫分析商业药盒的研制和开发。

3. 避免生物活性分子活性的丧失　物理吸附包被技术使蛋白质分子借助物理作用吸附在固相表面，有可能引起蛋白质分子三、四级结构的改变，导致蛋白质反应活性点的掩埋或丧失（甚至产生不需要的新活性点）。依靠物理吸附包被技术固定的固相多克隆抗体仅有 5%～10%结合位点及固相单克隆抗体小于 3%的结合位点具有结合抗原的能力。而共价键偶联包被能让蛋白质分子以特定方式定向结合在固相表面，达到避免蛋白质失活变性的目的，同时使蛋白质活性点更加容易与分析溶液中的目标分子发生免疫结合反应。

4. 改善免疫分析方法的重复性　在物理吸附包被过程中，生物活性分子大多以"随机"形式附着在固相表面，不同生物分子活性点的位置及丧失程度不尽相同，同时它们与固相的结合力（程度）也不一样，在免疫分析中经洗涤液冲洗后，每次实验中固相结合生物分子的量难以保持一致，分离效果受到操作、溶液温度及 pH 等众多因素的影响，所以物理吸附包被技术的重复性较差。而共价偶联包被技术使生物分子与固相通过共价键牢固地结合，不同生物分子与固相结合程度相同，而且它们所保留的免疫活性点也能较好地保持一致，所以共价偶联包被技术的重复性好。对比物理吸附包被和共价偶联包被方法的变异系数（coefficient of variation，CV），基于物理吸附高活性和中活性的酶标板，CV 为 6.7%和 16.9%，而运用共价键结合技术的酶标板，CV 为 1.9%，可见共价键结合技术能大大改善免疫分析的重复性。

此外，共价偶联包被技术在生物活性分子的稳定性、储存能力等方面也较固相物理吸附包被技术有较大提高。

化学偶联包被技术缺点在于其往往需要添加合适的偶联剂，操作较复杂。

三、间接包被技术

为提高固相表面的结合容量，可采用间接包被技术，即先通过物理吸附包被或化学偶联包被将一种中介物（通常为二抗、链亲和素、蛋白 A 等）固定于固相表面，然后再将目的蛋白与中介物连接，从而达到固定的目的。

1. 二抗法　所谓二抗是针对一抗种属特异性的抗体，如一抗为单克隆抗体时，羊抗鼠抗体即为二抗。二抗法指在固相表面包被二抗（即抗抗体），然后将目的抗体通过二抗连接于固相表面。二抗包被，可将一抗释放于液相中，保持天然空间构象，保持原有生物活性等。这种方式可以缓和不同试管或微孔之间的差异对蛋白质包被的影响，从而改善免疫分析的精密度和重现性。二抗法是目前国外检测小分子半抗原的商品药盒固相抗体制备的主要方式。

2. 亲和素-生物素法　生物素又称维生素 H，广泛分布于动、植物组织中，在机体内以辅酶形式参与各种羧化反应，等电点为 3.5，难溶于水，易溶于二甲基酰胺。生物素的基本结构为双环结构，其中咪唑酮环是与亲和素结合的部位，噻吩环含一个戊酸侧链，其羧基端可与许多蛋白质、多糖、核酸等生物大分子连接，形成生物素标记抗原、抗体、酶及荧光素等。亲和素亦称为抗生物素蛋白，分子质量为 68kD，等电点为 10～10.5，在 pH 2.913 缓冲液中性质稳定，耐热并耐多种蛋白水解酶的作用。亲和素是从卵清蛋白中提取的一种碱性糖蛋白。亲和素是由 4 个相同亚基组成的四聚体糖蛋白，每个亚基都可以结合一个生物素分子，即一个亲和素分子上有 4 个生物素结合位点，这种结合特性赋予生物素-亲和素系统放大效应。链霉亲和素的分子质量为 65kD，等电点为 6.0，由 4 条相同的肽链组成，即一个链霉亲和素分子能结合 4 个生物素分子，活性单位可达到 18。与亲和素相比，链霉亲和素碱性氨基酸含量低，为弱酸性蛋白质，且不带任何糖基，检测中出现的非特异性吸附远低于亲和素。因此，在免疫分析固相制备技术中常以链霉亲和素为中介物。

先包被链霉亲和素（链霉亲和素属于碱性糖蛋白物质，易于与聚苯乙烯塑料微孔板结合），同时将欲包被抗体用生物素修饰，生物素与亲和素之间具有很高的亲和力，抗体分子通过生物素-亲素法间接吸附于微孔板表面。

对于疏水性抗原，其在水溶液中经常会因聚集成团而不易吸附到微孔板上，进而影响到对它的检测。对于此种抗原的固定，一般是将抗原先溶于有机溶剂，然后利用有机溶剂的挥发性而使抗原包被在微孔板上。但是这种方法结合力不强，抗原很容易在后续的反应中脱落而导致假阴性。通过生物素-亲和素的介导可以明显提高疏水性抗原的包被效果：首先将疏水性抗原与生物素化的脂质混合制备形成脂质聚集体，然后将聚苯乙烯微孔板用亲和素进行预包被，借助生物素和亲和素之间的特异性识别而将疏水性抗原与生物素化的脂质聚集体结合在板底。此方法在提高包被效率的同时也可提高检测灵敏度。此外，小分子不易与固相载体连接，可优先标记生物素分子，再通过生物素-亲合素法连接固相材料等。

3. SPA 法　同二抗法相比 SPA 在分子结构和抗体结合能力上更为均一。SPA 分子含有 5 个不同的区，其中 4 个区在氨基酸组成和 IgG 结合能力上十分一致，另一区则由疏水性较强的氨基酸组成，能优先吸附于固相表面。另外，SPA 对 IgG Fc 特异性结合，便于 IgG 分子在 SPA 包被的固相表面作取向排列，从而使 IgG 活性损失降低到较低程度。

第三节 固相吸附分离技术的分类方法

固相吸附分离技术从方法学上既可以固化抗原，又可以固化抗体，从实用的角度可分为表面涂布固相分离法和颗粒固相结合法两大类。

一、表面涂布固相分离法

表面涂布固相分离法又称表面固相系统（surface solid-phase system），是通过塑料的吸附作用，将抗血清（抗体）涂布在固相载体表面。抗原和标记抗原在固相表面发生竞争反应，并在固相表面形成抗原-抗体复合物。反应完成后，将反应液弃去即可达到分离的目的。

（一）表面涂布固相分离法的抗原抗体反应动力学

表面涂布固相分离法的抗原抗体反应是在固相载体表面进行的，其反应动力学与液相抗原抗体反应不同，有如下特点。

（1）抗体被吸附到塑料载体表面的过程是遵循质量作用定律的，即抗体在塑料表面的吸附量随抗血清浓度的增加和作用时间的延长而增加。但标记抗原与固相抗体的结合受抗体涂布时间的影响较少。对较浓的抗体，延长抗体与固相载体作用的时间，并不能增加抗原对固相抗体的结合。因此，抗体在固相表面的吸附量超过一定水平后，对抗原的结合量不再增加，即并非所有吸附在固相表面的抗体都参与对抗原的结合。

（2）当标记抗原与固相抗体反应达到平衡后，再加入标记抗原，即使反应很长时间，也不发生明显的竞争反应，即在这一系统中，抗原抗体反应的结合常数远大于解离常数。所以，在固相抗体-抗原的反应系统中，达到平衡所需的时间较短。在固相载体表面的抗原抗体反应几乎是不可逆的，但其原因还不清楚。有学者认为，这可能是抗原在固相抗体上的结合位置与液体系统不同所致。

（二）表面涂布固相分离法试剂的制备

1. 抗体涂布的原理 抗血清在塑料表面可发生很强的吸附作用。被吸附的抗体分子，主要是沉降系数为 7S 的免疫球蛋白。抗血清被吸附后，抗体仍具有其免疫活性。这种吸附作用的本质还不清楚。有学者认为是由于塑料聚合体降低了抗体分子的亲水性，在局部造成疏水亲脂作用，故抗体分子间的相互作用减弱，而抗体与塑料表面的作用加强。也有人认为，由于阴离子去污剂如 SDS 对塑料表面吸附抗体有抑制作用，所以这种吸附作用可能是依赖于电荷现象。

抗体被吸附到塑料表面的过程遵循质量作用定律，即抗体被吸附到塑料表面的量，随抗体浓度的增加和作用时间的延长而增加。

2. 抗体涂布的条件和影响因素

（1）抗体：用作涂布的抗体应是纯化的、高滴度、高亲和力的抗体。每个试管或塑料珠上涂布的抗体量应完全一致。因此，所用的塑料试管或塑料珠的表面应非常光滑，而且各自的表面积应完全相同。

1）抗体的纯化：纯化抗体的目的是减少其他蛋白质的干扰。纯化的方法有如下几种。①抗血清加硫酸钠使最终浓度为 18%，在 25℃条件下静置 30min 后离心沉淀。用 18%硫酸钠-生理盐水洗两次。最后溶于生理盐水中至原体积。②1ml 抗血清加 4ml 0.4% Rivanol，沉淀血清中的清蛋白，可得部分纯化的免疫球蛋白。

2）抗体的亲和力：抗体的亲和力很重要。例如，抗小分子半抗原的抗血清，其稀释度在 1：10 000 以下即不适用于涂管。抗血清的亲和力也应用固相法进行测定。

3）抗血清稀释度的选择：涂布时抗血清的稀释度过大或过小都不能达到最大的结合率，因此应当选择最佳的抗血清稀释度。方法是将不同稀释倍数的抗血清涂于塑料管上，加入等量的标记抗原，反应后结合率最大的抗血清稀释度即为涂布应用的稀释度。一般为 10%～30%。

（2）载体：理想的载体应具备以下几个条件。

1）固相基质必须有结合足够抗体的容量，使其能在可能的范围内结合抗原，形成抗原抗体复合物。

2）若使用多孔的多糖凝胶，如琼脂糖、葡聚糖凝胶等时，孔径不仅应大得足以容纳偶联的抗体，而且应当大得足以接纳标记的抗原抗体复合物。

3）固相必须容易分离。

4）固相必须具有低的非特异性结合标记物的性质。

常用的固相载体原料是聚乙烯、聚丙烯和聚苯乙烯的塑料管或塑料小珠。不同塑料对不同的抗血清有不同的吸附能力，所以应慎重选择。试管或小珠应表面光滑，形状相同，而更重要的是试管或小珠间的表面积应完全一致。

（3）缓冲液的 pH：不同的缓冲液涂布的最佳 pH 不同。作为涂布的介质时，碳酸盐缓冲液以 pH 9～10 最好；Tris 或甘氨酸缓冲液以 pH=7.8 最佳。表面涂布固相法的抗原抗体反应应在 pH 7.4～7.8 下进行。

（4）离子强度：抗体结合到塑料表面与溶液介质的导电系数有关。当导电系数在 90～100 Ω/cm（离子强度约 0.01mol/L）时，抗体与固相的吸附最大。离子强度增加时，抗体结合到固相塑料上的量减少。离子的种类对塑料吸附抗体能力的影响不大。常用的缓冲液是 0.01mol/L 碳酸盐缓冲液、0.01mol/L Tris 缓冲液和 0.01mol/L 甘氨酸缓冲液。

（5）非特异性吸附：是指标记抗原对无抗体塑料表面的吸附作用，一般应＜5%。有些标记抗原（如球蛋白）对塑料具有固有的吸附作用。为克服这一问题，可在涂布后加惰性蛋白（如正常的 γ 球蛋白或 0.5%～1% BSA）以饱和未被抗体占据的位点，并先洗去吸附弱的抗体。平衡 30～60min 后再进行 RIA 分析。

（6）保存条件：涂布后应低温干燥保存。

3. 固相表面涂布抗体的方法　与塑料表面结合的抗体数量是有一定的物理限度的。每个普通试管能吸附 3～5μg 的蛋白质，故最好用纯化的抗体进行涂布。

（1）物理吸附法：于塑料管中加 1ml 的稀释抗血清（或相当量的纯化抗体，以 pH=9.6，离子强度为 0.05mol/L 的碳酸盐缓冲液稀释），37℃保温 1～3h，然后 4℃过夜，吸去抗血清，用 PBS-吐温-20（Tween-20）洗 3 次，以除去未被吸附的抗体。然后再用 0.5%明胶或 0.5% BSA 37℃保温 1.5h，以封闭剩余的未结合的活化基。再经 PBS-Tween-20 缓冲液洗 3 次，干燥后置低温下保存备用。

（2）Parson 法：先用戊二醛对抗体进行预处理，然后涂布。方法是将相当于 1ml 抗血清的纯化抗体溶于 2000ml 等渗的 0.01mol/L，pH 6.0 磷酸盐缓冲液中。加 400ml 0.02mol/L 戊二醛，37℃静置 20min，再加 1mol/L，pH 8.5 磷酸盐缓冲液 200ml，抗体的最终稀释度为 1：4400。立即涂布，37℃保温 1h 即可。

（3）Liu 法：将羊抗兔二抗纯化，用 pH 7.0～7.5 生理盐水稀释成 1：1000，再用含 0.1% NaN₃ 的生理盐水稀释成 1：7000 的溶液。取 0.7ml 加入聚丙烯试管中，室温过夜。吸去液体，用含 0.05% 明胶和 0.1% NaN₃ 的生理盐水洗两次。加 0.5ml 兔血清，最终稀释度为 1：8000，室温存放 18h，吸去液体并按前法洗管。

（4）Causse 法：用顺丁烯二酸酐（马来亚酸酐，maleic anhydride）和苯乙烯（styrene）经化学交联成一种共聚体（copolymers）。先将这种共聚体涂布于聚苯乙烯塑料管的表面形成一种活化膜，加入 IgG 后，活化基团与 IgG 以共价键结合。这种结合均一而牢固，结合的 IgG 量较物理法高 400 倍。具体的方法是在不同比例的苯乙烯和马来亚酸酐的溶液中加苯甲酰过氧化物，水浴中加热至 38℃，反应开始后立即转移到冰水浴中冷却，生成的共聚物每克以 3ml 丙酮溶解，并用硝基丙酮溶液在旋转混合下缓慢稀释，直至有轻微混浊为止。将 1ml 此溶液快速加入管内，然后再快速的吸去液体并在室温下吹干。这种涂以共聚物（copolymer）的试管称为活化管，是透明的。向活化管内加入抗体，这时抗体上的氨基与膜上的马来酸迅速反应，以共价键的形式固定在管壁上。吸去多余抗体并洗涤后干燥备用。

（三）表面涂布固相分离法的优缺点

1. 优点 方法简单，很少错分，分离的特异性高；反应液中样品和标记物污染的影响较小；非特异性结合低。

2. 缺点 涂布后抗体的亲和力下降，故需用高效价高浓度的抗体，因而抗体的消耗量大。这种方法的重复性有时难以控制。

二、颗粒固相结合法

颗粒固相结合法以共价结合的方式，将抗体结合到分离状态很好的颗粒状物质上。结合的抗体可以是一抗，也可以是二抗。用这种固相抗体时，抗原抗体反应在液相中进行，反应完成后仍须离心分离。

（一）颗粒固相抗体的制备

1. 载体 常用的固体支持物颗粒多含多糖类化合物，如琼脂糖、葡聚糖凝胶、纤维素、聚丙烯酰胺葡聚糖（sephacryl）等。这些糖类活化后可与抗体联接。

2. 偶联方法

（1）多糖的溴化氰活化偶联

1）原理：多糖类基质在碱性条件下经溴化氰活化，产生活性的亚胺基，亚胺基在中性或弱碱性的水溶液中，能与蛋白质或多肽的氨基形成共价偶联。多糖类在糖基上有相邻的羟基，活化反应即在羟基上进行。

2）方法

A. 多糖的活化：将一定量的溴化氰溶于 pH 10，0.1mol/L 的硼酸盐缓冲液中。加入悬浮在 pH 10，0.1mol/L 的硼酸盐缓冲液中的纤维素或多糖，5℃下维持 pH 10.4～10.8 约 30min。离心去上清液，沉淀用 pH 8.5，0.1mol/L 的碳酸钠缓冲液洗涤，所得的沉淀物即为活化的纤维素或多糖。

B. 抗体偶联：将抗体溶于 pH 8.5，0.1mol/L 的碳酸钠缓冲液中，加入已活化的纤维素或多糖，室温下旋转混合 24h，离心去上清液。沉淀用碳酸盐缓冲液洗数次后，用 5% 甘氨酸或 1% BSA 封闭剩余的活化基，再以 pH 4.1，0.1mol/L 的乙酸盐缓冲液洗一次。最后用 pH 7.4 的 PBS 洗 3 次，并悬浮于该液中备用。

（2）多糖的环氧化与偶联：用双环氧乙烷类（bisoxirans）活化多糖，接上一个含醚的亲水分子臂，其末端带有一个活性环氧配基结合点，可与各种亲和基团偶联。偶联的能力巯基（—SH）＞氨基（—NH$_2$）＞羟基（—OH）。

（3）戊二醛偶联：戊二醛的两个醛基可与蛋白质或肽链末端的氨基缩合。戊二醛的活化效率比溴化氰低，但操作简便，无毒，适合在试管壁上的活性基团偶联。缺点是偶联量不易掌握，而且容易脱落。

（4）过碘酸氧化法

1）原理：纤维素或多糖类基质经过碘酸氧化后，产生的活性醛基可与蛋白质或多肽的氨基发生共价连接。

2）方法：

A. 多糖的活化：将经去离子水溶胀的纤维素或多糖类基质悬浮于 50ml 0.1mol/L，pH 5.0 的乙酸盐缓冲液中，该缓冲液含 5mmol/L 的偏过碘酸钠。室温下旋转混合 1h，加入 10%（V/V）的甘油，再旋转混合 1h 以去除剩余的过碘酸盐。最后用 0.1mol/L，pH 9.0 的碳酸盐缓冲液洗数次，即可得到活化的纤维素或多糖。

B. 抗体的偶联：将抗体溶于 0.1mol/L，pH 9.0 的碳酸盐缓冲液中，加入活化的纤维素或多糖（每毫升纤维素或多糖加抗体 8～11mg），室温下旋转混合 16h，用烧结玻璃去除未偶联的抗体。偶联上抗体的纤维素或多糖悬浮于 50mmol/L，pH 7.5 的 PBS 中，沉淀 30min 去除上清液中的细小颗粒，再悬浮于上述的 PBS 中，加固体的硼氢化钠，室温下旋转混合 30min，还原未反应的活化醛基，用 PBS 洗数次，最后用含 1% Tween-20 的 PBS 洗 5 次，并悬浮于该液中备用。

（二）颗粒固相分离系统的操作方法

颗粒固相分离系统可以固相一抗，也可以固相二抗，以固相二抗较多。实验操作与一般 RIA 相同，反应完成后仍需进行离心分离。

（三）颗粒固相分离法的优缺点

1. 优点　分离的特异性好，反应液中蛋白质的影响较小。用低速离心即可达到满意的分离效果。

2. 缺点　反应速度慢，因而达到反应平衡需较长的时间，所以在 RIA 中实际应用的不多。

（四）磁化颗粒法

20 世纪 70 年代初期即有人用磁化颗粒做固相酶和固相抗体的支持物。用这种方法可以免去离心的步骤。因此，可以将其视为一种特殊的固相分离法。1975 年赫升（Hersh）首先将其用于 RIA。现我国已有商品化的磁化 RIA 试剂供应。

1. 磁化分离的种类及其原理　将吸附剂或抗体与磁化的固相支持物结合，反应完成后将试管置于磁性分离器上（实际为磁铁盘），磁化物即可自行沉淀而达到分离的目的。磁化固相支持物均为含铁物质，常用的如氧化铁纤维素颗粒、用硅烷包被的氧化铁颗粒，多聚碳酸盐包被的铁磁珠、后磁化的琼脂糖珠、含氧化铁的聚丙烯酰胺-琼脂糖珠及羧基铁-淀粉微球等。根据固相支持物的不同可分为以下两大类。

（1）磁化活性炭吸附分离剂：分离原理是，反应完成后游离部分被吸附在磁化活性炭上。在磁性分离器上静置 10min 后，游离部分随磁化剂自然沉降，而结合部分留在上清液中。此法与活性炭吸附分离法相似。

（2）磁化抗体试剂：又分为磁化一抗试剂和磁化二抗试剂两种。

1）磁化一抗试剂：用磁化一抗作特异性结合试剂参与反应，反应完成后在磁性分离器上静置，结合部分随磁化剂自然沉降，而游离部分留在上清液中。弃去上清液，并计数结合部分。此法与表面固相分离法相似。

2）磁化二抗试剂：抗原、标记抗原与抗体的反应完成后，加磁化的固相二抗。反应完成后在磁性分离器上静置，结合部分（即抗原-一抗-二抗复合物）随磁化剂自然沉降，而游离部分留在上清液中。弃去上清液，并计数结合部分。此法与固相二抗分离法相似。

2. 试剂的制备

（1）磁化活性炭的制备：波兹南斯克（Poznansk）用 100 目活性炭、丙烯酰胺、氧化铁和 N, N'-二甲基双丙烯酰胺，按重量比为 33∶38∶38∶2 的比例混合加入 250ml 水中，再加 N, N'-四甲基乙烯二酸 10ml，然后滴加 20ml 60% 的过硫酸铵，用力搅拌成均匀的胶状物。切片，并在 80℃烘干，研碎后过 400 目筛。再用蒸馏水洗数次，沉淀用 0.05mol/L pH 7.4 的磷酸盐缓冲液制成适当浓度的悬液备用。国内也有用活性炭、氧化铁和琼脂在沸水浴中溶解，然后在冰水浴中搅拌成胶状。以后的步骤与 Poznansk 法相同。

（2）磁化抗体的制备：常用的方法有如下几种。

1）用活化氨基硅烷和铁制成颗粒，然后与抗体结合制成磁化抗体。

2）将结晶纤维素用羰基二咪唑（carbonyl diimidazole）活化，然后与抗体偶联并掺入氧化铁，形成磁化抗体。

3. 磁化颗粒分离法的优缺点

（1）优点

1）操作简便，不需要离心，简化了操作流程。

2）磁化固相颗粒表面积大，在反应系统中呈悬浮状态，便于抗原抗体结合，故可使反应平衡的时间缩短。

3）所需的设备简单，价廉，因而比较容易推广。

（2）缺点：磁化分离的好坏取决于磁化分离剂的质量，以及磁化分离器磁力的大小和均匀程度。磁化颗粒应均匀一致，而且能均匀的悬浮在溶剂中，否则可因各管加入量的不同而造成误差。磁化分离器要求其磁力应足够大，而且磁化分离器上各点的磁力应保持一致，否则会造成分离不全或各管分离效果的不一致。

（曾常茜）

第六章 标记免疫分析模式的设计

目前常用的标记免疫分析技术有 RIA、酶免疫测定、FIA、时间分辨荧光免疫分析技术（time-resolved fluoroimmunoassay，TRFIA）、CLIA、电化学发光免疫分析技术、LICA、免疫层析法（immu-nocbromatography assay，ICA）等。因被测物质性质不同，测定形式和方法也不尽相同。现有的分析模式有均相、非均相之分；有竞争、非竞争之别。测试载体常用的有酶标板及磁性微粒等。本章围绕临床上经常用到的为检测抗原、半抗原分子及抗体分子而设计的测定模式，以临床诊断试剂盒为例，从临床诊断的角度展开免疫分析模式论述，着重分析原理和技术评价。本章只针对方法学的分析模式，而不对标记物的特性进行评价。

第一节 抗原检测模式

抗原是指所有能激活和诱导免疫应答的物质，即能被 TCR 或 BCR 识别及结合，激活 T 细胞和 B 细胞增殖、分化、产生免疫应答效应产物并与效应产物特异性结合，发挥适应性免疫应答效应。抗原具有免疫原性和免疫反应性二重属性，据此特性可以把抗原分为完全抗原与半抗原。完全抗原（统称为抗原或免疫原）通常为生物大分子，是指至少含有两个或以上的抗原表位，天然抗原多属此类。半抗原，又称为不完全抗原，只具有免疫反应性，而不具有免疫原性。

通常针对生物大分子抗原的分析常采用双抗体夹心法，为防止位点竞争和空间位阻，需采用两种不同抗原表位的抗体设计。其中一个单克隆抗体包被在载体上作为捕获抗体（capture antibody），另一个单克隆抗体结合标记物作为检测抗体（detection antibody）。可采用一步法，也可采用两步法。

针对半抗原的分析通常采用竞争法。若以已知定量抗体包被固相载体，标记抗原与待测抗原同时与抗体反应，根据标记抗原与抗体反应的情况，间接测定被测抗原的含量，该法为固相抗体竞争法。近年来发展的抗复合物抗体模式也用于小分子半抗原的分析测试。

一、双抗体夹心法

双抗体夹心法可分为双位点一步夹心法、双抗体夹心法（两步法）和双抗体夹心法（均相免疫测定），用于测定大分子蛋白质抗原。

（一）双位点一步夹心法

本章以双位点酶促发光法测 AFP 为例介绍双位点一步夹心法。

1. 已知试剂 抗 AFP 某位点单克隆抗体包被磁性微粒（抗 AFP 单克隆抗体包被磁性微粒）、AP 标记抗 AFP 另一位点单克隆抗体（抗 AFP 单克隆抗体 AP 结合物）、清洗液、化学发光底物（Lumi-Phos* 530）、校准品。

2. 检测标本 人血清或血浆。

3. 检测原理 将样本与抗 AFP 单克隆抗体包被磁性微粒及抗 AFP 单克隆抗体 AP 结合物添加到反应管中。样本中的 AFP 与固相化的抗 AFP 单克隆抗体结合，同时抗 AFP 单克隆抗体 AP 结合物中的抗 AFP 单克隆与样本 AFP 的不同抗原位点发生反应，在固相表面形成抗体-待检 AFP-AP 标记抗体复合物。待反应管内温育完成后，磁性分离，洗去未结合的物质。然后，将化学发光底物（Lumi-Phos* 530）添加到反应管内，由照度计对反应中所产生的光进行测量。所产生光的量与样本内 AFP 的浓度成正比。样本内分析物的量由所储存的多点校准曲线来确定。基本模式如图 6-1 所示。

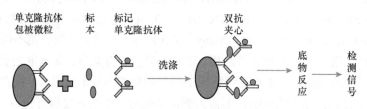

图 6-1 双位点一步夹心法模式

4. 基本步骤

（1）将抗 AFP 某位点的特异性抗体与固相载体（磁性微粒）联结，形成固相抗体，洗涤除去未结合的抗体及杂质（试剂出厂时已经完成）。

（2）测试时，往反应池中加入检测标本及抗 AFP 单克隆抗体 AP 结合物。

（3）温浴反应后，磁性洗涤分离。

（4）加入酶化学发光底物，反应后上机测量发光强度，对照校准曲线，求出标本中 AFP 的含量。

（5）校准曲线制备：使用校准品，按上述步骤操作。以各种校准品的光强度为纵轴，浓度为横轴制备校准曲线。

5. 方法学评价

（1）为避免空间位阻和抗体竞争，所使用的一对抗体需要筛选，一对抗体需要匹配，一般选择两株单克隆抗体。

（2）双位点一步夹心法与两步夹心法相比缩短检测时间，操作简便，提高了检测效率。

（3）双抗体夹心法适用于测定二价或二价以上的大分子抗原，但不适用于测定半抗原及小分子单价抗原。

（4）在双位点一步夹心法测定中，当标本中受检抗原的含量很高时，过量抗原分别和固相抗体及酶标抗体结合，而不再形成"夹心复合物"，会出现钩状效应。钩状效应严重时，会出现假阴性结果。因此，测定标本中异常增高的物质（如血清中 HbsAg、AFP 和尿液 hCG 等）时，应注意检测范围。造成钩状效应的原因，是捕获抗体数量不足，生物活性受损失（空间位阻），采用纳米微球做载体，增加固相面积提升捕获抗体分子数量。

（二）双抗体夹心法（两步法）

以下以 CLIA 定量检测 HBsAg 为例介绍双抗体夹心法（两步法）。

1. 已知试剂 生物素化抗 HBsAg 单克隆抗体、结合链霉亲和素的磁性微粒、AP 标记抗 HBsAg 单克隆抗体、发光底物、清洗液、校准品。

2. 检测标本 人血清或血浆。

3. 检测原理 反应时分步加入相关试剂，经顺序免疫反应，在磁性微粒表面形成链霉亲和素-生物素化抗 HBsAg 单克隆抗体-待测 HBsAg-AP 标记抗 HBsAg 单克隆抗体复合物，加发光底物，以 CLIA 测定发光强度，所产生光子的量与样本内 HBsAg 的浓度成正比。对照校准曲线，求出待测 HBsAg 浓度。基本模式如图 6-2 所示。

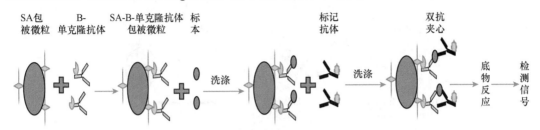

图 6-2　双抗体夹心法（两步法）模式图

4. 基本步骤

（1）在反应杯中加入结合链霉亲和素的磁性微粒。

（2）加入生物素化抗 HBsAg 单克隆抗体和样本，温育反应一定时间。

（3）磁性洗涤分离：标本中的抗原与固相抗体结合，形成固相抗原抗体复合物。洗涤除去其他未结合物质。

（4）加入清洗液试剂，磁性洗涤分离。

（5）加入 AP 标记抗 HBsAg 单克隆抗体，温育反应一定时间，磁性洗涤分离。

（6）重复（3）。

（7）加入发光底物，混匀。温育反应一定时间，测定发光强度。

（8）校准曲线制备：使用校准品，按上述步骤操作。以各种校准品的发光强度为纵轴，浓度为横轴制备校准曲线。

5. 方法学评价

（1）由于分步进行，中间增加洗涤步骤，减少非特异性结合，增加其特异性。

（2）引入标记，提高检测灵敏度。

（3）双抗体夹心法（两步法）较双位点一步夹心法相比延长了检测时间。

（4）双抗体夹心法（两步法）适用于测定二价或二价以上的大分子抗原，但不适用于测定半抗原及小分子单价抗原。

（三）双抗体夹心法（均相免疫测定）

下文以 LICA 测定 CA19-9 为例介绍双抗体夹心法（均相免疫测定）

1. **已知试剂**　CA19-9 抗体包被的发光微粒、生物素标记 CA19-9 抗体、LICA 通用液（亲和素包被的感光微粒）、校准品。

2. **检测标本**　人血清或血浆。

3. **检测原理**　LICA 是均相体系化学发光检测技术。采用两种高分子微粒，即感光微粒和发光微粒，当两种微粒近距离接近，感光微粒接受激发光照射释放出的单线态氧构成"氧桥"传递能量，使发光微粒发出光信号。

反应体系中加入标本、CA19-9 抗体包被的发光微粒、生物素标记 CA19-9 抗体、LICA 通用液（亲和素包被的感光微粒）。在液相中因抗原抗体反应形成免疫复合物而将两种微粒拉近，在激发光的激发下，发生微粒之间的能量（离子氧）转移，进而产生高能级的红光,通过单光子计数器和数学拟合将光子数换算为靶分子浓度。当样本不含靶分子时,无免疫复合物形成,两种微粒间距超出离子氧传播范围(约 200nm),离子氧在液相中迅速猝灭,检测时则无高能级红光。基本模式如图 6-3 所示。

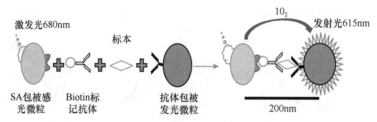

图 6-3 双抗体夹心法(均相免疫测定)模式图(LICA)

4. 基本步骤

(1)反应池中加入标本、CA19-9 抗体包被的发光微粒、生物素标记 CA19-9 抗体、LICA 通用液(亲和素包被的感光微粒)。

(2)温育反应一定时间。

(3)激发光的激发,测定光子数,通过单光子计数器和数学拟合将光子数换算为靶分子浓度。

(4)校准曲线的绘制,采用不同浓度的校准品替代标本,重复上述过程,以浓度和检测到的光子数的关系绘制曲线。

5. 方法学评价

(1)光激化学发光是以纳米级高分子微粒为基础,由光激发的一种均相免洗的 CLIA 技术,是 CLIA 技术的里程碑。具有高灵敏度。

(2)由于是均相反应,整个反应过程无须清洗和分离未结合的标本及试剂,反应更充分,降低了反应的系统误差,结果精密度高。

(3)一步完成,操作简便,速度更快,且稳定。

(4)因为只有当两个微球通过分子互作时才可传递能量,因此背景噪声低,即反应本底低。

(5)可与自动化设备配套,可实现高通量。

(6)既可以检测抗原或抗体,又适合核酸分子的检测。

(7)适合于低亲和力生物分子的检测。

二、双抗原竞争模式

双抗原竞争模式可分为固相抗体竞争模式与固相抗原竞争模式两种,用于测定小分子抗原。

(一)固相抗体竞争模式

本节以雌二醇(E2)检测(化学发光法)为例介绍固相抗体竞争模式(抗体捕捉竞争法)。

1. 已知试剂 固相二抗板、抗 E2 抗体、HRP 标记 E2、HRP 底物液、发光底物、清洗液、校准品。

2. 检测标本 人血清、血浆。

3. 检测原理　经顺序免疫反应，形成包被二抗-抗 E2 抗体-HRP 标记 E2（或待测 E2）复合物，HRP 标记 E2 的结合量与待测血清中 E2 的含量成反比。免疫反应后除去未结合的 HRP 标记 E2，加入发光底物，用光子计数仪测定发光值。随着标本中 E2 浓度升高，发光值逐渐下降呈一定的线性关系，即其强弱与待测抗原浓度呈负相关。基本模式如图 6-4 所示。

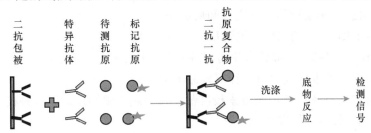

图 6-4　固相抗体竞争模式（抗体捕捉竞争法）

4. 基本步骤

（1）用纯化的羊抗兔抗体包被微孔板，形成固相二抗，洗涤，除去未结合的抗体及杂质（该步骤试剂盒出厂时已经完成）。

（2）加抗 E2 抗体、标本及 HRP 标记 E2，温浴反应，洗涤。

（3）加 HRP 的发光底物，用光子计数仪测定发光值，选用 $\lg(X)$-$\lg(Y)$ 线性方程计算。

（4）校准曲线制备：使用校准品，按上述步骤操作。以各种校准品的发光值为纵轴，浓度为横轴制备校准曲线。

5. 方法学评价　采用固相抗体方式，包被抗体比较容易。相反，半抗原需要标记信号分子，如信号分子较大（如酶），有可能影响半抗原生物活性。

（二）固相抗原竞争模式

本节以氯霉素 ELISA 快速检测试剂盒为例介绍固相抗原竞争模式。

1. 已知试剂　氯霉素偶联物包被板、氯霉素抗体、HRP 标记二抗、HRP 底物液（TMB）、清洗液、终止剂、氯霉素校准品。

2. 检测标本　人血清、其他体液。

3. 检测原理　本试剂盒采用酶联免疫间接竞争法检测氯霉素。微孔板上包被有氯霉素偶联物。加入氯霉素抗体和氯霉素校准品或样品，游离氯霉素与微量反应板上的氯霉素结合物竞争结合抗氯霉素抗体，经洗涤后再向微孔中加 HRP 标记二抗，与结合在反应板上的抗体作用一定时间，洗去多余的 HRP 标记二抗。再向反应孔中加入相应反应底物，催化产生颜色反应。颜色的深浅和样品中的氯霉素呈负相关。基本模式如图 6-5 所示。

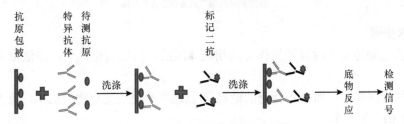

图 6-5　固相抗原竞争模式示意图

4. 基本步骤

（1）将氯霉素偶联物加入微孔板孔中包被，形成固相抗原，洗涤除去未结合的抗原（该步骤试剂盒出厂时已经完成）。

（2）加检测标本和氯霉素抗体，温浴反应（标本中的游离氯霉素与微量反应板上的氯霉素竞争结合抗氯霉素抗体）一定时间后洗涤。

（3）加入 HRP 标记的二抗，温浴反应一定时间后洗涤。

（4）加 HRP 底物，经催化产生可溶性颜色产物（蓝色），使用酶标仪测定光密度值（450nm 波长）。与校准曲线比对，计算样品浓度。

（5）校准曲线制备：使用氯霉素校准品，按上述步骤操作。以各种校准品的光密度为纵轴，浓度为横轴制备校准曲线。

5. 方法学评价　在此模式中，小分子抗原不需标记信号分子，不会对小分子产生位阻效应，从而影响小分子半抗原的活性。相反，小分子活性基团少，不容易与固相载体偶联，同样需要借助蛋白质偶联，或采用间接包被模式。同样，竞争抗体没有标记信号分子，而采用抗抗体标记模式，此方式同样会避免标记对第一抗体的生物活性产生影响。

三、复合物抗体模式

抗免疫复合物抗体是针对抗原与抗体结合后形成的新的抗原表位所产生的特异性抗体，又叫抗异型抗体（anti-metatype antibody）。该抗体只能识别抗原抗体复合物，对单独存在的抗原或抗体几乎没有作用。

本节以 ELISA 法检测地高辛为例介绍复合物抗体模式。

1. 已知试剂　包被有地高辛特异性抗体的酶标板、AP 标记的地高辛/抗地高辛免疫复合物的抗体、AP 底物液、清洗液、终止剂、地高辛校准品。

2. 检测标本　人血清、其他体液。

3. 检测原理　经顺序免疫反应在固相载体表面形成固相抗体-待测抗原-酶标记抗复合物抗体复合物；加酶底物，经催化产生可溶性颜色产物，使用酶标仪测定光密度值。与校准曲线比对，得出测定值。其强弱与待测抗原浓度呈正相关。基本模式如图6-6所示。

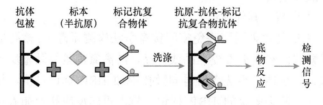

图 6-6　检测小分子的抗复合物抗体模式示意图

注：画圈部分是指二抗复合物的结合部

4. 基本步骤

（1）将已知地高辛特异性抗体与固相载体联结，形成固相抗体，洗涤除去未结合的抗体及杂质。

（2）加检测标本，加 AP 标记的地高辛/抗地高辛免疫复合物的抗体，室温孵育。洗涤除去其他未结合物质。

（3）加酶底物，经催化产生可溶性颜色产物，使用酶标仪测定光密度值。与校准曲线比对，得出测定值。

（4）校准曲线制备：使用地高辛校准品，按上述步骤操作。以各种校准品的光密度为纵轴，浓度为横轴制备校准曲线。

5. 方法学评价　检测灵敏度高、特异性强、操作简便快速、检测范围宽、自动化、大通量。但抗免疫复合物抗体难以制备。

后续发展了纳米肽调节剂（nanopeptamer ELISA）法检测半抗原（小分子物质），引入亲和素和生物素系统，把亲和素与复合物抗体进行重组，形成重组肽链霉亲和素嵌合体（recombinant peptide-streptavidin chimeras），既保留结合生物活性，又具有与小分子抗原抗体复合物结合能力，一旦重组成功，性能较稳定，容易获得。另外，由于具有结合生物素的活性位点，其能够与多种生物素化的试剂结合，包括酶、荧光素、磁珠等，成为高度通用试剂。基于上述原理，建立的简单、经济、稳定的非竞争测定方法，可用于环境、食物安全及医学方面。

第二节　抗体检测模式

抗体是免疫系统在抗原的刺激下，由 B 细胞或记忆 B 细胞增殖分化为浆细胞所产生的，可与相应抗原特异性结合的免疫球蛋白，主要分布于血清中，也分布于组织液、外分泌液及某些细胞膜表面。

抗体的基本结构是由两条完全相同的重链和两条完全相同的轻链通过二硫键连接的呈"Y"形的单体。不同抗原刺激 B 细胞产生的抗体在特异性和类型等方面均不尽相同，呈现明显的多样性。抗体本身具有免疫原性，可激发机体产生特异性免疫应答，这在于抗体分子包含了抗原表位，这些抗原表位呈现 3 种不同血清型，即同种型、同种异型和独特型，临床经常提及的"二抗"就是针对同种型产生的抗体。

抗体可分为 IgM、IgG、IgA、IgD、IgE 5 类，其中 IgG 又可分为 IgG1、IgG2、IgG3 和 IgG4 4 个亚类。目前临床常检测 IgM、IgG、IgA、IgE、IgG1、IgG2、IgG3 等。不同抗体类别临床意义不同，且检测方法各异。

依据抗原侵入机体的次数及引起免疫应答的效果不同而将体液免疫应答分为初次免疫应答（primary immune response）和再次免疫应答（secondary immune response）。抗原初次侵入机体所引发的应答称为初次免疫应答。初次应答抗原被清除后，若受相同抗原再次刺激，会发生更快、更强、更持久的抗体免疫应答，这种现象称为再次免疫应答，也叫回忆应答（anamnestic response）。初次免疫应答由初始 B 细胞介导，产生抗体以 IgM 类为主，抗体总效价低，抗体亲和力较低且抗体持续时间短。再次免疫应答由记忆性 B 细胞介导，接受抗原刺激后在生发中心发生类别转化和抗体亲和力的成熟，产生的抗体主要为 IgG，抗体总量显著升高，抗体亲和力高且免疫力持续时间长，可存在数月或数年。在一定条件下 IgA 或 IgE 增加。以上提示在免疫应答中，IgM 是最早出现的抗体；IgG 一般为保护性或恢复期抗体，因此检测 IgM 类特异性抗体及其水平可早期诊断传染性疾病，检测总 IgM 类抗体水平可作为宫内感染诊断的指标之一。检测特异性抗体含量的动态变化可了解患者的病程、评估疾病转归或做流行病学调查。

一、经典间接模式

本节以 ELISA 法检测抗乙型肝炎病毒表面抗原（抗 HBs）为例介绍经典间接模式。

1. 已知试剂 HBsAg 包被板、HRP 标记二抗、HRP 底物液、清洗液、终止剂、校准品。

2. 检测标本 人血清。

3. 检测原理 以 HBsAg 包被固相载体，HRP 标记二抗，检测标本中抗 HBs。经顺序免疫反应在固相表面形成 HBsAg-抗 HBs-酶标记二抗复合物后，加 HRP 底物液，经催化产生可溶性颜色产物，测定光密度值，其强弱与待测抗原浓度呈正相关。基本模式如图 6-7 所示。

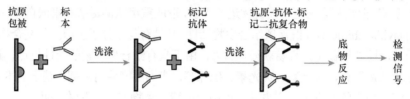

图 6-7 经典间接法测抗体模式

4. 基本步骤

（1）将 HBs 抗原与固相载体联结，形成固相抗原，洗涤除去未结合的抗原及杂质。

（2）加检测标本，温浴反应。洗涤除去其他未结合物质。

（3）加 HRP 标记二抗，温浴反应。洗涤除去其他未结合物质。

（4）加 HRP 底物液，经催化产生可溶性颜色产物，使用酶标仪测定光密度值。与校准曲线比对，得出测定值。

（5）校准曲线制备：使用校准品，按上述步骤操作。以各种校准品的光密度为纵轴，浓度为横轴制备校准曲线。

5. 方法学评价

（1）检测灵敏度较高、操作相对简便，主要用于对病原体抗体的检测而进行辅助诊断。

（2）只要变化包被的抗原，就可利用同一酶标二抗建立针对多种抗体的检测方法。

（3）抗原的纯度，特别含有能与一般健康人血清发生反应的杂质或与酶标抗人 Ig 反应的物质，会影响检测的特异性。另外，如抗原中含有无关蛋白质，也会因竞争吸附而影响包被效果。

（4）正常血清中所含的高浓度的非特异性 IgG，吸附性很强，可直接吸附到固相载体上增加非特异性。标本须先行稀释[1：（40～200）]，以避免过高的阴性本底影响结果的判断。

（5）酶标二抗决定了检测抗体的类型，对病原生物的诊断或辅助诊断有时存在局限性，一般仅适用于检测总抗体或 IgG 抗体。

（6）由于血清稀释后测定，纯加样量减少，会影响检测灵敏度，弱阳性标本会因为稀释而漏检。

二、经典捕获模式

本节以 ELISA 法检测抗乙型肝炎病毒 c 抗原抗体（抗 HBc IgM）为例介绍经典捕获模式。

1. 已知试剂 抗人 IgM（μ 链）抗体包被固相载体、HRP 标记抗 HBc IgM、乙型肝炎病毒 c 抗原、HRP 底物液、清洗液、终止剂、校准品。

2. 检测标本 人血清。

3. 检测原理 经顺序免疫反应形成抗人 HBc IgM 抗体-待检抗 HBc IgM-乙型肝炎病

毒 c 抗原-酶标记抗 HBc IgM 复合物后，加 HRP 底物，经催化产生可溶性颜色产物，测定光密度值。其强弱与待测抗原浓度呈正相关。基本模式如图 6-8 所示。

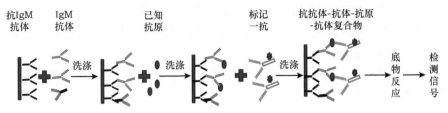

图 6-8　经典捕获检测 IgM 模式示意图

4. 基本步骤

（1）将抗人 IgM（μ 链）抗体与固相载体联结，形成固相抗体，洗涤除去未结合的抗体及杂质。

（2）加检测标本，温浴反应。洗涤除去其他未结合物质。

（3）加乙型肝炎病毒 c 抗原温浴反应。洗涤除去其他未结合物质。

（4）加 HRP 标记抗 HBc IgM，温浴反应。洗涤除去其他未结合物质。

（5）加 HRP 底物，经催化产生可溶性颜色产物，使用酶标仪测定光密度值。与校准曲线比对，得出测定值。

（6）校准曲线制备：使用校准品，按上述步骤操作。以各种校准品的光密度为纵轴，浓度为横轴制备校准曲线。

5. 方法学评价

（1）特异性强，适用于 IgM 类抗体检测，常用于病毒性感染的早期诊断。

（2）以 RF 干扰捕获包被法测定 IgM 抗体，可导致假阳性反应。

三、双抗体竞争模式

本节以 ELISA 法检测抗乙型肝炎病毒 c 抗原抗体（IgG 类抗 HBcAb）为例介绍双抗体竞争模式。

1. 已知试剂　HBcAg 包被固相载体、HRP 标记抗体、HRP 底物液、清洗液、终止剂、校准品。

2. 检测标本　人血清。

3. 检测原理　将 HBcAg 包被载体，形成固相抗原，加入待测样本和酶标的特异抗体。经顺序免疫反应形成 HBcAg-待检抗 HBc 抗体与 HBcAg-标记抗体复合物后，洗涤后，加 HRP 底物液，经催化产生可溶性颜色产物，测定光密度值，其强弱与待测抗原浓度呈负相关。基本模式如图 6-9 所示。

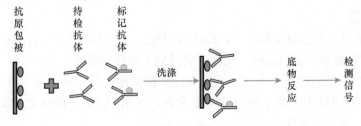

图 6-9　双抗体竞争检测抗体模式示意图

4. 基本步骤

（1）将 HBcAg 与固相载体联结，形成固相抗原，洗涤除去未结合的抗原及杂质。

（2）加检测标本和酶标的特异抗体，温浴反应。洗涤除去其他未结合物质。

（3）加 HRP 底物液，经催化产生可溶性颜色产物，使用酶标仪测定光密度值。与校准曲线比对，得出测定值。

（4）校准曲线制备：使用校准品，按上述步骤操作。以各种校准品的光密度为纵轴，浓度为横轴制备校准曲线。

5. 方法学评价

（1）特异性强、操作相对简便快速。

（2）当抗原材料中的干扰物质不易除去或不易得到足够的纯化抗原时，可用此法检测特异性抗体。如包被抗原中有干扰物质，可采用捕获包被法。

（3）竞争法测抗体有多种模式，一种模式为将标本和酶标抗体与固相抗原竞争结合，抗 HBc ELISA 一般采用此法。另一种模式为将标本与抗原一起加入固相抗体中进行竞争结合，洗涤后再加入酶标抗体，与结合在固相上的抗原反应，抗 HBe 的检测一般采用此法。

四、双抗原夹心模式

（一）以 CLIA 技术检测 TP 抗体为例

1. 已知试剂　TP 重组抗原包被微孔板、HRP 标记的 TP 重组抗原、HRP 发光底物液、清洗液、终止剂、校准品。

2. 检测标本　人血清或血浆。

3. 检测原理　以 TP 重组抗原包被微孔板，将样品稀释液及人血清或血浆样本依次加入包被板孔内反应，未结合的样本待测物通过洗涤除去；然后加入 HRP 标记的 TP 重组抗原，如样本中含有抗 TP 抗体，则会形成包被抗原-抗体-酶标抗原复合物，充分洗涤后加入 HRP 化学发光底物液，使用 CLIA 分析仪测定化学发光强度（RLU），根据计算值判定结果。基本模式如图 6-10 所示。

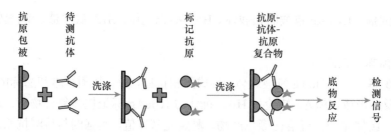

图 6-10　双抗原夹心模式示意图

4. 基本步骤

（1）TP 重组抗原包被固相载体，形成固相抗原，洗涤除去未结合的抗原及杂质。

（2）加检测标本，温浴反应。洗涤除去其他未结合物质。

（3）HRP 标记的 TP 重组抗原，温浴反应。洗涤除去其他未结合物质。

（4）加 HRP 发光底物液，经催化导致发光，使用 CLIA 分析仪测定发光强度。对照校准曲线比对，得出测定值。

（5）校准曲线制备：使用校准品，按上述步骤操作。以各种校准品的发光强度为纵轴，浓度为横轴制备校准曲线。

5. 方法学评价

（1）两端均为特异性结合，特异性强。

（2）检测标本不需稀释，操作相对简便，灵敏度高。

（3）此法必须保证抗体同时结合两端抗原，需选择合适抗原，合适包被浓度。

（4）此法限于测定针对两种以上抗原表位的抗体血清。一般情况下，抗体一定是多克隆复合物，容易出现钩状效应等。

（二）以电化学发光法检测抗丙型肝炎病毒抗体（抗 HCV）为例

1. 已知试剂 HCVAg 包被固相载体、三联吡啶钌标记 HCVAg、聚碳酸酯（polycarbonate，PC）液（含电子供体 TPA）、清洗液、校准品。

2. 检测标本 人血清。

3. 检测原理 将 HCVAg 包被固相载体，三联吡啶钌标记 HCVAg，检测标本中抗 HCV 抗体经顺序免疫反应形成 HBcAg-抗 HCV 抗体-三联吡啶钌标记 HBcAg 复合物后，加 PC 液，经电化学反应，导致发光，测定光强度，其强弱与待测抗原浓度呈正相关。

4. 基本步骤

（1）将 HCVAg 与磁性颗粒联结，形成固相抗原，洗涤除去未结合的抗原及杂质。

（2）加检测标本，温浴反应。洗涤除去其他未结合物质。

（3）加三联吡啶钌标记抗 HCV 抗体，温浴反应。洗涤除去其他未结合物质。

（4）加 TPA，经电化学反应，导致发光，测定光强度，与校准曲线比对，得出测定值。

（5）校准曲线制备：使用校准品，按上述步骤操作。以各种校准品的发光强度为纵轴，浓度为横轴制备校准曲线。

5. 方法学评价

（1）特异性强，检测灵敏度相对高于间接法。

（2）检测标本不需稀释，操作相对简便。

（3）本法关键在于酶标抗原的制备，应根据抗原结构的不同，寻找合适的标记方法。

（4）此法限于测定针对两种以上抗原表位的抗体的血清。

五、中和抗原模式

本节以检测乙肝病毒 e 抗体为例介绍中和抗原模式。

1. 已知试剂 抗 HBe 抗体包被固相载体、HRP 标记另一株抗 HBe 抗体、中和抗原（HBeAg）、HRP 底物液、清洗液、终止剂、校准品。

2. 检测标本 人血清。

3. 检测原理 经顺序免疫反应形成固相抗 HBe（液相待检抗 HBe）-中和抗原-HRP 标记抗 HBe 复合物，即包被抗 HBe 抗体和血清中的 e 抗体竞争结合中和抗原。加 HRP 底物液，经催化产生可溶性颜色产物，测定光密度值。其强弱与待测抗原浓度呈负相关。基本模式如图 6-11 所示。

4. 基本步骤

（1）将抗 HBe 与固相载体联结，形成固相抗体，洗涤除去未结合的抗体及杂质。

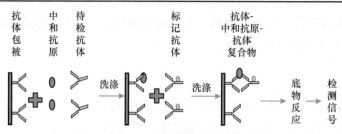

图 6-11 中和抗原模式示意图

（2）加中和抗原与受检标本，温浴反应。洗涤除去其他未结合物质。

（3）加 HRP 标记另一株抗 HBe 抗体，温浴反应。洗涤除去其他未结合物质。

（4）加 HRP 底物液，经催化产生可溶性颜色产物，使用酶标仪测定光密度值。与校准曲线比对，得出测定值。

（5）校准曲线制备：使用校准品，按上述步骤操作。以各种校准品的光密度为纵轴，浓度为横轴制备校准曲线。

5. 方法学评价

（1）由于分步进行，中间增加洗涤步骤，减少非特异性结合，增加其特异性。

（2）该方法可以直接用来测定活性抗体的含量（抗体的功能）。

（3）与一步法相比两步法延长了检测时间。

（4）相对于非竞争两点模式，检测灵敏度相对较低、精密度、检测范围较窄。

六、复合物抗体模式

本节以电化学发光免疫分析技术检测抗环瓜氨酸肽（CCP）抗体为例介绍复合物抗体模式。

1. 已知试剂 链霉亲和素包被磁珠微粒、生物素结合环瓜氨酸肽（B-CCP）、三联吡啶钌标记的抗人 IgG、PC 液、NC 液。

2. 检测标本 人血清或血浆。

3. 检测原理 IgG 捕获测试法。链霉亲和素包被磁珠微粒、B-CCP、三联吡啶钌标记的抗人 IgG（该抗体只识别 CCP 及其抗体的复合物）、检测人血浆或血清中的抗 CCP 抗体，经顺序免疫反应，形成链霉亲和素-B-CCP-抗 CCP-三联吡啶钌标记的抗人 IgG 复合物，加电子供体 TPA，经电化学反应，导致发光，测定光强度，其强弱与待测抗原浓度呈正相关。基本模式如图 6-12 所示。

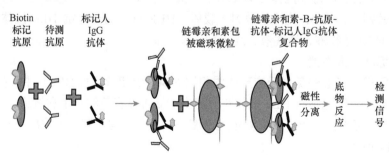

图 6-12 复合物抗体模式示意图

4. 基本步骤

（1）往反应池中加入标本、B-CCP 及三联吡啶钌标记的抗人 IgG，温育反应。当标本中存在 CCP 的抗体时，将形成 B-抗原-抗体-标记抗复合物抗体的复合物。

（2）加入链霉亲和素磁珠微粒液，温育反应后，磁性分离。在磁珠表面形成链霉亲和素-B-CCP-抗 CCP-三联吡啶钌标记的抗人 IgG 复合物。

（3）将反应杯中液体吸入测量池，加磁场，吸入 PC 液（含电子供体 TPA），经电化学反应，导致发光，测定光强度，其强弱与待测抗原浓度呈正相关。

5. 方法学评价

（1）检测灵敏度高。

（2）由于针对抗原抗体复合物的抗体，增加了检测的特异性。

（3）免洗涤，操作简便快速。

（4）适用于自动化、高通量检测分析。

（贾天军）

第七章 标记免疫诊断试剂的研发策略

本章的目的是提供一般策略或指南，以帮助开发、优化和验证标记免疫诊断试剂。遵循这些指南将有助于增加开发标记免疫诊断试剂成功的可能性，并提高标记免疫诊断试剂的开发效率。当需要量化样品中未知浓度的超微量分析物时，可选择使用标记免疫测定法。为了获得准确的未知物浓度，不仅要遵循常规的测定开发标准（标准偏差和信号窗口），而且需要考虑标记免疫测定能否预测未知样品的值、待测物质的性质是否适合免疫分析、标本中待测物质的浓度范围和样本的某些特殊属性（如用于婴幼儿患者，需考虑样本量的要求；用于急诊指标需要考虑检测时间和全血或血浆标本的适用情况等）。在通常情况下，标记免疫诊断试剂研发路径包括以下几步。首先，确定分析模式并初步建立检测方法，用于关键材料的筛选。其次，在选定关键材料的基础上，通过棋盘滴定确定不同组分的最佳工作浓度或抗体效价。再次，精细优化分析体系，包括缓冲体系、酸碱度、表面活性剂等。最后，组分集成并进行分析性能测试、临床样本测试和参比试剂相关性比对等。ELISA 是一个比较经典的技术，它通过物理吸附作用进行抗原或抗体包被，防止化学键连接带来抗原或抗体的活性改变。同时，采用洗板的模式分离去除游离标记物，简单方便。因此，本章将主要以 ELISA 为技术平台，介绍不同分析模式下的标记免疫诊断试剂研发的一般流程。

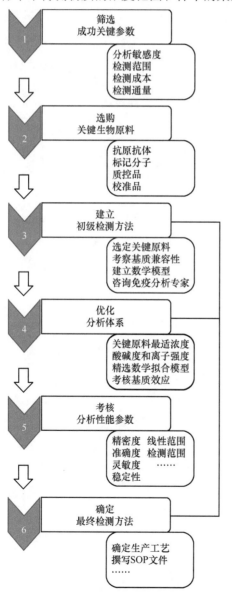

图 7-1 标记免疫诊断试剂研发基础流程图

第一节 基础流程和开发条件

本节主要介绍标记免疫诊断试剂的开发通则和开发基本条件，同时介绍基于 ELISA 技术开发标记免疫诊断试剂的相关材料、仪器和主要试剂，基于其他技术平台的标记免疫诊断试剂开发具有相似性。

一、基础流程

标记免疫诊断试剂研发的基本流程如图 7-1 所示。

首先，根据临床需求并结合检测原理，优先确定影响研发成功的关键因素，即研发瓶颈，是分析敏感度、检测范围，还是检测通量或检测成本等。其次，需要考虑研发过程所需关键生物原料，如抗体、校准品、样品基质、质控品、标记分子、酶底物等，也需考虑临床样本收集是否容易，以及仪器检测、校准、性能检测、线性范围等。再次，建立初级检测方法或测定参数，选定关键原料，如抗原、抗体，考察基质兼容性、信噪比，建立数学分析模型等，并咨询免疫分析专家。在此基础上进一步优化分析体系，如测定抗原和抗体最佳使用浓度或稀释比例、选择最佳缓冲溶液、确定基质效应、考核精密度等，并咨询统计学专家。在分析体系优化阶段，通过计算基质的精确度分布来确定标记免疫测定方法的可量化范围。然后，通过将分析物掺入基质中并确定分析物的回收百分比来进行加标回收。如果精确度曲线在期望的工作范围内，则可以测定加标回收样品，完成标记免疫测定试剂的性能验证。最终，验证或考核免疫分析的全部性能参数，如稳定性、日间效应、检测范围、重复性、准确度等，并撰写生产工艺文件或标准作业手册，设置重要质控环节、半成品和成品试剂盒的质检内容和质量标准。

1. 开发和运行标记免疫分析技术的基本步骤

（1）确定关键成功参数：包括敏感性、检测通量、检测范围、检测成本等。结合临床使用情况确定决定研发成败的关键参数，有的项目要求非常高的敏感性，而有的项目要求较宽的检测范围或区间；同时，还要兼顾检测成本，以及每小时检测的样本数量能否满足临床需求。

（2）确保获得合适的抗原和抗体原料，或自行开发制备。

（3）确定将抗原或抗体包被于固相材料表面的途径，包括直接方式或间接方式、物理吸附或化学键连接等。洗涤去除结合不牢固的抗原或抗体。

（4）封闭固相材料表面的空白位点，防止非特异性结合，降低本底信号。

（5）加入待检样本和标记结合物（检测抗体或信号抗体）。在双抗体夹心一步法中，需将待检样本和标记结合物一起恒温水浴。

（6）洗涤未结合物质（指游离于液相中的物质，含游离标记结合物）。

（7）加入底物（显色底物或发光底物），恒温水浴一段时间，终止酶催化反应。

（8）拟合数学函数（校准曲线），计算未知样本中待检物质的含量。

2. 标记免疫分析参数　在开始标记免疫诊断试剂开发、系统优化和性能验证之前，定义相关的免疫测定参数至关重要。标记免疫分析参数包括以下几项。

（1）待测分析物的性质：如果待测物为抗原，是隶属半抗原还是抗原，前者需要采用竞争性免疫分析，而后者优选双抗体夹心分析。如果待测物是抗体，类别属于IgG、IgA，还是IgM；检测方法采用间接模式、捕获模式、双抗原夹心模式，还是其他模式等。

（2）样本类型：需考虑待测样品的基质，是血清、血浆、细胞裂解物，还是细胞培养液上清液等。临床样本优选血清标本，如果属于急诊项目，需考虑是否可以采用血浆，甚至全血样本。

（3）主要原材料：包括包被抗体、校准品、标记抗体。用于开发商品化试剂的关键原料需保证稳定供应和最小批间差异，需确定质量检验程序和质量标准。

（4）检测平台：如采用酶免疫分析方法，是选择显色底物比色，还是选择发光底物检测光信号，或采用荧光免疫分析及化学发光免疫分析等。无论何种检测模式，都需要确定相适应的检测仪器。

（5）待测物质浓度水平：样本中待测物质浓度属于pg/ml，ng/ml，还是μg/ml级别，这将确定检测限和可测量范围。

（6）报告结果的数据分析模型。

（7）使用统计实验设计工具进行性能验证和建立系统优化的标准。

（8）最低检测限和可测量范围内，预期的回收率、准确度和精密度是否达标。

二、基 本 条 件

研发标记免疫试剂的基本条件包括所需抗原和抗体，标记物；包被缓冲液，封闭缓冲液，各种基质溶液（稀释溶液）等；分光光度计、酶标读数仪、荧光分析仪、化学发光分析仪等。试剂（包括免疫测定中使用的所有试剂）是任何项目开发过程中的关键部分，抗原和抗体是免疫分析的关键原材料，选择时需要考虑校准品和抗体的质量、数量、纯度，以及抗体的选择性和特异性等。

（1）包被缓冲液（coating buffer）

1）50mol/L 碳酸氢钠，pH 9.6。

2）0.2mol/L 碳酸氢钠，pH 9.4。

3）PBS：50mmol/L 磷酸盐，0.15mol/L NaCl，pH 8.0。

4）磷酸盐缓冲液：1.7mmol/L NaH_2PO_4，98mmol/L $Na_2HPO_4 \cdot 7H_2O$，0.1%NaN_3，pH 8.5。

5）TBS：50mmol/L TRIS，0.15mol/L NaCl，pH 8.0。

（2）封闭缓冲液（blocking buffer）

1）含有 1% BSA 或 10%宿主血清的 TBS，或含有 0.05% Tween-20 的 TBS。

2）磷酸盐缓冲液：73mmol/L 蔗糖，1.7mmol/L NaH_2PO_4，98mmol/L $Na_2HPO_4 \cdot 7H_2O$，0.1% NaN_3，pH 8.5。

3）含 1%人血清白蛋白的 PBS。

4）酪蛋白缓冲液。

5）无蛋白质封闭液。

6）Pierce、Scantibodies 目录中有许多封闭缓冲液。

7）嗜异性阻断试剂（HBR）：cat＃3KC533。

（3）洗涤缓冲液（wash buffer）

1）PBST，0.05% Tween-20。

2）TBST，0.05% Tween-20。

（4）抗体稀释液（antibody diluents buffer）

1）含有 1% BSA 或 10%宿主血清的 TBS，或含有 0.05% Tween-20 的 TBS。

2）含有 1% BSA 或 10%宿主血清的 PBS，或含有 0.05% Tween-20 的 PBS。

3）50mmol/L HEPES，0.1mol/L NaCl，1% BSA，pH 7.4。

4）封闭缓冲液。

（5）基质稀释液（matrix diluent）

1）来自样本物种的血清或血浆（可能含有待测分析物，会干扰测定）。

2）来自不同于样品物种的血清或血浆（如果存在分析物，可能不与抗体交叉反应）。

3）0.1mol/L HEPES，0.1mol/L NaCl，1% BSA，0.1% Tween-20。

4）样品的组织培养基。

5）细胞裂解物（可能含有 SDS 或其他可能干扰测定的变性试剂）。

（6）酶和底物（enzymes and substrates）

1）辣根过氧化物酶（HRP）底物

A. TMB：3，3′，5，5′-四甲基联苯胺（比色）。

B. OPD：邻苯二胺（比色）。

C. ABTS：2，2′-连氮基-双（3-乙基苯并噻唑啉-6-磺酸）（比色）。

D. Pierce Supersignal（化学发光）。

E. Pierce QuantaBlu（化学荧光）。

F. Pierce QuantaRed（化学荧光）。

G. Pierce 目录中的其他底物可通过与 HRP 酶结合提供强信号和灵敏度。

2）碱性磷酸酶（AP）底物

pNpp：对硝基苯磷酸盐（比色）。

（7）终止液（stop solutions）

1）TMB：$2mol/L\ H_2SO_4$ 溶液（与 TMB 底物/酶溶液的体积比为 1∶1）。

2）OPD：$3mol/L\ H_2SO_4$ 溶液（与 OPD 底物/酶溶液的体积比为 1∶1）。

3）ABTS：1% SDS。

（8）吸光度读数（absorbance readout）

1）TMB：450nm。

2）OPD：490nm。

3）ABTS：405nm。

（9）荧光读数（fluorescent readout）

1）QuantaBlu 420/325。

2）QuantaRed 585/570。

3）FITC 518/494。

第二节　双抗体夹心免疫分析的研发策略

双抗体夹心法是最常见的分析模式，用于一些大分子定量分析。大分子具有多种抗原表位，总体抗原表位数量多，具有较高的抗原结合价。任何蛋白质抗原均有能力刺激多种 B 细胞克隆，可制备多种单克隆抗体。因此，可选择一对匹配的抗体，分别作为包被抗体和标记抗体，建立双抗体夹心法，对待检抗原进行定量分析。双抗体夹心法研发路径包括建立预实验，筛选关键原料；确定分析模型，优化包被比例和标记抗体比例；选择不同缓冲液，优化分析体系；分析性能评估和继续优化等重要环节。

一、抗体配对

双抗体夹心法是使用两种抗体的方法，如使用单克隆抗体，则两种抗体结合抗原的不同位点。选择一种对抗原高度特异的捕获抗体附着在固体表面上，再选择另一种与抗原特异结合的抗体标记信号分子，此种抗体称为标记抗体或检测抗体。检测抗体与捕获抗体需针对同一抗原的不同抗原表位，两种抗体与抗原结合不存在空间位阻，更不会产生竞争关系。特异性抗体对抗原的结合亲和力，通常是双抗体夹心法灵敏度的主要决定因素。随着抗原浓度增加，结合在抗原分子上的检测抗体量增加，信号值逐渐升高，即双抗体夹心法测定的校准曲线为正向函数。为了验证双抗体夹心的结合程度，可以使用不同的信号分子（标记物质），如荧光素、酶或发光剂等。信号分子可以直接连接到检测抗体或结合检测抗体的第二抗体（如酶标记山羊抗小鼠 IgG 抗体）。后一种情况，捕获抗体和检测抗体必须来自不同物种（即如果捕获抗体是兔抗体，则检测抗体来自山羊、鸡等，但不能是兔）。如果直接标记检测抗体，则捕获抗体和检测抗体可以来自相同物种，或两株不同的小鼠单克隆抗体。多克隆抗体通常含有多个抗原表位识别位点，并且相同的亲和纯化的多克隆抗体可同时用作捕获抗体和检测抗体。但是，不能使用同一株单克隆抗体既作为捕获抗体，又作为检测抗体。此时，两种抗体针对相同的抗原表位，不能形成有效的夹心复合物。

抗体匹配的目标是选择一对抗体，决定捕获抗体和检测抗体，并确定捕获抗体和检测抗体的最佳浓度。确定捕获抗体与检测抗体只能凭经验确定。如果存在多种针对待测物的抗体，则最好检查所有可能的抗体组合。本文以使用单克隆抗体为例，简述抗体的匹配过程。

分别用每种抗体的 3 种浓度包被酶标板，将其用作夹心测定的捕获抗体；加入待测物（高浓度、中浓度、低浓度和零浓度）。使用几种稀释比例的每种抗体作为检测抗体。通过实验结果来确定哪种抗体最适合作捕获抗体，哪种抗体最适合作检测抗体。此外，还将确定两种抗体所需的最适浓度或稀释比例。具体组合方式如表 7-1 所示。

表 7-1　捕获抗体 A 与检测抗体 B 配对结果

捕获抗体（µg/ml）	0.5			1.5			4.5		
检测抗体稀释度	1∶1000	1∶4000	1∶8000	1∶1000	1∶4000	1∶8000	1∶1000	1∶4000	1∶8000
抗原溶液 0									
L									
M									
H									

注：0 指不含待测物质；L 指含低浓度待测物质；M 指含中浓度待测物质；L 指含高浓度待测物质。

其他组合方式同理。

实验涉及以下溶液（ELISA）。

（1）包被缓冲液：PBS。

（2）封闭缓冲液：1% BSA、TBS、0.1% Tween-20。

（3）抗体稀释缓冲液：1% BSA、PBS、TBS 或 0.1% Tween-20。

（4）洗涤缓冲液：PBS 或 TBS 0.1% Tween-20。

具体实验步骤如下所示。

（1）以 0.5µg/ml、1.5µg/ml 和 4.5µg/ml 浓度稀释包被缓冲液中的选定抗体，并将每种浓度以 100µl/孔加入 96 孔酶标反应板中。包被数量视需要而定，一般含有复孔，1、2 次重复实验。

（2）将含有捕获抗体的微孔板在 4℃孵育过夜，并在第 2 天继续实验（结合在微孔板上的捕获抗体的稳定性需在后续实验中确定）。

（3）抽吸或倾倒平板，从酶标板上移除未结合的捕获抗体溶液。

（4）向 96 孔酶标反应板的每个孔中加入 200μl 封闭缓冲液。在室温下孵育平板 1h。

（5）抽吸或倾倒板，从板上移除封闭缓冲液。

（6）确定待测物的所需工作范围。将提供高浓度和低浓度的信号值，确定信号窗口范围。零待测物提供非特异性结合（NSB）的强度。

（7）向微量滴定板中的每个孔中加入 100μl 待测物。在室温下孵育 2.5h。

（8）用洗涤缓冲液洗涤板 3 次。

（9）用稀释缓冲液以 1∶1000、1∶4000、1∶8000 连续稀释检测抗体（生物素标记抗体）。

（10）向微量滴定板的每个孔中加入 100μl 检测抗体。在室温下孵育 1.5h。

（11）用洗涤缓冲液洗涤板 3 次。

（12）按说明书建议稀释链霉亲和素蛋白-HRP（如果检测抗体是生物素化的），并向微量滴定板中的每个孔中加入 100μl。在 37℃下孵育 1h。

（13）按上述方式洗涤，对于 HRP 读数，添加 TMB 作为底物。在室温下孵育 10～20min。

（14）添加酸终止试剂，以终止酶反应。

（15）读取 450nm 处的光密度值（OD）。

据实验结果，高待测物浓度与低待测物浓度相结合将给出动态范围的指示。低待测物将给出灵敏度的指示。零浓度将给出非特异性结合并指示是否存在背景问题。同时，分别根据 L/0、M/L、H/M 值初步观察曲线递增情况。

确定产生最大信噪比的吸光度单位或具有最低可变性的高和低待测物浓度之间的最大差异。这些信息将作为进一步细化捕获抗体包被浓度和检测抗体最佳稀释比例的参考因素。

如果背景信号高得不可接受（＞0.2A.U.），则需进行另外的实验，改变平板类型，封闭缓冲液，用稀释剂如物种特异性 IgG 阻断缓冲液，抗体稀释缓冲液，洗涤缓冲液和信号分子类型。

如果上述一般条件具有可接受的 NSB，则可以确定动态范围和灵敏度是否在适当的范围内。为了提高测定的灵敏度，可以在后续实验中改变缓冲液、孵育时间和基质条件。

抗体是在免疫测定的灵敏度和动态范围中起主要作用的关键材料。由于对待测物的实际抗体亲和力决定众多分析性能参数，如果在尝试开发测定后灵敏度仍不在所需范围内，则需要评估其他抗体对的组合。

二、基质兼容性

在第一阶段确定一对组合抗体并初步确定使用浓度或比例的前提下，第二阶段是基质兼容性的测试。本阶段的主要目的是测试标本基质对免疫分析方法的影响。免疫分析的基础是抗原表位与抗体可变区的结合，临床标本基质对免疫分析方法的影响很大。在理想状态下，校准品的基质和临床样本基质（血清或血浆）应该完全相同，确保校准品和待测物在同等条件下结合抗体分子。由于获得足量人血清基质比较困难，基于生产成本和生物安全考虑，实际工作常采用动物血清作为制备产品校准品的基质溶液，如马血清或牛血清，或者是添加牛血清白蛋白的缓冲液作为基质。为方便理解，本节以常规磷酸盐缓冲液分别添加 10% 牛血清（B-10）、30% 牛血清（B-30）、不含血清缓冲液（B-）为例进行叙述。在真实的实际工作中，需要根据待测目标蛋白的性质、生产成本、工作积累等，从众多校准品稀释液中逐一选择。

实验方法：分别用上述 3 种校准品稀释溶液，按照拟定的校准品浓度（采用 5 个或 7 个浓度点）配制校准品各点（C_0、C_1、C_2、C_3、C_4、C_5、C_6、C_7），使用第一阶段选用的捕获抗体和检测抗体，并采用所选定的包被浓度和检测抗体的稀释比例。将实验结果绘制成校准曲线（standard curve），考核精密度、数学模型等，最终确定校准品稀释溶液。此外，在系列实验中，推荐采用先粗后细的原则，开始可选择带少量点的校准品进行实验，视情况再选择带所有点的校准品做完整实验。

实验步骤如下所示。

（1）用包被缓冲液稀释捕获抗体（0.5μg/ml），加入到 96 孔酶标反应板中，每孔 10μl。

（2）将 96 孔酶标反应板置于 4℃，过夜包被。

（3）包被微孔板的稳定性需要在后面实验中验证。

（4）移除捕获抗体溶液。

（5）每孔加入 200μl 封闭溶液，室温温育 1h。

（6）弃去封闭溶液。

（7）加入 3 种校准品溶液，分别用上述 3 种不同溶液系列稀释制备。每孔加入校准品 100μl。室温温育 2.5h。

（8）用洗涤液洗涤 3 次。

（9）将检测抗体（生物素标记）用抗体稀释液按 1∶8000 比例稀释。

（10）每孔加入 100μl 检测抗体，室温温育 1.5h。

（11）用洗涤液洗涤 3 次。

（12）按厂家说明书要求用抗体稀释液稀释链霉亲和素-HRP，每孔加入 100μl，室温温育 1h。

（13）加入 TMB 底物，室温避光显色 10～20min。

（14）加入硫酸溶液终止显色反应。

（15）读取 450nm 处的 OD。

具体排列方式如表 7-2、表 7-3 所示。

表 7-2　三种校准品稀释液全量程曲线实验结果（1）

	C_0	C_1	C_2	C_3	C_4	C_5	C_6	C_7
B-0								
B-10								
B-30								

表 7-3　三种校准品稀释液量程曲线实验结果（2）

	C_0	C_1	C_3	C_5	C_7
B-0					
B-10					
B-30					

通过上面实验可获得不同校准品基质溶液的校准曲线，也能观察零值血清信号值即本

底水平。同时，计算校准品各点的精密度（重复测试），可初步获得免疫分析方法的检测区间，特别是最低检测限等信息。同时，校准曲线或拟合的数学函数选择也非常重要，直接关系分析方法的性能。

一般情况下，精密度对检测区间有较大影响，规定 CV 应小于 20%的检测浓度。最小测定值为最低检测下限或功能灵敏度。

此外，校准品变异（不精密性）的一个重要来源是用于绘制曲线的数学拟合模型（statistical model），故选择适合的数学模型是极其重要的。对于大多数免疫检测方法，常见的数学拟合模型包括以下几种。

（1）线性拟合模型（linear model）

$$response=a+b\times concentration+error$$

式中，a 和 b 分别代表截距和斜率；"response"代表信号值，如荧光强度等；"concentration"代表待测抗原浓度；"error"代表误差。该线性模型一般将信号值和浓度做对数（log）转换后使用，因此，也称为 log-log linear model。

（2）二次函数拟合模型

$$response=a+b\times concentration+c\times (concentration)^2+error$$

式中，a 代表截距；b 代表线性；c 代表二次项系数；"response"代表信号值，如荧光强度等；"concentration"代表待测抗原浓度；"error"代表误差。

（3）四参数拟合（4PL）模型

$$response=top+(bottom-top)/[1+(concentration/EC_{50})^{slope}]$$

式中，"top"代表最大值渐近线对应浓度值；"bottom"代表最小值渐进线对应的浓度值。EC_{50} 表示最大信号和最小信号中间所对应的浓度值；"slope"指曲线的斜率。

（4）五参数拟合（5PL）模型

$$response=top+(bottom-top)/[1+(concentration/EC_{50})^{slope}]^{asymmetry}$$

式中，不对称系数（asymmetry）代表 S 形曲线中 EC_{50} 下两边阴影面积的不对称度。不对称系数为 1 时，该模型则变为四参数拟合模型。同时，上述所指"EC_{50}"并非真正意义上的 EC_{50}。此处的"EC_{50}"表示不对称系数为 1 时的 EC_{50}，取决于具体的实验数据。

在上述几种数学模型中，四参数拟合模型适用于大多数的免疫检测方法，且优于线性回归、二次函数模型等。在常见的统计学软件中，这些数学模型都易于获得和操作。关于数学拟合模型的评价，除了拟合度 R^2 外，一般还需要通过计算不同拟合模型校准品各点的实际误差（残差）来评估。如图 7-2 所示，采用线性模型，拟合度达到了 0.99，但校准品各点的残差较差，该模型的百分回收率明显不如四参数拟合模型。因此，标记免疫分析需要严格评估数学拟合模型函数，不仅需要非常好的拟合度，而且需要特别关注校准品各点通过校准曲线或数学函数所计算的结果与真实浓度间的误差。

关于校准曲线各点的加权处理：在大多数统计学软件包默认的曲线拟合模型中，校准品各点的信号值分配相同的权重，这仅适用于检测区间内各校准品点的重复孔变化一致。但在大多数免疫检测方法中，校准曲线各点重复性并不一致，这与校准品的浓度值相关。若不做加权处理直接运算，可能会导致拟合方式的结论错误，且对未知标本的计算结果产生显著影响。具体来讲，若不进行加权处理，校准品低端的变异增大，大大减低了方法的灵敏度。因此，在进行曲线拟合函数考评中，非常有必要选取具有合适加权运算数学模型的统计学软件，认真比对校准品各点真实计算的误差，最终确定校准品的数学拟合方式。如图 7-3 所示，将不同数学模型的总误差进行比较，可以发现五参数拟合曲线中，各点反应值的准确性要优于其他数学模型。

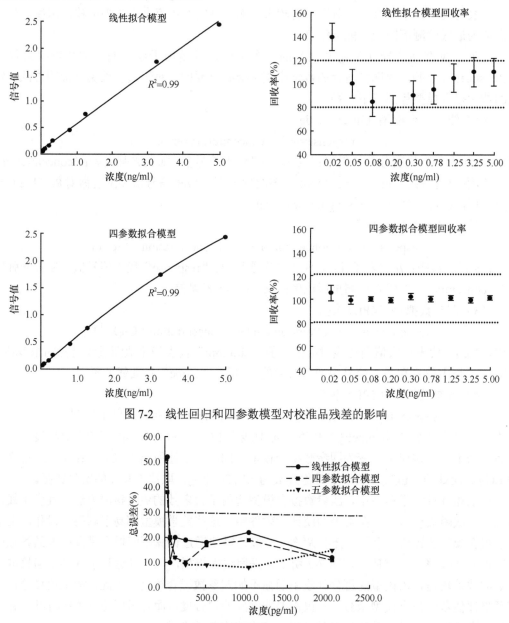

图 7-2　线性回归和四参数模型对校准品残差的影响

图 7-3　校准品数学模型（加权）对校准品残差的影响

三、深 度 优 化

第二阶段所介绍的两步法 ELISA 实验是开发酶免诊断试剂盒的基本环节。若方法的检测范围及灵敏度仍不能达到预期要求，则应考虑其他实验参数。针对 ELISA 而言，实验参数一般还包括缓冲液、温育时间及酶标板种类等。在双抗体夹心 ELISA 中，抗体及其工作浓度的选择最为重要。若校准曲线各点的精密度测定，仍不能满足预期的检测范围和灵敏度的要求，则应考虑调节捕获抗体及检测抗体的工作浓度，以提高方法的分析性能。

本阶段的实验条件优化将致力于选择最适的工作条件，如检测抗体的浓度、捕获抗体的亲和力、温育步骤、缓冲体系及底物等。校准品用上述实验的基质缓冲液进行稀释，列出温育时间、缓冲体系和其他实验影响因素，通过实验试剂开发软件及精密度进行优化。

相关试剂：抗体、包被缓冲液、封闭液、洗涤液、抗体稀释溶液、底物等。

实验步骤如下所示。

（1）采用前阶段实验选定的捕获抗体和包被浓度，包被酶标板。4℃温育过夜。

（2）弃去包被抗体溶液。

（3）配制不同的封闭液，室温温育1h。此变量是考察封闭环节。

（4）将酶标板置于4℃，干燥。

（5）正式实验前，将上述（1）～（3）步重复。此方式作为未储存酶标板对照。

（6）使用不同的基质缓冲液（选用与前面实验有别）将校准品倍比稀释，共稀释8个浓度点。96孔酶标反应板中每孔加入100μl。此变量是在第二阶段基础上，继续选择校准品基质溶液。采用第二阶段已选定的校准品稀释基质作为实验对照。

（7）将校准品溶液与捕获抗体置于室温，温育1h、3h，或者4℃温育过夜。每个条件需要设定空白对照，即不含待测目的蛋白的基础溶液。

（8）洗板3次（若背景信号值或阴性对照孔信号值偏高，可选择不同的洗液）。

（9）加入100μl稀释后的检测抗体。若背景信号值过高，可选择不同的稀释比例。

（10）同样需设定不同的检测抗体温育时间、温育条件等。

（11）洗板3次。

（12）每孔加入100μl底物，并按厂家要求进行显色。

（13）加入100μl终止液。

（14）OD 450nm酶标仪读数。

以上实验设定了很复杂的变量或因素，不可能通过一次或几次实验完成，需视情况每次只改变1、2个因素，交错进行。对用于临床实验的试剂，需考虑临床实验室的具体需求，以方便临床实验室使用为原则。

综合观察不同实验条件下的校准曲线及精密度。

四、性　能　评　估

本阶段的主要任务是测试免疫分析试剂的分析性能表现，包括分析精密度、检测范围、分析灵敏度、稳定性、抗干扰能力、分析特异性、准确度等。具体方法详见试剂性能评价一章，此处不再赘述。如果所研发试剂某一性能不满足注册检验或临床试验的要求，需进一步分析原因后继续上述3个环节的优化，直至达到相关要求。

第三节　竞争性免疫分析的研发策略

本教材所述的竞争性免疫分析指用于定量分析小分子（或半抗原）的免疫分析模式，分析体系由特异性抗体（单克隆抗体或多克隆抗体）、标记半抗原（具有与待测半抗原相同或相近的抗体结合能力）组成，标本中待测半抗原和标记半抗原共同竞争限量的特异性抗体。此外，还包括系列已知浓度的校准品，用于建立校准曲线或数学函数，未知标本中待测半抗原含量通过数学函数获得。

竞争性免疫分析的剂量-反应曲线为倒置"S"形曲线，主要缺点是检测范围相对较窄，难以兼顾分析敏感度和检测范围。针对竞争性免疫分析模式，需要考虑临床需求来确定分析物工作范围和分析敏感度。欲获得高分析敏感度，需要尽量减少标记半抗原的用量，并提高标记比例（标记比活性）；同时，需要降低分析体系中捕获抗体的分子数来提高竞争效果。相反，欲拓宽检测范围，满足高浓度标本的竞争要求，同样需要提高标记半抗原的分子数，并提高分析体系中捕获抗体的分子数，来满足对抗体分子数量的要求。

本节基于 ELISA 分析平台，采用捕获抗体包被微孔板，酶标记半抗原分子与待检样本中的半抗原竞争微孔板表面的捕获抗体模式，竞争性免疫分析试剂研发的基本过程如下。

一、捕 获 抗 体

捕获抗体作为竞争性免疫分析的关键组分，对检测试剂的性能会产生重大影响。在本阶段实验中，第一，需根据临床要求确定所需的分析物工作范围（检测区间），并综合考虑临床对分析敏感度的需求。第二，选择特异性好、亲合力合适的特异性抗体作为捕获抗体。如果要求较高分析敏感度，则需要选择亲合力较高的单克隆抗体。第三，采用不同浓度的标记半抗原，初步滴定捕获抗体的包被浓度和标记半抗原的工作浓度。

具体实验布局如表 7-4 所示。

表 7-4　不同捕获抗体与标记半抗原配对结果

标记半抗原稀释比例	不同标记半抗原包被浓度（µg/ml）								
	A			B			C		
	0.1	0.5	1.5	0.1	0.5	1.5	0.1	0.5	1.5
NSB									
10^{-3}									
10^{-4}									
10^{-5}									
10^{-6}									
10^{-7}									
10^{-8}									

相关试剂如下所示。

（1）捕获抗体包被缓冲液：PBS。

（2）封闭缓冲液：1% BSA、TBS、0.1% Tween-20。

（3）标记半抗原稀释缓冲液：1% BSA、PBS 或 TBS、0.1% Tween-20。

（4）洗涤缓冲液：PBS 或 TBS、0.1% Tween-20。

实验步骤如下所示。

（1）用包被缓冲液稀释捕获抗体，终浓度分别为 0.1µg/ml、0.5µg/ml 和 1µg/ml，并将每种浓度 100µl/孔加入 96 孔酶标反应板中。包被数量依需要而定，一般含有复孔，重复实验 1、2 次。

（2）将含有捕获抗体的微孔板在 4℃孵育过夜，并在第 2 天继续实验（结合在微孔板上的捕获抗体的稳定性需在后续实验中确定）。

（3）通过抽吸或倾倒平板，移除板中未结合的捕获抗体溶液。

（4）向 96 孔酶标反应板的每个孔中加入 200μl 封闭缓冲液。在室温下孵育 1h。

（5）通过抽吸或倾倒板，移除板中的封闭缓冲液。

（6）根据临床要求确定所需的分析物工作范围，用稀释液梯度稀释标记半抗原（生物素标记）。期望结果是得到最少的抗体包被浓度及最小的标记半抗原浓度，即可得出可读的信号值；零浓度即是 NSB。

（7）向酶标板的每个孔中加入 100μl 标记的半抗原溶液，室温孵育 2.5h（标准物质可直接用酶标记或用生物素标记）。

（8）用洗涤缓冲液洗涤板 3 次。

（9）若使用生物素化标准物质，则根据试剂说明用常规稀释液稀释链霉亲和素-HRP，并向酶标板中的每个孔中加入 100μl，室温孵育 1h。

（10）用洗涤缓冲液洗涤板 3 次。

（11）对于 HRP 读数，添加 OPD 或 TMB 作为底物进行显色，室温暗处孵育 10～20min。

（12）添加酸终止剂终止酶反应。

（13）读取 450nm 处的 OD。

根据实验结果，不同浓度的标记半抗原与不同浓度的捕获抗体相结合将给出动态范围的指示。高浓度的标记半抗原将给出分析范围（检测范围）的指示，零浓度（NSB）将给出非特异性结合并指示是否存在背景问题。同时，分别根据不同浓度标记半抗原与零点的比值初步确定捕获抗体的浓度和标记半抗原的种类及工作浓度。

如果背景信号高得不可接受（＞0.2A.U.），则需进行另外的实验，改变平板类型，封闭缓冲液，用稀释剂如物种特异性 IgG 阻断缓冲液，抗体稀释缓冲液，洗涤缓冲液和信号分子类型。

如果上述一般条件具有可接受的 NSB，则可以确定动态范围和灵敏度是否在适当的范围内。为了提高测定的灵敏度，可以在后续实验中改变缓冲液、孵育时间和基质条件。

二、初级优化

第二阶段研发实验的目标是确定待测物剂量-反应范围和分析灵敏度。采取上步中确定的实验条件，初步采用已确定抗体和标记半抗原的浓度，并与不同浓度的待测抗原共同孵育。统计得到校准曲线和精密度，计算测定的灵敏度和动态范围。具体来讲，本阶段需要通过棋盘滴定来确定捕获抗体的最佳包被浓度和标记半抗原的最佳稀释比例。当然，因标记半抗原与酶或生物素连接会造成免疫活性改变，可先偶联蛋白质（BSA），再与 HRP 或 AP 偶联，此时会涉及二者的标记比例问题。通常情况下，标记比例影响分析灵敏度，本阶段同样需要比较不同标记比例的标记半抗原对分析性能的影响。此外，需要采用常规缓冲液配制系列校准品，绘制校准曲线并选择最佳数学拟合函数。

首先，按第一阶段方式对实验进行布局，详见表 7-5。

表 7-5　不同浓度捕获抗体与标记半抗原滴定实验

待测抗原	不同浓度标记半抗原捕获抗体浓度（μg/ml）								
	10^{-4}			10^{-6}			10^{-8}		
	0.1	0.5	1.5	0.1	0.5	1.5	0.1	0.5	1.5
C_0									
C_1									
C_2									
C_3									
C_4									
C_5									
C_6									

相关试剂如下所示。

（1）捕获抗体包被缓冲液：PBS。

（2）封闭缓冲液：1% BSA、TBS、0.1% Tween-20。

（3）标记半抗原稀释缓冲液：1% BSA、PBS 或 TBS、0.1% Tween-20。

（4）洗涤缓冲液：PBS 或 TBS、0.1% Tween-20。

实验步骤如下所示。

（1）用包被缓冲液按上步实验中确定的浓度稀释捕获抗体，向 96 孔酶标反应板的每个孔中加入 100μl。

（2）将 96 孔酶标反应板置于 4℃，过夜包被。

（3）通过抽吸或倾倒，移除板中的捕获抗体溶液。

（4）向 96 孔酶标反应板的每个孔中加入 200μl 封闭缓冲液，室温孵育 1h。

（5）通过抽吸或倾倒，移除板中的封闭缓冲液。

（6）按上步实验中确定的浓度稀释标记半抗原；在临床需求的浓度范围内，用校准品稀释缓冲液稀释待测半抗原或校准品半抗原。

（7）向 96 孔酶标反应板的每个孔中加入 100μl 标记半抗原和 100μl 不同浓度的待检抗原。室温孵育 2.5h。此步为标记半抗原和待检抗原竞争结合捕获抗体。

（8）用洗涤缓冲液洗涤板 3 次。

（9）若使用生物素化标记半抗原，则根据试剂说明，用常规稀释液稀释链霉亲和素-HRP，并向酶标板中的每个孔中加入 100μl，室温孵育 1h。

（10）用洗涤缓冲液洗涤板 3 次。

（11）对于 HRP 读数，添加 OPD 或 TMB 作为底物进行显色，室温暗处孵育 10～20min。

（12）添加酸终止剂终止酶反应。

（13）读取 450nm 处的 OD。

其次，使用不同标记比活性的标记半抗原与系列稀释的校准品溶液进行免疫竞争实验，观察全程校准品各点竞争结合情况并绘制校准曲线。实验布局情况如表 7-6 所示。标记比活性指半抗原分子上信号分子的数量，本文分别用 A、B、C 代表 3 种比活性标记半抗原。

表 7-6 不同标记比例标记半抗原与不同浓度捕获抗体的滴定实验

校准品	不同比活性半抗原包被浓度（μg/ml）								
	A			B			C		
	0.1	0.5	1.5	0.1	0.5	1.5	0.1	0.5	1.5
C_0									
C_1									
C_2									
C_3									
C_4									
C_5									
C_6									

相关试剂同上。

实验步骤如下所示。

（1）用包被缓冲液按上步实验中确定的浓度稀释捕获抗体，向96孔酶标反应板的每个孔中加入100μl。

（2）将96孔酶标反应板置于4℃，过夜包被。

（3）通过抽吸或倾倒，移除板中的捕获抗体溶液。

（4）向96孔酶标反应板的每个孔中加入200μl封闭缓冲液，室温孵育1h。

（5）通过抽吸或倾倒，移除板中的封闭缓冲液。

（6）按上步实验中确定的浓度，用标记半抗原稀释液稀释标记半抗原；在临床需求的浓度范围内，用常规稀释缓冲液稀释待测抗原。

（7）向96孔酶标反应板的每个孔中加入100μl不同标记比活性的标记半抗原和100μl不同浓度的待检抗原。室温孵育2.5h。此步为标记半抗原和待检抗原竞争结合捕获抗体。

（8）用洗涤缓冲液洗涤板3次。

（9）若使用生物素化标准物质，则根据试剂说明，用常规稀释液稀释链霉亲和素-HRP，并向酶标板中的每个孔中加入100μl，室温孵育1h。

（10）用洗涤缓冲液洗涤板3次。

（11）对于HRP读数，添加OPD或TMB作为底物进行显色，室温暗处孵育10～20min。

（12）添加酸终止剂终止酶反应。

（13）读取450nm处的OD。

由第一步实验结果可得，高浓度待测物将给出分析范围（检测区间）的指示，低浓度待测物将给出灵敏度的指示，零浓度将给出非特异性结合并指示是否存在背景问题。同时，根据不同浓度待检抗原所得信号值与零点信号值的比值变化，确定捕获抗体的浓度和标记半抗原的浓度。第二步实验结果则可得出标记半抗原的最佳标记比例。此两步实验在具体开发中需要循环进行，直至得到最佳的捕获抗体浓度、标记半抗原的标记比活性及浓度。

待测抗原和标记半抗原的实际抗体亲和力决定众多分析性能参数，且捕获抗体的浓度直接影响检测范围。捕获抗体在一定范围内增加可拓宽检测区间，但同时会损失分析敏感度。捕获抗体减少，分析敏感度会提高，但这一结果是以牺牲检测范围为前提的。如果尝试开发测定后，分析范围仍不在临床所需范围内，则需要评估其他抗体对的组合。

标记半抗原，即标记的纯品，是决定竞争性免疫分析敏感度的关键因素。待测抗原和标记半抗原与抗体的亲和力差异，可决定待检抗原低区的灵敏度和准确度。故如果尝试开发测定后，低浓度区域灵敏度不理想，则需要评估标记半抗原，调节标记比活性或使用待测抗原的结构类似物等。

不同标记比活性的标记半抗原影响竞争性免疫分析的分析敏感度和检测范围。欲获得高分析敏感度，需要尽量减少标记抗原的用量，并提高标记比例（标记比活性）；同时，需要降低分析体系中捕获抗体的分子数来提高竞争效果。相反，欲拓宽检测范围，满足高浓度标本的竞争要求，同样需要提高标记抗原的分子数。故在实验中，标记半抗原的标记比活性需同时兼顾低浓度区域和高浓度区域检测样本，选择最佳的标记比例。

三、分 析 体 系

在前两阶段确定捕获抗体浓度，标记半抗原种类、标记比活性及工作浓度的前提下，此阶段重在确定最佳包被缓冲液、封闭液、标记半抗原稀释液及校准品稀释液、孵育时间、温度、基质效应和其他可能影响测定的工作变量。如前文所述，本教材以选择校准品稀释液为例，用常规磷酸盐缓冲液分别添加 10%牛血清（B-10）、30%牛血清（B-30）、不含血清缓冲液（B-0）作为校准品稀释液。在实际工作中，需要根据待测目标半抗原的性质、生产成本、工作积累等摸索出最佳的稀释液。

以校准品稀释液选择为例进行此阶段实验，实验布局详见表 7-6。

表 7-7　三种校准品稀释液全量程曲线实验结果

	C_0	C_1	C_2	C_3	C_4	C_5	C_6
B-0							
B-10							
B-30							

相关试剂如下所示。

（1）包被缓冲液：PBS。

（2）封闭缓冲液：1% BSA、TBS、0.1% Tween-20。

（3）洗涤缓冲液：PBS 或 TBS、0.1% Tween-20。

（4）校准品稀释缓冲液

B-0：PBS。

B-10：PBS、1% BSA。

B-30：PBS、1% BSA、0.1mol/L NaCl。

实验步骤如下所示。

（1）用包被缓冲液按上步实验中确定的浓度稀释捕获抗体，向 96 孔酶标板的每个孔中加入 100μl。

（2）将 96 孔酶标反应板置于 4℃，过夜包被。

（3）通过抽吸或倾倒，移除板中的捕获抗体溶液。

（4）向 96 孔酶标反应板的每个孔中加入 200μl 封闭缓冲液，室温孵育 1h。

（5）通过抽吸或倾倒，移除板中的封闭缓冲液。

（6）按上步实验中确定的浓度，用不同的标记半抗原稀释液稀释标记半抗原；在临床需求的浓度范围内，用校准品稀释缓冲液稀释校准品半抗原。

（7）向酶标板的每个孔中加入 100μl 标记半抗原和 100μl 不同浓度的校准品抗原。室温孵育 2.5h。此步为标记半抗原和待检抗原竞争结合捕获抗体。

（8）用洗涤缓冲液洗涤板 3 次。

（9）若使用生物素化标准物质，则根据试剂说明，用常规稀释液稀释链霉亲和素-HRP，并向酶标板中的每个孔中加入 100μl，室温孵育 1h。

（10）用洗涤缓冲液洗涤板 3 次。

（11）对于 HRP 读数，添加 OPD 或 TMB 作为底物进行显色，室温暗处孵育 10～20min。

（12）添加酸终止剂终止酶反应。

（13）读取 450nm 处的 OD。

免疫分析条件的摸索，如抗原抗体浓度、稀释液的选择、孵育温度及时间等，是试剂研发的必经之路。竞争性免疫分析中，在确定捕获抗体浓度、标记半抗原种类、标记比活性及浓度后，工作条件应根据校准曲线的优劣及临床样本检测的准确度进行调节，得到最佳的检测条件。其中，体系缓冲液的选择影响抗原抗体在缓冲体系中的解离形式，进而影响二者结合的程度。校准品稀释液主要影响校准曲线的准确性，即待测样本通过校准曲线方程反算得到的测量值的准确性。

另外，数学拟合模型的选择对分析方法的准确度、精密度等性能参数有很大影响，前文已详细解释，此处不再赘述。竞争性免疫分析中，检测信号值与待测抗原浓度存在反向函数关系，常使用四参数和五参数拟合模型，其中横坐标常为校准品浓度，纵坐标常为校准品信号值（$C_1 \sim C_6$）与零点（C_0）比值的百分数。四参数拟合曲线可较为明显地反映分析敏感度和检测范围问题。在一定范围内，低浓度区域拟合曲线越陡峭，敏感度越好。但是，曲线陡峭易导致精密度差的问题，即细微的信号值差异反算为待测物浓度时产生较大的浓度波动。针对检测范围，满足临床检测需求即可。曲线走势逐渐趋于平缓，在高浓度区域已近似持平，要想获得较宽的检测范围，则需使用不同的捕获抗体。

四、性 能 测 定

本阶段主要评估检测试剂的分析性能参数，如分析精密度、检测范围、分析灵敏度、稳定性、抗干扰能力、分析特异性、准确度等。具体方法详见试剂性能评价一章，此处不再赘述。竞争性免疫分析中，分析敏感度和检测范围是优先考虑的性能参数。在上述实验中，筛选最佳捕获抗体、标记半抗原及工作条件时，已涉及二者的分析，故性能测定时，分析敏感度和检测范围较易获得。如果所研发试剂某一性能不满足注册检验或临床试验的要求，需进一步分析原因之后，继续上述 3 个环节的优化，直至达到相关要求。

（于　洋　李会强）

第八章　定量免疫分析与校准品的制备

本章阐述定量免疫分析,定量免疫分析的基础是剂量-反应函数。针对双抗体夹心分析而言,需在已知浓度校准品与相应信号值之间,通过统计学建立数学模型或数学函数。未知标本浓度获得信号值后,再通过数学函数获得目标物质的浓度。校准品用于获得数学函数,本章同样介绍标准物质制备及质控品的相关知识。

第一节　定量免疫分析函数

一、定量免疫分析原理

定量免疫分析,是指利用校准曲线从样品待检分析物的响应信号中,间接获得分析物的浓度。校准(或标准)曲线,是根据已知浓度的分析物产生的不同信号所绘制。曲线拟合中的两个基本变量是样品的分析物浓度(又称剂量)和信号(又称响应)。信号有许多类型,如放射免疫检测中的放射性计数、发光免疫检测中的发光强度和 ELISA 免疫检测中的颜色深浅、吸光度程度。

如果分析物可以被无限倍稀释、进行无限倍检测,免疫检测的真实曲线就很容易确定。但因为只能进行有限稀释,所以真实曲线必须用相对稀疏的点进行估计。由于无法检测所有浓度,故需使用标准稀释浓度确定剂量-响应的关系。尽管剂量-响应曲线可以用铅笔和图纸直接绘制,但通常使用数学函数或回归法进行曲线模拟,该近似函数称为曲线模型。曲线模型由软件通过各种复杂操作进行计算。

在回归法中,不论使用哪种数学模型,都会产生两种误差。一种是分析数据的随机变化,可以通过增加重复次数和浓度水平进行消除。另一种是曲线模型不能拟合真实曲线的形状。除了使用更加合适的曲线模型,没有其他方法可以减少这种拟合误差。

二、曲线拟合方法

曲线拟合方法分为实验法和回归法,回归法又分为线性回归和非线性回归。一个良好的曲线模型需具备以下 3 个特点:①曲线形状能反映真实形状;②随机误差尽可能地被平均掉;③准确预测锚点(最低-最高浓度)间浓度。

(一)实验法

实验法或插值法,如点对点函数和三次样条函数,因为容易运行,所以已被应用。点对点函数和三次样条函数因为完全通过平均数据点,所以没有平均数据以减少随机变量。由于某些点的随机误差使数据偏离其真实值,因此这些拟合曲线不能保证对真实曲线做出良好的估计,导致这些区域的浓度估算值不可靠(图 8-1)。

三次样条函数绘制的曲线并不总是单调的,并且由于每个节点的随机变化而不能产生连续、平滑的曲线形状,因此会上下波动(图 8-2)。

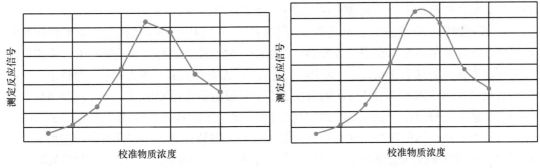

图 8-1 实验法点对点曲线　　　　　图 8-2 实验法三次样条曲线

（二）回归法

回归法，利用给定的函数形式或模型拟合数据，可以使误差得到部分校正。在所有回归法中，估计参数最常用的统计方法是最小二乘拟合法。最小二乘拟合法就是寻找与给定点的距离或残差的平方和最小的曲线。这些残差的平方和称为误差平方和（sum of square of errors，SSE）。如果 SSE 只是各个残差平方的总和，则存在问题。假如各点之间的误差彼此成比例，则曲线响应之间的残差平方在高响应端非常高，而在低响应端非常低。例如，假设各点残差均为 5%，那么在高响应端，从计算曲线观察到的响应为 11 000～11 500 的残差平方是 250 000。相反，低响应端的 5%差异为 100～105 的残差平方是 25。显然，这意味着回归算法将基本上仅使用高响应端来拟合曲线，而基本不受低响应端的影响。不管低响应端的适应性如何都不受高响应端影响。这时就需要将每个残差平方除以它的预期变异，即对它加权。

$$加权 SSE = \sum_{i=1}^{N} w_i (y_i - \hat{y}_i)^2$$

加权 SSE 也称为 wSSE。式中，N 为校准品数量。

曲线拟合指标，实验法没有合适的评价指标。当评价未加权的非线性回归曲线时，可以用 r^2 评价其适合度。该指标可以表示能适应曲线的数据的比例。r^2 本质上显示浓度和信号的因果关系，所以不适合非线性回归。对于加权的回归曲线，SSE 本身就是一个评价指标。

加权 SSE 有一个统计学特性，如果响应是正态分布的，SSE 为点数减去参数自由度的 χ^2 分布数值。基于这个性质，χ^2 可能性（p）可以被算出来。p 指的是在完全相同的状态下，预计不会适应该曲线的测试的比例，p 越小，曲线适应性越高。

$$SSE = \sum_{i=1}^{N} w_i (y_i - \hat{y}_i)^2 = \sum_{i=1}^{N} \frac{(y_i - \hat{y}_i)^2}{\text{variance}^2} = \sum_{i=1}^{N} \frac{(y_i - \hat{y}_i)^2}{SD}$$

$$= \sum_{i=1}^{N} (t \text{ statistic})^2 = \chi^2 \text{ statistic}$$

$$\chi^2 \text{ Prob} = \chi^2 \text{Dist}(RSSE, N-P)$$

式中，variance 为变异，SD 为标准差，statistic 为统计量，χ^2 Prob 为服从 χ^2 的概率密度函数，N 为样本数量，P 为拟合参数的个数，$RSSE$ 为残差平方和。

对于免疫检测剂量-响应曲线，通常使用三种加权最小二乘回归法。分别是线性回归，四参数拟合和五参数拟合。所有最小二乘回归曲线至少需要比模型中的参数多一个数据点。这些额外的自由度允许将模型中的误差平均化，见图8-3。

1. 线性回归 在这些方法中最简单，因为它是一个封闭形式的函数，所以可用代数方法求解。计算简单到足以在手持计算器或简单的软件程序上执行，并且所有人都将获得相同的解决方案。公式为 $Y=a+bX$，其中，Y 是响应；X 是浓度；b 为斜率；a 为截距。通过将公式反转来确定浓度 $X=Y/b+a$。问题在于除了最短的免疫检测曲线，所有曲线都是非线性的。目前有各种方法可以使该曲线"线性化"，最常用的是将 X 轴的浓度值或 Y 轴的信号值做对数变换。这些转型尝试已被四参数拟合和五参数拟合等非线性曲线模型所取代。有时会考虑线性 logit-log 模型与四参数拟合模型有关（在 logit-log 空间中，四参数拟合曲线转换为直线），见图8-4。

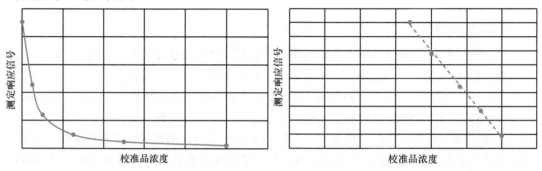

图8-3 免疫分析剂量-响应曲线原始作图　　　　图8-4 免疫分析剂量-响应曲线线性回归图

2. 非线性回归 曲线建模比线性回归困难。寻找这些模型的解决方案需要使用数据化的流程。数字过程即迭代过程，逐步新建参数化系数以得到更好的解决方案（如最小平方和误差）包括以下两个主要步骤。第一步，找到参数的初始估计值。第二步，在第一步设置的最佳拟合算法区域中找出最佳解决方案。在起始估计中标识的区域非常重要，因为在四参数拟合或五参数拟合的四维或五维的几何空间中，有且只有一组系数是全局最小值，即最佳拟合。但也有许多局部最小值会设置一个非最佳的解决方案去"欺骗"拟合算法，有时局部最小值组合又会提供一个非常适合的算法。马夸特-莱文伯特（Marquardt-Levenberg）法和高斯-牛顿（Gauss-Newton）法是许多免疫检测中常用的最小化算法软件程序。它们通常用于四参数拟合模型方案的解决。但这些最小化算法在五参数拟合空间中寻找解决方案存在许多问题。

（1）四参数拟合：是指用含有 4 个参数的方程表示因变量（y）随自变量（x）变化的规律。四参数拟合模型被广泛应用，因为该模型比五参数拟合模型容易计算。当剂量反应曲线对称时，四参数拟合模型效果较好。四参数拟合曲线的公式为 $y=d+\dfrac{(a-d)}{[1+(x/c)^b]}$，$a$ 和 d 分别为曲线上渐近线估值和曲线下渐近线估值，c 为最大结合一半时对应的剂量，b 是曲线斜率，c 是曲线改变方向的两个渐近线中间的过渡点。四参数拟合曲线的浓度估计值的公式为 $X=c\left[\left(\dfrac{a-d}{y-d}\right)-1\right]^{\frac{1}{b}}$

（2）五参数拟合：是在四参数拟合的基础上添加了第 5 个参数 g，该参数可以控制曲线的不对称性。在过度参数化的模型（以大量预测中存在差异为代价紧密拟合数据）和参数化不足的模型（存在较大的拟合误差）之间，五参数拟合模型提供了一个很好的折中方案。此函数有 5 个参数：一个用于上渐近线，一个用于下渐近线，一个用于函数的过渡区域的总长度，一个用于过渡区域的位置，一个用于不对称程度。任何少于 5 个参数的函数都不大可能灵活地适应不对称的"S"形剂量-响应数据。五参数拟合曲线的公式为

$y = d + \dfrac{(a-d)}{[1+(x/c)^b]^g}$，其中，$a$ 和 d 是渐近线终点；b 控制两条渐近线间的过渡；c 是曲线

转换拐点的过渡点；而 g 和 b 控制下渐近线的斜率。值得注意的是，五参数拟合的过渡点 c 不在两个渐近线之间，只有当 $g=1$ 时，五参数拟合可以减少为四参数拟合。五参数拟合

浓度估计值的公式 $x = c\left[\left(\dfrac{a-d}{y-d}\right)^{\frac{1}{g}} - 1\right]^{\frac{1}{b}}$，五参数拟合的曲线形状可以通过每次改变一个参

数来获得。

三、用户定标方式

（一）定标方式的选择

定标（calibration）：在规定条件下，建立测量装置与一项可追溯且已知参考值不确定度的标准之间关系的一整套操作活动。

1. 单点定标 是有条件的，如果厂家有关方法稳定性文件或者自建检测系统的评价中，已经证明该项目性能特点之一的校准曲线是线性关系，而且 a 几乎为 0，即 $Y=bX$，可以用单点定标，但需要做校准验证。如果某项目虽属线性，但 a 不等于 0，即存在截距，它的方程应该为 $Y=a+b_1X$，用单点校准，把它作 $Y=b_2X$ 处理，既有斜率变化，又存在截距 a，会造成偏差，用定标点 A 代入两个方程式，结果应该是一样的，但离定标点较远的浓度标本会造成较大偏差。截距 a 是正值或负值造成偏差也不同。如果应用"校准验证"高、中、低值校准品就会发现，离定标点较远的浓度有较大误差，同时肯定也通不过"校准验证"。

2. 两点定标 就是分别测量 2 个已知真实值的数据点（一般叫作定标点或质控点），然后根据这 2 个点的测量值，标定仪器的计算方法，这个过程就叫作两点定标。

两点定标有一定的局限性。由于两点校准，隐藏了性能曲线的不准确性。

3. 多点定标 曲线的 2 个点之间可能存在一定的误差，但是如果我们缩短点之间的距离，那么这些相同点之间的误差就会越小。以超过 2 个点（通常做 5 个点或 6 个点）定标，可以减少测量误差并改善检测系统的性能。以两点校准曲线与多点校准曲线的各个数据点的曲线进行比较，可以看到错误增长到中途点，然后随着它到达最高数据点而减少。

制造商为用户提供若干不同浓度的校准品，通常为 5～8 个，每个浓度校准品检测得出对应的信号值，根据制造厂提供的拟合方式，或者由仪器软件自动拟合出一条剂量-响应曲线。

（二）内置主曲线方式

制造商为每一批试剂建立了主校准曲线。一般通过传统智能卡以某种方式编码在外包装上。其数据也可以从因特网的网站获得，或者发送电子邮件。每批试剂需要 6～10 个校准品，其响应至少从两台不同分析仪上获得。通常情况下，每个校准器至少使用 20 个"重复"以建立主校准曲线。校准曲线拟合的方法一般是四参数拟合或五参数拟合。用户校准品包含 2 个或 3 个已知浓度的调节校准品，和 1 个根据每个校准品的信号水平变化而变化

的主校准曲线算法。主校准曲线包括以下几项：①直接线性形式，只有 2 个参数，斜率（m）和截距（c）；②伪线性形式，其响应和剂量在直接意义上是线性的，但也有指定转换所需的其他未知参数。

1. 直接线性形式 需要考虑固定和非固定斜率。如果斜率固定，则只能确定 1 个参数，即截距。因此，至少需要 1 个校准品。如果斜率是 m，校准品 σ_A 的响应元数据误差，及未知数 σ_U 的响应元数据误差，则插值剂量的误差为 $\frac{1}{m}\sqrt{\sigma_U^2 + \sigma_A^2}$。其中，$\sigma_U$ 和 σ_A 可以通过增加重复次数降低。如果斜率不固定，则至少需要 2 个校准品，因为存在 2 个未知参数：截距（c）和斜率（m）。

2. 伪线性形式 如上所述，只使用 2 个校准品可能会受到理论上的挑战。因为对于大多数免疫分析而言，线性关系可能是从具有 2 个以上参数的数学形式转换的结果。例如，logit-log 转换可能会线性化，但也基本有 4 个参数来描述响应，logit-log 域中的斜率和截距，以及 NSB 和 B_0。如果 NSB 和 B_0 是已知的，那么 logit-log 图是一个真正的线性图，由斜率和截距定义其结果。如果 NSB 和 B_0 是未知的，那么必须在流程中引入其他信息推测它们的值。用主校准曲线进行检测时，制造商必须解决的问题是确定最佳校准品浓度，并考虑加入剂量的影响。

（三）定标的基本要求

（1）按照仪器或试剂制造商的说明进行定标。如果不可用，请选择由内部室内质量控制（quality control，QC）频率决定的频率。

（2）验证分析时，评估所需的定标频率。根据测定的稳定性，可能需要更多/更少地重新定标。

（3）每次更换试剂批次时都要重新定标，除非能证明更换试剂批号不会对控制值和患者结果产生不利影响。

（4）QC 结果显示系统偏差时重新定标，以消除趋势或小的分析偏差。

（5）主要仪器维护后重新定标，如灯泡更换，这可能会导致 QC 发生变化。

但定标用的校准品具有专用性，它只能专用于指定的某公司型号的仪器、试剂、方法和检测程序组成的检测系统，才能起校准和溯源作用。所以，校准品只能为指定的检测系统服务，不能对其他系统作校准用。如果用在其他检测系统作校准，将会严重影响检验质量，使患者样品的检测结果不可靠，更不具有溯源性。

（刘功成 谢 茜 秦东春）

第二节 校准品的制备方法

校准品（calibrator），又称校准物（calibrator material），是在校准函数中用作独立变量的标准物质，其定义来自 GB/T 21415—2008/ISO 17511：2003《体外诊断医疗器械—生物样品中量的测量—校准品和控制物质赋值的计量学溯源性》。

一、标准物质

（一）标准物质的概念、分类与分级

1. 标准物质概念 按照国际计量学指南联合委员会（Joint Committee on International

Metrological Guidelines，JCGM）的定义，标准物质（reference material，RM）也称参考物质或标准品，是指具有一种或多种足够均匀和很好地确定了的特性，用以校准测量装置，评价测量方法或给材料赋值的一种材料或物质。作为分析测量行业中的"量具"，标准物质在校准测量仪器和装置、评价测量方法、测量物质或材料特性值、考核分析人员的技术水平及产品质量控制等方面起着不可替代的作用。

标准物质应具有稳定性、均匀性和准确性。稳定性是指在规定的时间和环境条件下，其特性量值或标称特性保持在特定范围之内；均匀性是指其一种或几种特性具有相同组分或相同结构；准确性是指具有准确计量或严格定义的标准值、保证值或鉴定值。

目前，由于核酸、抗原、抗体等生物材料的检测方法多样，一致性差，缺乏参考方法，结果无法溯源至国际单位。世界卫生组织（World Health Organization，WHO）提出了国际生物标准物质的概念，特指那些不能用化学或物理量表示强度的诊断用品，在生物方法试验时确保其效价或活性在不同条件下得出相对一致性结果。国际生物标准物质一般采用国际单位（IU）定义，在多家实验室协作标定的基础上确定，由 WHO 审核发布。根据 ISO 17511：2003《体外诊断医疗器械—生物样品中量的测量—校准品和控制物质赋值的计量学溯源性》对体外诊断校准品和控制物赋值的计量学溯源性要求，此类标准物质具有最高的计量特性，可用于对二级标准物质校准和定值，在生产企业、监管机构及科研单位产品研发、质量评价中广泛应用，在临床检测系统标准化和质量控制方面也不可替代。WHO 先后建立了用于 HIV、乙型肝炎病毒（hepatitis B virus，HBV）、丙型肝炎病毒（hepatitis C virus，HCV）检测的国际生物标准物质。

2. 标准物质的分类　根据规定特性的不同，标准物质可分为定值标准物质和定性标准物质，前者又可分为赋值与未赋值两类。由一种标准物质构成的为单一标准物质，由多组样品组成的标准物质称为标准物质盘（reference panel）。

（1）定值标准物质和定性标准物质：定值标准物质规定了该物质的特性量值，如甲胎蛋白（α-fetoprotein，AFP）免疫测定国家标准物质，其单支标准物质给出的特性量值，可溯源至 AFP 国际标准物质。定性标准物质规定了标称特性，如 EB 病毒衣壳抗原 IgA 抗体国家生物参考品，由多支标准物质组合而成，给出了 EB 病毒衣壳抗原 IgA 抗体阳性或阴性的特征，供酶联免疫法检测时参照。赋值与未赋值的标准物质均可用于测量精密度控制，但只有赋值的标准物质才可用于校准或测量正确度（trueness）控制。

（2）单一标准物质和标准物质盘：多数标准物质由一种标准物质构成，为单一标准物质。在对体外诊断试剂的质量进行综合的评价时，有时往需要采用多组样品，如阴性标准物质、阳性标准物质、最低检出限标准物质、精密性标准物质等，分别对试剂的特异性、敏感性、灵敏度、精密性等指标进行评价或控制，这类由多组样品组成的标准物质，称为标准物质盘，上述 EB 病毒衣壳抗原 IgA 抗体国家生物参考品就属于由多支标准物质组合而成的标准物质盘。

（3）有证标准物质：是指用计量学有效程序测定的一种或多种规定特性的标准物质，由权威机构发布证书，附有规定特性值及其不确定度，并提供计量溯源性的描述。有证标准物质的特定量值要求附有测量不确定度的计量溯源性，溯源性既包含量值的计量溯源性，又包含标称特性值的追溯性。例如，卫生部北京老年医学研究所研制的血清胆固醇标准物质，在所附证书中，给出该标准物质中胆固醇浓度赋值及其测量不确定度，用作临床胆固醇测定的标准化和质控物定值。

3. 标准物质的分级

（1）WHO 标准物质的分级：①一级标准物质，是国际标准物质，由 WHO 管理，由其指定的专门实验室制备，通过国家间的协作标定建立，被各国承认，或至少是成员国承认。②二级标准物质，包括地区和国家发布的标准物质，通常是与国际标准物质对比分析制备建立的，也有由某一国家根据需要在其国内自行建立的，如《中华人民共和国药典》中的乙型肝炎病毒表面抗原（HBsAg）参考品、HCV 国家参考品等，这些标准物质都是法定的，二级标准物质应用于对三级标准物质的校准，同时也用于检测系统的校准和验证。③三级标准物质，是采用二级标准物质，并用与二级标准物质相同的校准程序进行校准得到的标准物质，通常是工作标准物质或校准品，供实验室特定检测的校准或其他机构使用，是非法定的。

（2）我国标准物质的分级：根据 1987 年 7 月发布的《标准物质管理办法》第六条的规定，我国标准物质分为两级。①一级标准物质：用绝对测量法或两种以上不同原理的准确可靠的方法定值。在只有一种定值方法的情况下，用多个实验室以同种准确可靠的方法定值；准确度具有国内最高水平，均匀性在准确度范围之内；稳定性在一年以上或达到国际上同类标准物质的先进水平；包装形式符合标准物质技术规范的要求。②二级标准物质：用与一级标准物质进行比较测量的方法或一级标准物质的定值方法定值；准确度和均匀性未达到一级标准物质的水平，但能满足一般测量的需要；稳定性在半年以上，或能满足实际测量的需要；包装形式符合标准物质技术规范的要求。这两类标准物质均由全国标准物质管理委员会审核发布。

还有一种标准物质，其编号以 BW 开头，是由中国计量科学研究院研制申报，未通过国家质量监督检验检疫总局批准，没有取得有证标准物质号，但具有特性量值，可在限定条件下使用。

此外，《中华人民共和国药典》四部（2015 年版）将药品检测相关的标准物质也分为两级：一级国家药品标准物质具有很好的质量特性，其特征量值采用定义法或其他精准、可靠的方法进行计量；二级国家药品标准物质具有良好的质量特性，其特征量值采用准确、可靠的方法或直接与一级标准物质相比较的方法进行计量。

4. 标准物质的管理

（1）国际标准物质管理：国际上有很多组织和机构关注体外诊断标准物质研制及检验方法的标准化，参与标准物质管理，如 WHO、国际标准化组织（International Organization for Standardization，ISO）、国际检验医学溯源性联合委员会（International Committee on the Tracealility of Laboratory Medicine，JCTLM）、美国国家标准与技术研究院（National Institute of Standards and Technology，NIST）、英国国家生物标准与控制研究所（National Institute for Biological standards and Control，NIBSC）、标准物质与测量研究所（Institute for Reference Materials and Measurements，IRMM）等。

（2）我国标准物质管理：我国对该领域的监管主要来自于国家市场监督管理总局。

国家食品药品监督管理局 2007 年发布的《药品注册管理办法》（局令第 28 号）第一百四十一条规定：中国药品生物制品检定所负责对标定的标准物质从原材料选择、制备方法、标定方法、标定结果、定值准确性、量值溯源、稳定性及分装与包装条件等资料进行全面技术审核，并做出可否作为国家药品标准物质的结论。

国家质量检验检疫总局于 2002 年成立全国标准物质管理委员会，办公室设在中国计量测试学会，其职责是协助国家质检总局组织制定标准物质管理规章，研究标准物质量传体系；负责受理标准物质定级和制造许可证的申请；组织评审和考核；负责建立国家一级和二级标准物质档案；编制国家标准物质目录；向社会提供有关标准物质信息；负责培训标准物质评审员，建立标准物质管理专家队伍；负责研究国内、外标准物质管理及量传体系；提出我国对标准物质管理模式的建议。其管理的标准物质涉及 13 个应用领域，标准物质品种多达 6000 余种，均为具有统一量值的标准物质。

（二）标准物质的特性

标准物质有以下 3 个主要特征，也是标准物质的基本要求。

1. 稳定性 是指在规定的储存条件和时间间隔内，标准物质的特性值保持在规定范围内的能力。稳定性又分为长期稳定性（long-term stability）和短期稳定性（short-term stability）。长期稳定性是指在生产者规定储存条件下标准物质特性的稳定性；短期稳定性是指在规定运输条件下标准物质特性在运输过程中的稳定性。

影响标准物质稳定性的因素有很多种，物理因素如温度、湿度、光照等，化学因素如溶解、化合等，生物因素如细菌作用等。

稳定性与标准物质的有效期密切相关。因此，对标准物质生产者来说，储存条件对标准物质各种特性影响的评估十分重要。

2. 均匀性（homogeneity） 是指具有一种或多种特性的材料以相同的结构或组成存在的一种状态。通过测量取自不同包装单元（如瓶、包等）或取自同一包装单元、特定大小的标准物质，测量结果如落在规定不确定度范围内，则可认为标准物质对指定的特性是均匀的。由此也可以看出，标准物质的均匀性不仅与标准物质本身各特性量值间的差异有关，也与所用检测方法的参数有关，如与计量方法的精密度和取样量有关。用于均匀性研究的测量方法应该具有良好的重复性和选择性。

均匀性又可以分为瓶间均匀性（between-bottle homogeneity）和瓶内均匀性（within-bottle homogeneity）两种。瓶间均匀性是指标准物质的特性在瓶与瓶之间的差异。瓶内均匀性是指标准物质的特性在一瓶中的差异。此处，"瓶"指的是最小包装单元，可以是其他具体的包装单位。

就标准物质本身来讲，标准物质的物理性质，如相对密度、颗粒等；标准物质的化学性质，如化学形态、结构等，也是影响均匀性的因素。

3. 准确度（accuracy） 是指标准物质具有准确计量的或严格定义的标准值（亦称保证值或鉴定值）。当用计量方法确定标准值时，标准值是被鉴定特性量真值的最佳估计，标准值与真值的偏离不超过计量不确定度。给标准物质测定量值的过程就是标准物质的定值。定值有许多技术上有效的途径，包括一个或多个实验室用一种或多种方法进行测量、测量方法的确认与控制、测量仪器的校准、测量溯源性的研究、测量结果统计分析等，具体选择何种方式取决于标准物质的类型、最终使用要求、参加实验室的资质、所用方法的质量及评估特性值不确定度的实际能力等。

通常有证标准物质的证书中会给出标准物质的标准值和计量的不确定度，不确定度的来源包括称量、仪器、均匀性、稳定性、不同方法及不同实验室之间所产生的不确定度。

（三）标准物质的作用

标准物质的作用主要体现在校准测量仪器、评价测量方法、确定材料或产品的特性量值3个方面。在实验室检验或检测工作中可用于以下几个方面。

1. 用于仪器的检定和校准 分析检测技术与标准物质密不可分。现代分析测试技术是以现代分析测试仪器为主的、多组分、痕量、复杂基体的测试。一般常用的分析仪器在使用前均需要使用标准物质对仪器进行检定和校准。对其测量的结果和标准的不确定度与给定的标准物质的标准值和定值的不确定度进行比较，来检查仪器的各项分析指标，如灵敏度、分辨率、稳定性、重现性等是否达到要求。

2. 用于评价和验证新方法 CNAS—CL01：2018《检测和校准实验室能力认可准则》中要求，实验室应使用适当的方法和程序开展所有实验室活动，适当时，包括测量不确定度的评定以及使用统计技术进行数据分析。实验室应对非标准方法、实验室制定的方法、超出预定范围使用的标准方法或其他修改的标准方法进行确认。确认应尽可能全面，以满足预期用途或应用领域的需要。

目前国际上广泛采用标准物质对新技术和新方法的准确度及精密度进行评价，这种评价方法相对方便可靠。标准物质作为已知物质进行测试和比较，用以考核非标准方法的准确性及重复性等性能指标。

3. 用于次级标准物质或校准品赋值 作为上一级的标准物质，与待测物质同时进行分析，通过比较的方法，进行量值传递，如给产品校准品赋值。

4. 用于实验室质量控制 实验室内部可定期使用有证标准物质进行监控或使用次级标准物质开展内部质量控制，保证检测的可靠性。当测定标准物质得到的分析结果值与证书给出的量值不确定度在允许范围内时，证明待测样品的分析结果是可信的。

二、基质及基质效应

在临床实验室、医学参考实验室的检测活动中，基质效应（matrix effect）对测定结果的干扰越来越受到重视。实验室往往需要通过室间质量评价（external quality assessment，EQA）和能力验证（proficiency testing，PT）来评估和监测实验室检测结果的准确性。而在这些质量控制活动中，所用到的质控品、质控物质等的基质效应是影响评价结果的重要因素之一。美国临床和实验室标准协会（Clinical and Laboratory Standards Institute，CLSI）发布了EP14文件，文件解释了基质效应并提出评价方法。我国卫生行业标准WS/T 356—2011《基质效应与互通性评估指南》对基质效应及评价也做了相应的解释与说明。本节主要讨论与基质、基质效应及评价相关的内容。

（一）基质、基质效应及相关概念

基质（matrix）一词来源于拉丁语 *mater* 和希腊语 meter，意思是"母亲"或"子宫"，在临床检验分析中，基质是指一个物质系统中除被分析物之外的所有成分。基质常对分析物的分析过程产生显著的干扰，并可能影响分析结果的准确性。例如，基质溶液中的离子强度会对分析物活度系数有影响，这些影响和干扰称为基质效应。CLSI 的 EP14 文件从两个角度对基质效应进行了定义：其一标本中除分析物以外的其他成分对分析物测定结果的影响;其二样本基质的理化性质对分析方法检测分析物结果准确性的影响。广义的基质效应包括来自于生物标本中已知的干扰物(胆红素、血红蛋白等)及未知或性质不明的物质或特性(如黏度、表面张力、pH等)的影响。GB/T 19703—2005/ISO 15194:2002《体外诊断医疗器械—生物源性样品中量的测量—参考物质的说明》中,对基质的定义是一个物质系统中除被分析物之外的所有成分;对基质效应的定义是独立于被分析物质存在的对测量和可测量数值产生影响的样品特性。

基质偏差(matrix bias)是基质效应所致分析结果的偏差。对于临床检验实验室来说,其首要目的是准确地测定患者标本。故厂家在仪器与试剂的研制过程中及在方法学的选择过程中,应用患者的新鲜血清标本作为"最佳"的检测对象。此时,测定系统对新鲜血清标本而言不考虑基质效应,即认定该测定系统对新鲜血清标本的基质效应接近零。当用常规方法测定质控血清或校准品时,由于质控血清和校准品经过加工处理,其理化性质发生变化,它的反应特性往往不同于新鲜血清标本,使测定结果呈现基质偏差。通常认为测定新鲜(或冷冻)样品无基质效应,参考方法也无基质效应。参考方法与常规方法测定同一批新鲜样品的结果一致时,表示此项常规方法没有方法误差,如有差异则表示该差异为常规方法的"校准偏差"(calibration bias)。用参考方法与常规方法测定校准品或质控品时(通常是制备物),常得不到一致的结果,这种偏差称为调查偏差(survey bias),基质偏差=调查偏差–校准偏差。

(二)影响基质效应的因素

影响基质效应的因素非常复杂,这涉及临床检测试验的多个方面。临床检验实验室的日常活动是测量患者新鲜血浆或血清,测定方法的最佳条件是依据新鲜血浆或血清建立的。因此,理想的标准物质(或质控品)应该和实验室所用的临床标本具有一致的反应特性(如用新鲜的而非冻干血清、血浆或全血的标准物质)。而质控品本身的成分、加入的添加剂、稳定剂及冻干等处理过程是造成基质效应的重要因素。另外,分析仪器的性能设计,如加热单元的稳定性、分光光度计分辨率、试剂/样品的携带污染、吸样系统的精确度、自动化程度及分析后数据处理方式等都可能影响基质效应,如高分辨率能在一定程度上排除基质效应的影响。同时,基质效应与分析方法特异性也紧密相关。如果分析方法的特异性差,那么在基质中与目标分析物类似的一些物质也能够被测出。方法学不同对基质效应的敏感性的影响也不同,如酶的来源、纯度、浓度及活性均影响方法的检测效率。

这些因素对基质效应的影响或正或负,成为影响基质偏差大小的重要因素。因此,对干扰因素的特性深入研究,才能使仪器、试剂、标本的检测系统得到优化。

(三)基质效应的评估

在WS/T 356—2011《基质效应与互通性评估指南》中,基质效应评估的方式是用两种测定方法同时对选定的一系列具有代表性的临床样品和制备样品进行分析,利用两种方法测定临床样品的结果建立数学关系(回归)。制备样品测定的结果偏离这一数学关系的程度即反映其基质效应的大小。一般来说,制备样品与临床样品的性质差异越大,数据的偏离程度将越大,该物质的互通性越差。基质效应评价一般默认有两个前提:①通常认为新鲜(或冷冻)血清无基质效应;②决定性方法或参考方法(比较方法)无基质效应。

评估方法一般步骤如下所示。①被评价系统和比较方法系统的准备,包括试剂、定标物、仪器。②制备物的准备：如定标物、质控物。③新鲜患者标本的准备，其浓度或活性均匀覆盖制备物的浓度范围。④按检测程序进行检测。⑤数据分析：线性回归分析或多项式回归分析。最后通过检测分析，发现存在基质效应，则需进一步评估基质偏差的大小及基质效应的来源。

需要引起注意的是各临床检验实验室调查用的控制品（controls），包括室内控制用的控制品和校准品（calibrator），一般都经过加工处理，如冷冻、冷冻干燥、加稳定剂及添加某些分析物等，都是处理过的材料（processed sample）——均不是日常检验的新鲜患者标本。

三、校 准 品

（一）校准品的概念

校准品即校准物，在校准函数中用作独立变量值的标准物质，应具有定值和已知的测量不确定度，其目的是校准某一测量系统，从而建立此系统测量结果的计量学溯源性。一般包含两个到多个浓度水平，用于定量检测时对检测项目的校准。校准品的值为校准功能中用的自变量，其一种或多种特性值由可建立溯源性的程序确定，使之溯源至可准确复现的表示该特性值的测量单位，每种确定的特性值都有给定置信水平的不确定度。

在 GB/T 21415—2008/ISO 17511：2003《体外诊断医疗器械—生物样品中量的测量—校准品和控制物质赋值的计量学溯源性》的校准传递方案中，根据赋值程序在计量学等级上的不同，将校准品分为了一级校准品、二级校准品、工作校准品和产品校准品。其中，一级校准品、二级校准品是属于高等级的标准物质（质控品）。通常情况下，校准品都属于制造商提供的检测系统专用的校准品。校准品是完成标本检测的检测系统的一个组分，在具有良好性能的检测系统中，校准品的校准值对检测结果的数量起着重要作用。

在本章节中，如无特殊说明，我们将校准品理解为终端检测系统（临床检验检测系统）的校准品，即产品校准品、试剂盒内的校准品。

（二）校准品的定值

由于纯标准液和新鲜患者标本间存在的基质差异，用标准液标化常用方法后，常用方法检测患者标本的结果和参考方法结果的可比性很差，即存在基质效应。为了克服纯标准物质和患者样品间的基质差异，厂商多应用具有与患者样品基质相似的校准品替代标准物质，用于日常检测系统。校准品大多来源于人样品的混合物，如混合血清，其本身内含被检分析物，制备时会添加某些分析物以增加校准品中的含量。

校准品内的被检分析物的含量无法使用称量法和容量法确定，只能依赖分析方法。由于所有校准品均为处理过的样品，其与新鲜患者标本仍有基质差异。若使用公认的参考方法去标化测定校准品，其测定程序是严密的，测定值是可靠的。但若使用该测定值去校准常规的检测系列时，校准品中被检分析物参与反应时的表现与新鲜患者标本明显不同，不能将参考方法系列的准确度通过校准品传递给患者标本。须明确的是检验中所有的检测方法、仪器及试剂等均是用来检测患者新鲜标本的，而不是检测校准品这类处理过的样品。如果先用公认的参考方法检测患者标本，再用具有参考值的患者标本去校准某检测系列（如方法、试剂、仪器），此时该检测系列再检测其他新鲜患者标本时，这些患者标本结果可追溯至上述公认的参考方法。也就是说，新鲜患者标本是校准检测系列的最佳校准品。用此方式校准，能使同一个检测系列在不同实验室检测新鲜患者标本时，实验室间的检验结果具有可比性。

（三）校准品定值方案

原则上，用具有参考值的新鲜患者标本去校准某检测系列（如方法、试剂、仪器）后，检测系统再检测候选的校准品（处理过），得到的检测值为校准品的初始校准值。用初始校准值反过来再校准组合的检测系列后，该检测系列再去检测患者的新鲜标本，观察患者标本的检测值是否和参考方法的测定值具有良好的可比性。实践表明，只有通过不断地调整校准值，直至用该校准值校准指定的检测系统（加上具有校准值的校准品，即组合成检测系统）后，检测系统再检测患者标本，得到测定值和患者标本的参考方法测定值具有满意的可比性（即测定值和参考值间的偏倚≤2%）。此时，校准品的校准值可以确认。

校准值不是测定值，而是纠正的调整值（corrected value），厂家的校准品定值方案是极为严密的。为了方便解释问题，下面以某一公司的定值方案为例。

1. 校准品准备　首先准备一批血清样品，内含被检分析物的不同浓度，可反映所需的患者结果可报告范围。将这些血清样品离心、过滤、分装后深低温保存。由参考实验室使用公认的参考方法及标准物质或参考品，对这些血清检测定值。这些由参考方法赋值的血清（带有参考值）即称为公司的一级"标准物质"，是后续确定校准品校准值的依据。

2. 校准品定值　邀请多家具有指定的相同型号仪器的实验室（包括公司的实验室）参与工作。指定共同使用公司某型号的试剂盒（批号可任意）及检测程序。校准目标是公司提供的仪器、试剂和方法系列对患者样品的检测结果和参考方法对患者样品检测结果具可比性。首先，用候选校准品的定值对检测系列校准后，检测一级标准物质血清。由于候选校准品和患者样品间存在基质差异，以它的参考实验室定值对检测系统校准后，检测系统对患者样品的检测结果与这些血清已有的参考值必然存在偏差。为了使组成的检测系统实现校准目标，需要调整候选校准品的校准值。经反复检测和调整、统计分析，最终实现校准目标时的校准值，称为该校准品的定值。此校准品可以称为公司的一级校准品，是公司内部具有可溯源性的第一代的校准品，一般情况下不外售。

3. 校准品的定值校正　公司在生产供应给客户的校准品时，生产质量规格等同于一级校准品，定值方案也等同于上述步骤；但此时分发于各实验室的一级校准品已具备了真正校准该检测系统的校准值。各实验室的检测系统被一级校准品校准后，检测一级标准物质的血清和新校准品。首先需确认各系统对一级标准物质血清检测结果和原有的血清参考值具有良好的可比性，表明一级校准品有效。再用新校准品的定值去校准各系统，最后各系统再检测一级标准物质血清和一级校准品，观察检测结果。若能实现校准目标、校准确认，则新校准品的定值为它的校准值。在实践中血清结果往往仍然会出现偏倚，必须对新校准品的定值略作调整并反复检测，直至实现校准目标，调整的最佳值为该批校准品的校准值。这时此批校准品可供市售。

4. 校准品的验证　为了使公司供应的各批校准品间具有可比性，以后对每批新校准品定值时，应使用已上市的校准品、即将过期的校准品及即将上市的校准品作为控制品，随同一级校准品及同一级标准物质血清一起被检测。它们的检测结果需和原校准值的偏倚小于某规定的范围（如≤2%），方能认可这批校准品的校准值。

5. 校准品的应用　用这样的程序制备的校准品，专用于指定的某公司型号的仪器、试剂、方法和检测程序组成的检测系统。故此校准品只能为这样的系统服务，不能为其他系统作校准。通常情况下，校准品应具有系统专一性，不同系统的校准品不能混用（如不同厂家或者不同批次的"标准物质"不能替换使用）。在以往的应用中用户往往不注意校准品的应用专用性，不同方法或仪器、试剂使用一个校准品，严重影响检验质量。

一些供应试剂盒的厂商，为了使他们的试剂盒能够用于各种类型、型号的仪器和方法，同时也为客户提供校准品，其在说明书中告诉客户，按公司指定校准方法使用校准品校准新组合的检测系统（原仪器、方法、检测程序、新试剂），可以使新组合的检测系统的患者标本检测结果与原检测系统的患者标本检测结果具有可比性。这意味着同一个校准品适用于不同系统时有不同的校准值，同时也说明校准值的专用性。

（王新明　秦东春）

第三节　校准品的量值溯源

随着科技的发展，检验医学已经成为疾病诊断、疗效评估和健康状况监测的重要手段，也是人类防病治病和提高健康水平的基本需要。实现临床检验结果的准确性和跨时空的可比性，即实现检验结果的溯源性（量值溯源），成为临床实验室追求的重要目标。

近年来，在医学领域中，临床检验结果的溯源性受到越来越多的重视。1998 年，欧洲联盟（简称欧盟）签署了体外诊断器械指令要求（Directive 98/79/EC）（法律文件，2003 年生效），其中要求"体外诊断器具的校准物质和（或）质控物质必须通过参考测量程序或参考物质保证其溯源性"。随后，为了实施和规范临床检验量值溯源，国际标准化组织发布了一系列的国际标准，如 ISO 17511：2003《体外诊断医疗器械—生物样品中量的测量—校准品和控制物质赋值的计量学溯源性》、ISO 18153：2003《体外诊断医疗器械—生物源性样品中量的测量—校准品和控制物质中酶催化浓度定值的计量学溯源性》、ISO 15193：2002《体外诊断医疗器械—生物源性样品中量的测量—参考测量程序的说明》、ISO 15194：2002《体外诊断医疗器械—生物源性样品中量的测量—参考物质的说明》、ISO 15195：2003《检验医学—参考测量实验室的要求》。我国将这些国际标准转化为了国家标准或行业标准，分别是 GB/T 21415—2008、YY/T 0638—2008、GB/T 19702—2005、GB/T 19703—2005、GB/T 21919—2008。

实验室认可是推动临床检验量值溯源发展的另一重要因素。我国实验室认可机构已等同采用上述标准并开始进行临床检验实验室的认可工作。

建立检验结果的溯源性，是保证各实验室结果准确、具有可比性的有效手段，同时也是评价体外诊断产品和临床实验室质量的重要指标。而校准品的溯源是量值溯源中的重要部分，在临床检验中具有关键作用。

一、基　本　术　语

（一）溯源性和不确定度及有关概念

通过一条具有规定不确定度的不间断的溯源链，使测量结果或测量标准的值能够与规定的参考标准，通常是与国家标准或国际标准联系起来的特性，称为量值溯源（metrological traceability）。量值传递是自上而下地将国际/国家计量基准复现的量值逐级传递给各级计量标准直至普通计量器具；而量值溯源则是自下而上地将测量值追溯到国家或国际计量基准。

不间断的溯源链在物理测量工作中较易理解。在医学实验室的化学测量中，它是指通过不同级别的测量程序、校准品的交替出现而实现的连续测量。用一个测量程序为某种物质定值，该物质用作下一级测量程序的校准品，依此类推，因此溯源链亦称比较链，溯源链可长可短，但理论上应使溯源链尽可能的短，因为溯源链越长，意味着量值传递过程越多，不确定度越大。

不确定度（uncertainty）是指表征合理的赋予被测量的值分散性的参数，是与测量结果相联系的参数。测量的目的是确定被测量的值。测量结果通常只是被测量值的近似值或估计值，因此完整的测量结果需要附有结果的不确定度声明。测量不确定度通常由较多分量组成，包括由系统影响引起的各种分量等。

测量不确定度的 A 类评定简称 A 类评定（type A evaluation），是指对在规定测量条件下测得的量值用统计分析的方法进行的测量不确定度分量的评定。测量不确定度的 B 类评定简称 B 类评定（type B evaluation），是指用不同于测量不确定度 A 类评定的方法对测量不确定度分量进行的评定，通常是根据其他来源的信息或者数据进行评定。

不确定度一般用标准偏差表示，称标准不确定度（standard uncertainty）。合成标准不确定度（combined standard uncertainty）是指由在一个测量模型中各输入量的标准测量不确定度获得的输出量的标准测量不确定度。将合成标准不确定度乘以一个大于 1 的数字因子，得到的是扩展不确定度（expanded uncertainty）。

（二）正确度、精密度及准确度和有关概念

正确度是指无穷多次重复测量所得量值的平均值与一个参考值间的一致程度。测量正确度不是一个量，不能用数值表示；正确度的度量通常用术语偏倚（bias）表示，偏倚是指测试结果的期望与接受参照值之差，是系统误差的总和，可能由一个或多个系统误差引起。正确度差表明存在显著的系统误差。

精密度是指在规定条件下，对同一或类似被测对象重复测量所得示值或测得值间的一致程度。测量精密度通常用不精密度程度以数字形式表示，如规定测量条件下的标准偏差、方差等。规定测量条件可以是重复性测量条件、期间精密度测量条件或复现性测量条件。

准确度是指被测量的测得值与其真值间的一致程度。测量准确度不是一个量，不能给出有效的量值。从准确度与正确度、精密度的定义可看出，三者之间既有联系，又有差别。从误差理论来看，精密度与随机误差相关，而正确度与系统误差相关。对一组测试结果描述时，准确度由随机误差分量和系统误差即偏倚分量组成，即准确度涵盖了正确度和精密度。

（三）测量方法和程序及有关概念

测量方法（method of measurement）是指进行测量时所用的，按类别叙述的一组操作逻辑次序，即根据给定的测量原理去实施测量时，概括说明的一组合乎逻辑的操作顺序，测量方法也就是测量原理的实际应用。测量程序（measurement procedure）是指进行特定测量时所用的，根据给定的测量方法具体叙述的一组操作。换句话说，测量程序是根据给定的方法实施对某特定量的测量时，所规定的具体的、详细的操作步骤，通常记录在文件中并足够详细，以便操作者能够进行测量。有时习惯上，测量程序也被称为测量方法，但应注意到二者实际上是有区别的。测量原理、测量方法、测量程序是实施测量时所需的 3 个重要因素。测量原理是实施测量过程中所应用的科学基础，测量方法是测量原理的实际应用，而测量程序是测量方法的具体化。

（四）互换性和基质效应及有关概念

互换性/互通性（commutability）是标准物质重要的属性，指由两个测量程序测量一种给定物质的特定量产生的测量结果间的数学关系，与测量常规样品的量得到的数学关系的一致程度。通常互换性是指标准物质物理化学性质与实际临床样品的接近程度。造成互换性问题的原因一方面是分析物本身的因素；另一方面是制备标准物质时所做的处理，如出于调整浓度、便于储存及运输等目的，对原料所进行的成分调整及冻干等的加工。

基质指的是样品中被分析物以外的组分，基质常对分析物的分析过程造成显著的干扰，并对分析结果的准确性造成影响，这些影响和干扰称为基质效应。目前，最常用的去除基质效应的方法为通过已知分析物浓度的标准样品，同时尽可能保持样品中基质不变，建立一个校正曲线（calibration curve）。对于复杂的或未知组分基质的影响，可采用标准添加法（standard addition method）。在这种方法中，需要测量和记录样品的响应值。进一步加入少量的标准溶液，再次记录样品的响应值（response value）。物质的响应值取决于物质的性质和浓度，同一含量的不同物质由于其理化性质的不同在同种检测器上会产生不同的响应值，由于这个特点，利用待测物质的响应值进行定量计算时，需用校正因子对响应值加以校正，校正后的响应值可定量地代表物质的含量。理想状态下，标准添加应该增加分析物的浓度 1.5~3 倍，同时几次添加的溶液也应该保持一致，且使用的标准样品的体积应尽可能小，尽量降低此过程中对基质的影响。

基质效应主要是非特异性问题，是造成标准物质缺乏互换性的问题之一。基质效应越小，标准物质的互换性越大。

二、量 值 溯 源

为使检验医学结果得到正确的医学应用，不论在何时何地都具有可比性，检测量值必须十分准确。检验结果是由检验程序获得，故检验结果的溯源性（量值溯源）由检验程序的建立者（通常为厂商）负责建立。上述关于欧盟体外诊断器械指令要求及关于临床检验计量学溯源的 ISO 标准（ISO 17511：2003 和 ISO 18153：2003）中，溯源性的建立针对的也是厂家。

根据 ISO 17511：2003，常规检测结果的溯源性通过不断交替出现的测量程序和测量标准（校准品）而建立，这些程序和校准品通常具有不断降低的测量不确定度特点。计量学溯源链应从相反方向的降序校准等级进行描述，即从计量最高参考到终端用户结果的描述。完整的校准等级和向国际单位（Système International d'Unités，SI）的计量学溯源如图 8-5 所示。

计量学溯源性应尽可能追溯至 SI，无论是基本单位或导出单位。溯源链的下一级是一级参考测量程序，一级参考测量程序应是以已证实具有分析特异性的测量原理为依据，它不参考某相同量的校准品而提供向 SI 的计量学溯源性，并具有低的测量不确定度。一级参考测量程序一般由国际或者国家计量机构或者国际科学组织批准，不宜发展国家一级参考测量程序。实施该测量程序的实验室宜经权威机构认可。一级校准品是具有最小测量不确定度的测量单位的实物体现。一级校准品应直接用一级参考测量程序定值或者通过用适当的分析方法测定物质杂质的间接赋值。一级校准品一般是高度纯的、物理化学性质明确的分析物，一般为有证标准物质。一级校准品的认定通常在具有最高计量学能力的实验室中进行，如国际或国家计量机构。一级校准品主要作用是对二级参考测量程序的校准。二级参考测量程序应是由一个或多个一级校准品校准的测量系统。二级参考测量程序一般在国家计量机构或经认可的参考测量的实验室中建立和运行。二级校准品应由一种或者多种二级参考测量程序定值且通常附有证书。二级校准品是与常规测量程序所测量的人源样本相似的物质。厂家选定测量程序应是由一种或者多种现有的一级或二级校准品校准的测量系统。厂家工作校准品应由一个或多个厂商选定测量程序赋值。厂家常设测量程序应是由一种或多种厂家工作校准品或者更高级别的校准品校准并已验证了分析特异性的测量程序。厂家产品校准品应由厂家常设测量程序赋值，并用于终端用户常规测量程序的校准。用户常规测量程序应是由一个或多个厂家产品校准品校准的测量系统。

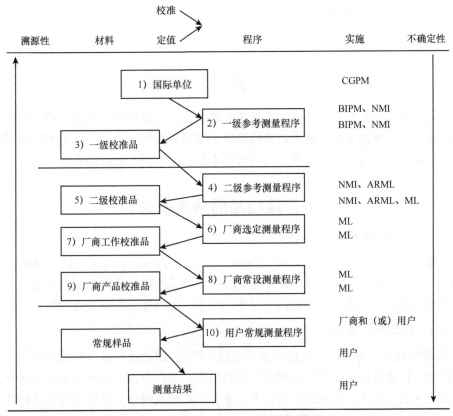

图 8-5　广泛的临床检验计量学溯源

CGPM. 国际计量大会（General Conference of Weight and Measures）；BIPM. 国际计量局（Bureau International des Poids et Mesures）；NMI. 国家计量机构（National Measure Institute）；ARML. 经认可的参考测量实验室（accredited reference measurement laboratory，可以是独立的实验室或厂商实验室）；ML. 厂商实验室（manufacturer's laboratory）

在上述的溯源链里，较高级别的标准物质、参考测量程序和从事参考测量的实验室构成了参考系统。前文已对参考系统的这 3 个要素相应的国际标准文件有所描述。

在 ISO 17511：2003 中，对量值溯源（校准方案）的分类有 5 种描述，第一种是可以溯源到 SI 的情况，溯源链如图 8-5 所示，可以溯源到 SI 的分析物包括某些电解质、代谢物、葡萄糖、胆固醇、甾体激素、甲状腺激素和药物等。另外有以下 4 种是不能溯源到 SI 的情况。①有国际约定参考测量程序（非一级）和国际约定校准品，如血红蛋白 A1。

②具有国际约定参考测量程序（非一级），无国际约定校准品，如血细胞和某些凝血因子这类组分的量。③具有国际约定校准品（非一级），但无国际约定参考测量程序，如乙型肝炎表面抗原和绒毛膜促性腺激素及抗体这类组分的量。④具有制造商选定测量程序，但既无国际约定参考测量程序，又无国际约定校准品，如肿瘤标记物、衣原体抗体等。

ISO 17511：2003 的主线是患者新鲜标本的检验结果的可追溯性。对标本的检验，必须使用仪器、试剂、校准品和操作程序组合的检测系统。没有检验系统的固定组合，也就不能实现标本检验结果的可追溯性，ISO 17511：2003 的要求是在已经具有良好性能的检测系统上的溯源性，单纯追求校准品或控制品的可追溯性没有意义。另外，获得可靠的检测结果，不仅要重视具有可追溯性的检测系统，还应重视完成检验的所有过程。分析前、分析中和分析后可能出现的任何变异和误差，都要认真实现质量管理，否则患者标本依然无法获得具有可追溯性的结果。

（韩艳林　秦东春）

第四节　质控品及其应用

对于定量免疫分析而言，质控品具有重要的价值，可应用于标记免疫试剂的性能评价或性能验证。在量值溯源传递链中，质控品属于级别较高的校准品，可用于监控溯源结果的准确性。质控品由混合血清制备，与待检标本的基质相同。质控品有商业化的，也有自制混合血清。

一、质控品的基本概念

（一）质控品的定义

国际临床化学和检验医学联合会（International Federation of Clinical Chemistry and Laboratory Medicine）对质控品的定义是专门用于质量控制目的的标本或溶液，不能用作校准。质控品可以是液体的、冷冻的、冻干的形态，包装于小瓶中方便使用。

（二）质控品的分类

1. 按定值分类　分为定值质控品和非定值质控品。定值质控品在说明书中说明被定值的各分析物（检验项目）在不同检测系统下的均值和预期范围，用户可从中选择和自己一样的检测系统的定值表，作为工作的参考。非定值质控品可以在标贴上标示目标浓度（如低、中、高），但是没有指定的参考范围。

非定值的质控品的质量其实和定值质控品是一样的，只是厂家没有邀请一些实验室为质控品做检测赋值，因而这样的质控品就是没有定值。在非定值的说明书上，告诉用户的信息除了定值质控品中的定值内容外，其余都有。但是无论定值还是非定值，实验室都必须用自己的检测体系确定自己的均值和标准差（standard deviation，SD），用于统计控制过程中。

2. 按预期用途分类　可分为正确度质控品、精密度质控品、室内质控品等。

正确度质控品预期用于建立或验证溯源至校准等级序列中更高级别的定义、物质或程序。精密度质控品不带有赋值结果，仅用于评估测量程序的不精密度（重复性或重现性）。室内质控品预期用于实验室内部质量控制，带有建议的可接受区间，每一区间都是在规定测量程序下通过实验室间检验获得，区间的上下限值不具有计量溯源性。同时该类质控品可以预期进行监测测量系统的可靠性，以及有助于减少不正确测量结果报告。

（三）质控品的性能

1. 基质 指的是控制品中，除了分析物以外的所有其他物质和组分。

美国材料与试验协会（American Society for Testing and Materials，ASTM）已将基质定义为样本中的主要成分或要素，将基质干扰的定义为由于存在组分或特征的影响。理想情况下，控制品应具有与所检测标本相同的基质，这样质控品的品质就与待检的标本具有基本一致基质效应。制备质控品所用的基础材料一般为来自人或动物的血清或其他体液，经过处理，又添加了其他的材料，如无机或有机化学品、来自生物体的提取物、基因制品、防腐剂等。这些成分的存在对分析物检测时的影响称为基质效应。例如，选择 POCT 血糖分析仪及血气和全血电解质分析仪的全血控制品维持类似的基质；使用血清/蛋白质基质的控制品用于血清或血浆试验的分析仪，也可以提供具有尿液和脑脊液基质的控制品。一般来说，从人来源制备的材料已明显好于过去，然而，因为如今潜在的生物危害风险，基于小牛血清控制品已变得更为流行。控制品，即使选择了适当的基质，但在其生产过程中仍会受到一些因素的影响而改变基质的性质。

这些改变包括为达到特定浓度和（或）稳定性而加入的人源和非人源添加剂，以及由于冷冻干燥使材料发生物理变化。由此导致质控品和临床样本所处的基质不同，从而产生不同程度的基质效应。有些试验方法学也可影响控制品的选择。例如，小牛血清基质的控制品用于溴甲酚紫清蛋白方法通常检测结果较低，因该方法是用人血清白蛋白优化的。相反，小牛血清控制品用于特异性的溴甲酚绿清蛋白测定方法是适合的。对于有些检测，如脂蛋白的检测，新鲜冷冻人混合血清可能是最适合的控制品。对控制品基质的仔细考虑在质量计划过程中是一个重要的方面，前处理步骤要求类似的考虑。许多试验如地高辛、糖化血红蛋白 Alc 及总铁结合力等在分析之前要求对标本进行前处理，通常要求手工稀释和混合，这样在分析检测中更易产生问题，最好其质控品也同样具有前处理步骤，与标本处理一致。

2. 稳定性（stability） 是质控品的重要指标。质控品的稳定性分不开瓶稳定性和开瓶稳定性两方面。①不开瓶稳定性：决定了质控品每个批次的有效期，好的质控物可以在规定的保存条件下，至少稳定 1~2 年。实验室最好购买至少能使用 1 年的同一批号的质控品，可以在较长的时间内观察质控过程的检验质量变化。②开瓶稳定性：决定了质控品开瓶后的使用期限。最理想状态是在开瓶后，瓶内质控品完全被使用。因此选择质控品时要根据开瓶稳定期、使用频次和每次检测用量选择符合实验室的规格装量。

3. 瓶间差 实验室做质控的目的是如实反映检测系统的状态，但日常检测的变异包含了检测系统的变异和质控品瓶间差，因此只有使质控品瓶间差最小，才能真正体现检测系统的真实情况。

监测方法所观测的变异大部分是由测量不精密和控制品本身瓶间差（vial-to-vial variability）所导致，其通常是总变异的一部分。冻干商品控制品必须用水或特定的稀释液进行复溶。重要的是要有标准化复溶步骤，包括使用 A 级容量分配器、一级去离子水、说明书规定混匀时间及复溶时间，保证瓶间差最小。当前，许多液体控制品的制备消除了复溶过程，但液体质控品有时含有防腐剂或防护剂，对某些方法带来误差。此外，液体控制品通常开瓶后稳定 14~30 日，而冻干品通常复溶后仅稳定不到 48h。因此，液体控制品在某些情况下，由于稳定性减少浪费，消除了瓶间差，减少由于复溶过程产生的操作误差。

（四）质控品的选择

质控品是保证质控工作的重要物质基础。根据质控品物理性状可有冻干质控品、液体质控品和混合血清等；根据有无测定值可有定值质控品和非定值质控品。实验室可根据各自的情况选用以上任何一种质控品作为室内质控品。

1. 质控品的特性 较理想的质控品至少应具备以下一些特性：①质控品应与患者待测样本具有相似或相同的基质；②无传染性；③添加剂和调制物的数量少；④瓶间变异小；⑤冻干品复溶后稳定；⑥到实验室后的有效期应在 1 年以上。

2. 分析物水平 不少的检验项目在不同浓度时的临床价值和意义并不一样。临床最关心的是各项目的医学决定水平（medical decision level）浓度处检验结果的质量。但如果只做一个水平的质控品检测，反映的质量是整个可报告范围中一点的表现，只能说明在该质控值附近的患者标本的检验结果符合要求，难以反映较高或较低分析物的患者标本检验结果是否也符合要求。因此，若能同时做两个或更多水平的质控品检测，反映的质量是一个范围的表现，质量控制的效果更好。因此在选择质控品时，应该有几个浓度，最好在医学决定水平处选一质控物，此外，可选用在报告范围的上下限值处浓度的质控品。

（五）质控品的正确使用与保存

在使用和保存质控品时应注意：①严格按质控品说明书操作；②冻干质控品的复溶要确保所用溶剂的质量；③冻干质控品复溶时所加溶剂的量要准确，并尽量保持每次加入量的一致性；④冻干质控品复溶时应轻轻摇匀，使内容物完全溶解，切忌剧烈振摇；⑤质控品应严格按使用说明书规定的方法保存，不使用超过保质期的质控品；⑥质控品要在与患者标本同样的测定条件下进行测定。

二、质控品的应用

室内质量控制（internal quality control，IQC，简称室内质控）和室间质量评价（external quality assessment，EQA，简称室间质评）是临床实验室实施实验室质量保证的重要组成部分。质控品在其中起到很重要的作用。

（一）质控品在室内质控中的应用

室内质控是各个实验室为了检测和评价本实验室的工作质量，以确定检验报告能否发出而做出的一系列检查、控制的手段，包括实验室工作的全部过程，旨在检测和控制本实验室常规工作的精密度，并检测其准确度的改变，提高实验室常规工作中批间和日间标本检测的一致性。质控品在室内质控中具有广泛的应用。

1. 开展室内质控前的准备工作 在开展质量控制前，应培训实验室检测人员、建立标准操作规程、选择合适的质控品等。

2. 室内质控方法的设计 参照 WS/T 641—2018《临床检验定量测定室内质量控制》的要求，各临床实验室可根据各自的情况及测定项目的不同选用不同的室内质控方法。

3. 室内质控的实际操作 分以下 6 个方面。

（1）中心线和控制限的设定：控制限通常是以标准差的倍数表示。对于稳定性较长的质控品，根据 20 次或更多独立批获得的至少 20 次质控测定结果，计算出平均值，作为暂定均值。以此暂定均值作为下一个月室内质控图的均值进行室内质控。一个月结束后，将该月的在控结果与前 20 个质控测定结果汇集在一起，计算累积平均数（第一个月），以此累积的平均数作为下一个月质控图的均值。

设定标准差，为了确定标准差，新批号的质控品与当前使用的质控品一起进行测定，根据 20 次或更多独立批获得的至少 20 次质控测定结果，计算出平均数和标准差。以此暂定均值和标准差作为下个月室内质控图的均值和标准差进行室内质控。一个月结束后，将该月的在控结果与前 20 个质控测定结果汇集在一起，计算累积均值和累积标准差（第一个月），以此累积平均数和标准差作为下一个月质控图的均值和标准差。

重复上述操作过程，连续 3～5 个月。以 20 个 3～5 个月在控数据汇集的所有数据计算的累积平均数和标准差作为质控品有效期内的常规均值和标准差，并以此作为以后室内质控图的均值和标准差。

对于稳定性较短的质控品，均值的建立可以在 3、4 日内，每日分析每水平质控品 3、4 瓶，每瓶进行 2、3 次重复。收集数据后，计算平均值、标准差、CV。对数据进行离群值检验。如果发现离群值，需要新计算余下数据的平均数和标准差。以此均值作为质控图的均值，至于标准差，可采用以前 CV 来估计新的标准差。

如果要更换新批号的质控品时，应在旧批号质控品使用结束前与旧批号质控品一起测定，重复以上过程，设定新的均值和标准差。

（2）质控品的检测：将质控品与患者样本在同等条件下进行检测。

（3）绘制质控图及记录质控结果：质控图是对过程质量加以测定和记录，从而评估和监察过程是否处于控制状态的一种统计方法设计的图。图上有中心线、上控制限和下控制限，并有按时间顺序排列的质控结果或质控结果统计量值的描点序列。根据质控品的均值和控制限绘制莱维-詹宁斯（Levey-Jennings）质控图（单一浓度水平），或将不同浓度水平绘制在同一图上的 Z-分数图或 Youden 图上。

（4）质控规则的应用：将设计的质控规则应用于质控测定结果，判断每一分析批是在控还是失控。

（5）失控情况处理及原因分析：操作者在测定质控品时，如发现质控数据违背了控制规则，应填写失控报告单，并分析处理失控原因，消除失控原因后验证患者结果。

（6）室内质控数据的管理：每月或规定时间内室内质控数据统计处理、保存、上报及周期性评价。

（二）质控品在室间质评中的应用

室间质评是指多家实验室分析同一标本，由外部独立机构分析和反馈实验室的检测结果，用于评定实验室常规工作的质量，观察实验的准确性，建立各实验室之间的可比性。

1. 室间质评的工作流程　我国室间质评的工作流程由两部分组成，即室间质评组织者内部的工作流程和参加实验室的工作流程。

室间质评组织者工作流程：①质评计划的组织和设计；②邀请书的发放；③质控品的选择和准备；④质控品的包装盒运输；⑤检测结果的接收；⑥检测结果的录入；⑦检测结果的核对；⑧靶值的确定；⑨报告的发放；⑩与参加者的沟通。室间质评参加者工作流程：

①接受质控品；②检查破损和申报；③将接收单传真给组织者；④按规定日期进行检测；⑤反馈结果；⑥收到评价报告；⑦分析评价报告；⑧决定是否采取纠正措施；⑨评估采取措施的效果；⑩结束。

2. 室间质评的目的和作用　室间质评作为一种质量控制工具可以帮助实验室发现分析实验中存在的质量问题，促使临床实验室采取相应的措施提高检验质量，避免可能出现的医疗纠纷和法律诉讼。以下介绍室间质评的 8 项主要用途。

（1）识别实验室间的差异，评价实验室的检测能力：室间质评报告可以帮助实验室的管理者、实验室技术人员发现该实验室和其他实验室检测水平的差异，客观地反映出该实验室的检测能力。

（2）室间质评结果的比较是每个参评实验室检测项目终末质量的综合比较，这种比较可以帮助实验室确定自己在参评实验室中检测水平的高低。

（3）改进分析能力和实验方法。

（4）确定重点投入和培训需求：室间质评可以帮助实验室确定需要加强培训的检测项目。

（5）实验室质量的客观证据。

（6）支持实验室认可：在实验室认可领域中，室间质评越来越受到国际实验室认可组织及各国实验室认可组织的重视，成为实验室认可活动中不可或缺的一项重要内容。

（7）增加实验室用户的信心。

（8）实验室质量保证的外部监督工具。

三、免疫质控品介绍

临床免疫检验常见的质控品涵盖肿瘤标志物质控品，检测项目包括 AFP、癌胚抗原（carcinaembryonic antigen，CEA）、糖类抗原 125（carbohydrate antigen 125，CA125）、CA15-3、CA19-9、CA50、铁蛋白（ferritin，Ferr）、前列腺特异性抗原（prostate specific antigen，PSA）、游离前列腺特异性抗原（free prostate specific antigen，fPSA）、β2-微球蛋白（β2-microglobulin，β2-MG）、CA72-4、细胞角蛋白 19 片段（cytokeratin-19-fragment，Cyfra21-1）、鳞状细胞癌抗原（squamous cell carcinoma associated antigen，SCCA）、CA242、神经元特异性烯醇化酶（neuron specific enolase，NSE）、胃蛋白酶原Ⅰ（pepsinogen Ⅰ，PGⅠ）、胃蛋白酶原Ⅱ（pepsinogen Ⅱ，PGⅡ）、人附睾蛋白 4（human epididymal protein 4，HE4）、人绒毛膜促性腺激素（human chorionic gonadotrophin，hCG）、胃泌素释放肽前体（pro-grstrin-releasing peptide，proGRP）等；内分泌质控品，检测项目包括甲状腺功能，如促甲状腺素（thyroid-stimulating hormone，TSH）、三碘甲状腺原氨酸（triiodothyronine，T3）、甲状腺素（thyroxine，T4）、游离三碘甲状腺原氨酸（free triiodothyronine，FT3）、游离甲状腺素（free thyroxine，FT4）等；性激素检测，如促卵泡素（follicle stimulating hormone，FSH）、催乳素（prolactin，PRL）、黄体生成素（luteinizing hormone，LH）、孕酮（progesterone，P）、睾酮（testosterone，T）、雌二醇（estradiol，E2）等；感染性疾病质控品，检测项目包括 HBsAg、乙型肝炎表面抗体（hepatitis B surface antibody，HBsAb）、乙型肝炎 e 抗原（hepatitis e antigen，HBeAg）、乙型肝炎 e 抗体（hepatitis B e antibody，HBeAb）、乙型肝炎核心抗体（hepatitis B core antibody，HBcAb）、丙型肝炎病毒抗体

（hepatitis cantibody，抗 HCV）、人类免疫缺陷病毒抗体（抗 HIV）、梅毒螺旋体抗体（抗 TP）等；特定蛋白质控品，检测项目包括前清蛋白（prealbumin，PAB）、IgE、IgA、IgG、IgM、C 反应蛋白（C-reactive protein，CRP）、视黄醇结合蛋白质（retinol-binding protein，RBP）、α1-MG、β2-MG、RF、转铁蛋白（transferrin，TRF）、补体成分 C4（C4）、补体成分 C3（C3）、抗链球菌溶血素 O（antistreptolysin O，ASO）、清蛋白（albumin，ALB）、TP、铜蓝蛋白（ceruloplasrrin，CER）、α1-抗胰蛋白酶（α1-antitrypsin，AAT）、触珠蛋白（haptoglobin，HPT）等。

临床免疫实验室常用的质控血清可以从第三方购买，也可以实验室自行制备。常用的质控血清介绍如下。

1. 朗道 Acusera 免疫测定质控品　涵盖 55 种分析物，作为定值手段，它可以为多达 52 种分析物提供特定靶值和范围。常规肿瘤标志物、治疗药物和维生素 D 的独特组合有助于实验室大大减少所需的质控品数量，从而将成本保持在低水平，提供分析物处于临床显著水平的 3 个浓度水平质控品。

（1）特点：①冻干粉，具有更强的稳定性；②100%人血清；③针对多达 52 种分析物提供仪器特定检测靶值；④Ferr 和维生素 B_{12} 的含量适用于贫血症监测；⑤水平 1 的质控品具有超低的 TSH 含量；⑥在 2~8℃下可稳定至有效期末；⑦复溶后可在 2~8℃下保持稳定达 7 日，在−20℃下保持稳定达 4 周；⑧包含常见的肿瘤标志物有 AFP/CA15-3/CA19-9/CA-125/CEA/PSA/游离 PSA 等。

（2）包含分析物：ACTH、对乙酰氨基酚、AFP、醛固酮、阿米卡星、雄烯二酮、β2-MG、CA 15-3、A 19-9、CA 125、CEA、卡马西平、C 肽、hCG、皮质醇、DHEA 硫酸盐、地高辛、雌三醇、乙琥胺、Ferr、叶酸、FT3、FT4、FSH、庆大霉素、生长激素、IgE、胰岛素、LH、雌甾二醇、苯巴比妥、苯妥英、孕酮、扑米酮、PRL、PSA（游离）、PSA（总）、PTH、17-OH-孕酮、水杨酸盐、SHBG、睾酮、睾酮（游离）、茶碱、甲状腺球蛋白、总 T3、总 T4、妥布霉素、TSH、甲状腺素结合力、丙戊酸、万古霉素、维生素 B_{12}、1, 25-（OH）$_2$ 维生素 D、25-OH-维生素 D。

免疫质控品分高、中、低 3 个水平。①免疫测定质控品（水平 1），12ml×5ml；②免疫测定质控品（水平 2），12ml×5ml；③免疫测定质控品（水平 3），12ml×5ml。

2. 美国伯乐公司（Bio-Rad Laboratories）**质控血清**　美国伯乐公司是全球著名质量控制产品与服务提供商。2002 年正式进驻中国，组建了伯乐生命医学产品（上海）有限公司，并先后设立了上海、北京等 6 个办事处，在上海外高桥保税区还设有保税仓库和物流中心。质控系列产品是 Bio-Rad 的传统优势产品之一。该公司现已成为全球最大的第三方质控产品专业供应商，能为用户提供全面的质控解决方案。

（1）伯乐公司产品有如下主要特点。①全面、优质的质控产品：包括冻干质控品、液体质控品，拥有 250 多种质控品，涵盖 500 多个检验项目。②具有效期长、开瓶稳定性好、瓶间差小、项目复合程度高等优点。③人源基质。④第三方质控品。⑤适用于多种仪器/方法。⑥提供上千种仪器/方法的参考值等。⑦专业、强大的质控软件：有 Unity Web、Unity Real TimeTM、Westgard Advisor、Unity 全球实验室间比对网络及专业的 QCNet 质控网站（www.QCNet.com）组成的实验室质控数据专业管理系统，整合了多种当今最先进的质控数据分析、管理工具，具有质控数据处理分析、生成各种质控报告和质控图、分析目标控制、实验室间比对、Sigma 质量评估、自动推荐质控方案等多种功能。⑧完善、专业的技术服务：为用户提供质控品使用、质控图绘制、质控数据分析、国际认可[通过英国临床病理认可委员会（Clinical Pathology Accreditation，CPA）基于国际实验室认可合作组织（International Laboratory Accreditation Cooperation，ILAC)标准的认证]的外部质量评估（如EQA）等专业技术服务。

（2）包含以下分析物。①以 370（Lyphochek 免疫测定控制品）为例，包括了 90 多个常见免疫分析项目：肿瘤标志物（5）、甲状腺功能（11）、性激素（13）、其他激素（11）、特殊蛋白质控品（5）、贫血项目（4）、药物监测（39）、其他项目（3）等，提供各种仪器/试剂的定值，有多个浓度水平可供选择。②以 367（Lyphochek 肿瘤标志物控制品）为例，包括了 24 项常见的 TM 项目：如 AFP、CEA、CA 15-3、CA 19-9、CA 27-29、CA 50、CA 72-4、CA 125、细胞骨架蛋白 CK-19 的片断(Cyfra 21-1)、癌相关血清抗原（cancer associated serum antigen，CASA）、NSE、PSA、fPSA、β2-MG、Ferr、hCG、前列腺酸性磷酸酶（prostatic acid phosphatase，PAP）等。提供各种仪器/试剂的定值；效期长达 2 年（液体）或 3 年（干粉）；开瓶后稳定性长达 30 日（液体）或 14 日（干粉）（特殊项目除外）；干粉产品有 2 个水平，液体产品有 3 个水平。③以 591（Liquichek 免疫学控制品）为例，包括了最广泛的特殊蛋白质和多种免疫学项目：如各种免疫球蛋白、免疫球蛋白轻链、补体成分、RF、抗链球菌溶血素 O 抗体、β2-MG、RBP、TRF、前清蛋白、HPT、α1-酸性糖蛋白（α1-acid glycoprotein）、α1-抗胰蛋白（α1-antitrypsin）、α2-巨球蛋白（α2-macroglobulin）等共 35 项。提供各种仪器/试剂的定值。效期长达 2 年；开瓶后稳定性长达 30 日（特殊项目除外）。

3. 自制质控血清 第三方质控品往往存在成本高、使用有效期短等缺点。根据检测项目的实际情况，实验室工作人员可以利用患者血清样本自制常用质控血清。

下文以 16 种特殊蛋白质项目的复合液体室内质控品制备为例。①质控血清制备方法：制备的复合质控品项目：包括 AFP、CEA、Ferr、CA12-5、CA19-9、CA15-3、CA72-4、PRL、FSH、LH、E2、PRo、T、FT3、FT4 和 TSH 共 16 种。收集日常检测中抗 HCV、抗HIV 均呈阴性的上述 16 种项目的高浓度血清标本（除去溶血、黄疸、脂血、混浊者），加至一定量正常血清中调节各成分至一定浓度，56℃灭活 10h，离心去除沉淀物，充分摇匀后加 0.5%叠氮钠防腐。按每日质控血清所需量分装于已消毒的艾本德（Eppendoff）微量离心管中，用封口膜封好后，置于−80℃冰箱保存。②质控血清定值：罗氏电化学发光分析仪（E170）系统保养、校准，所需定值项目试剂重新定标，取上述质控品连续测定 31 次，以实验室最佳条件下各检测项目的平均值作为预期靶值。③自制质控品与定值质控物比较。④稳定性观察。

自制质控血清具有基质分布均匀、无传染性、所需添加剂和调和物数量少（仅添加 0.5%叠氮钠）、瓶间变异小、稳定性好等优点，可以满足室内质控的要求。

ELISA 检测 HIV 抗体室内质控血清的制备。HIV 抗体检测是艾滋病防治的一项重要保证措施。按照《全国艾滋病检测技术规范》的要求，在使用 ELISA 法检测 HIV 抗体（抗HIV）时，除使用试剂盒内部对照质控品外，还必须使用室内质控品。但室内质控品价格高且不易购得，而用阳性血清灭活作为定值血清又存在潜在危险。为获得廉价、安全、有效的质控血清，实验室可以利用抗 HIV 试剂盒提供的阳性对照血清自制室内质控血清，经与国家参比实验室和省确证中心实验室提供的质控血清比较获得。①标本收集：用无菌管收集外观无溶血、脂血、黄疸，无污染，清晰透明，经检测为 HBsAg、HCV 和 HIV 阴性的健康人血清；并收集同一厂家同一批号的 ELISA 检测试剂盒中抗 HIV 阳性对照血清。②质控血清制备：将试剂盒中的阳性对照血清用健康人的血清稀释成低值弱阳性（以试剂盒临界值的 2～3 倍为宜），分别按每周用量每管 1.0ml 分装，置–20℃以下保存备用。每周取一管置 4℃下保存，每次检测前平衡至室温 30min。加 0.5%叠氮钠防腐。③室温与参考血清比对：采用中国疾病预防控制中心性病艾滋病预防控制中心参比实验室质控血清或确证中心实验室质控血清作比对。每次用国家参比室及确证中心实验室提供的质控血清与自制血清作对比，连续检测 20 次。④绘制质控图：用 Levey-Jennings 质控法，绘制质控图。

按照《全国艾滋病检测技术规范》的要求，在使用 ELISA 法检测抗 HIV 时除了使用试剂盒内部对照质控品外，还必须使用室内质控品，包括强阳性、弱阳性和阴性质控血清，也可以只设置一个弱阳性质控，以对实验进行动态质控，确保检测结果的准确性，提高检测质量。建立外部质控（外部对照）以监测试验的稳定性、重复性、准确性及提示样品处于临界状态时的检验操作情况十分必要。

由于检测试剂的质量存在着一定的差异，以及试剂的批间、批内差别，相同的质控品对不同厂家和不同批号的试剂的质控存在较大的差异，更换不同厂家试剂或使用新批号试剂时，必须重新制作质控品并重新绘制质控图。

（赵晓转　付光宇　秦东春）

第九章 标记免疫诊断试剂的分析性能评价

现有经济和高新技术的发展，临床免疫技术水平的不断完善与更新，为临床实验室提供准确、可靠的检验结果奠定了坚实的基础。采用标记免疫试剂作为疾病的辅助诊断手段已逐渐被临床认可和使用，现标记免疫诊断试剂已经成为临床检验工作中的一个重要组成部分，在临床实验室中确定一种诊断试剂能否被使用，最重要的是评价该标记免疫诊断试剂的性能能否达到临床的要求，以及验证该诊断试剂是否具有可靠的检测性能。

标记免疫诊断试剂的研发成功需经集成测试、质检合格后，再经过国家药品监督管理局注册检验、临床试验、体系考核等诸多环节。标记免疫诊断试剂作为疾病诊断与治疗的辅助技术手段，在其被作为临床实验室的使用方法之前，临床实验室必须对其方法的性能进行评价，以明确该方法能否达到满足临床使用的需求，以及验证该方法是否具有检测系统可靠的分析性能。本章介绍与分析性能相关的技术参数、注册检验过程和临床实验室验证的相关知识。

第一节 分析性能评价参数

标记免疫诊断试剂的分析性能评价参数包括精密度、准确性（诊断敏感性、诊断特异性、阳性符合率及阴性符合率）、稳定性及检测区间和最低检测限等。

一、精　密　度

精密度是指运用相同方法学在相同的实验条件下，对同一样本进行多次重复测量之后所得的结果之间相符合的程度，是表示测量结果中随机误差大小的指标。临床实验室的精密度一般包括批间精密度、批内精密度（within-run precision）、日间精密度（day to day precision）和日内精密度（within-day precision）。

批间精密度是指在同一实验室中，分析仪器、操作者、检测时间3项中至少有1项相同的情况下，用相同检测方法对同一样品进行多次测定的各测定结果之间的符合程度。

批内精密度是各种类精密度中最基本也是最常使用的一个评价指标，是在严格的相同或相似条件下，得到的样本测定结果之间的符合程度。

日间精密度在不同检测时间样本测定结果之间的符合程度，主要用于考察试剂、实验条件、仪器、校准曲线等的微小变化而导致的测定结果的差异。

日内精密度是指在同一日同批样本的测定结果之间的符合程度，主要用于考察方法学的重复性。不同精密度的试验条件不同，应根据各个实验室需求在参照标准指南的建议和要求建立本实验室的精密度评价要求。

精密度用于评价检测设备的不精密度，表示试剂在一定时间内的变异性，通常用标准差和CV来表示不精密度。标准差是指总体各单位标准值与其平均数离差平方的算术平均数的平方根。它表示样本某个数据观察值相距平均值有多远，标准差越小，表明样本数据越集中；标准差越大，表明数据越离散。当度量单位与平均数相同时，可直接用标准差来比较。CV又称"离散系数"，为标准差与平均值之比，即CV=（标准差/均值）×100%，由于 CV 是一个无量纲量，因此在比较两组量纲不同或均值不同的样本数据时，它可以消除单位和（或）平均数的不同对变异程度比较的影响，通常要求 CV 应小于 5%。

二、准　确　性

（一）基本概念

本文所述准确性是标记免疫定量分析中的术语。准确性，表示测定值与真实值之间符合的程度，一般用偏差和偏差系数表示。在进行准确性分析时，一般得不到实际的真值，而采用相对的真值，通过使用更准确、更精密的参考方法所测得的平均值。

检验结果的准确性，是临床医生对疾病进行诊断、治疗及预后判断的重要依据。在检验过程中可通过使用可溯源性校准品作为保证检验结果准确性的前提，通过参加室间质评活动，可以发现实验室结果准确性的偏倚。

（二）准确性评价实验程序

在实际临床免疫学实验室的日常工作中，需要每日对质控品进行检测，通过定期或不定期地对实验室质控品进行检测，确保临床免疫学实验室进行的每一项测试都在"受控"范围，确保每一份报告结果合规。

1. 分析系统和可溯源性　分析系统是指检验方法涉及的所有仪器设备、检测试剂、检测程序（参数）、校准品和消耗品等。分析系统的检验结果经一系列合理实验的验证，达到满足厂家声明和临床应用的要求，其测量值能够溯源到高级标准物质，确保在实际检验工作中，实验室所使用的分析系统在进行检验时，其检验结果具有可溯源性。改变分析系统中的任何一个因素或变量，可能会导致其检验结果的可溯源性被打断。如确实需要改变分析系统中的某种因素，实验室在应用该检测方法前，应对改变后的系统做出适当的性能评价，以确定检验方法的偏倚和检验结果的可溯源性。

2. 实验过程　对于即将引入临床免疫学实验室的诊断试剂，需要对其进行准确性评价。准确性评价的基本过程，就是以更高级别的检验方法或者标准物质、现有临床公认的仪器设备、试剂的"金标准"平行检测相同的待检样本（或标准物质），通过统计比较两种免疫诊断试剂检验结果的差异性，当不同免疫诊断试剂的测得检验结果之间无显著性差异时，则认为两种方法的准确性无显著性差异，新的诊断试剂可以在临床免疫学实验室中使用。

在临床实践中，准确性评价一般通过室内质控和室间质评活动来评估。在进行室内质控活动时，对于定量检测的指标，当质控品的检测结果超出 ±3SD 范围时判断为失控。对于定性检测的指标，在实际操作过程中需同时设置阴阳性对照，也可使用弱阳性样本。室间质评活动一般由各级临床检验中心统一负责，通过发放样本、收集归类检测结果和统计学分析，得出各临床实验室检测质量合格或不合格的结论。

关于定量分析、校准品溯源、标准物质等知识详见本教材第八章内容。同时，在本章第二节将介绍两种准确度评估试验，分别是回收试验和方法学比对。

三、敏感性和特异性

（一）基本概念

通常对于定性免疫测定系统或试剂的准确性是以与临床诊断、金标准方法和经过验证确认的血清样本盘的检测比较来评价的，该比较属于"较高"水平，常以诊断敏感性（diagnostic sensitivity）和诊断特异性（diagnostic specificity）性能指标表示。

本文所述敏感性是指临床诊断价值的诊断敏感性。诊断敏感性又称诊断灵敏性，是指在检验项目中能将金标准诊断为"有病"的人正确判定为患者的能力，即将患者判定为阳性的概率，也就是诊断试验的真阳性率（true positive rate）。漏诊率是指用金标准确诊为患有某种疾病的病例组中，将被待评价的诊断试验判断为阴性的比例。敏感度与漏诊率是互补的，敏感度越高，漏诊率越低，即漏诊率=1−敏感度=假阴性/病例组总数。假阴性率=漏诊率，因此，敏感度越高的试验诊断方法在用于疾病诊断时，其发生漏诊的可能性越低。

阴性预测值（negative predictive value）又称预测阴性结果的正确概率，是指在实际临床诊断试验检测出的全部阴性例数中，真正没有患病的例数所占的比例。一般情况下，敏感度越高的实验诊断项目，其阴性预测值越高。

阳性似然比（positive likelihood ratio，PLR）是指临床诊断检测结果的真阳性率与假阳性率之间的比值，该指标可用于描述在诊断试验中阳性时，患病与不患病的机会比。阳性似然比提示正确判断为阳性的可能性是错误判断为阳性的可能性的倍数。阳性似然比数值越大，提示能够确诊患有该病的概率越大。该指标不受患病率影响，因此，为了达到诊断的目的，应选择高阳性似然比的标记免疫诊断试剂。

本文所述特异性是指临床诊断价值的诊断特异性。诊断特异性是指在检验项目中金标准诊断为"无病"的对照组的人群中，所检测出来的阴性人数的比例（%），也就是诊断试验的真阴性率（true negative rate）。误诊率是指用金标准确诊为"无病"的对照组中，被评价的试验判断为阳性的比例。特异性和误诊率是互补的，特异性越高，误诊率越低，即误诊率=1−特异性=假阳性/对照组总数。假阳性率=误诊率，因此，特异性越高的实验诊断方法用于疾病诊断时，其发生误诊的可能性越低。

阳性预测值（positive predictive value）即预测为阳性的正确比例，是指待评价的诊断试验结果被判为阳性例数中，真正患病者所占比例，即从阳性结果中能预测真正罹患某病的百分数。由于多数临床免疫学检验结果与相应疾病并非是一一对应的关系，且不同疾病的患病率有着明显差别，同时阳性预测值的高低受到特定疾病患病率的影响，因此，在实际临床实验诊断研究中，阳性预测值能为临床医师针对不同患病率的患者选择合理的实验诊断项目提供指导。一般情况下，特异性越高的临床实验诊断阳性预测值越高。

阴性似然比（negative likelihood ratio，NLR）是指临床检验诊断结果的假阴性率与真阴性率之间的比值，该值越低，说明该诊断方法越好。可用以描述诊断试验结果为阴性时，患病与不患病的机会比值。阴性似然比提示错误判断为阴性的可能性是正确判断为阴性的可能性的倍数。阴性似然比数值越小，提示能够否定患有该病的概率就越大。因此，为了达到排除某项疾病诊断的目的，应选择阴性似然比更低的诊断试验。

（二）敏感性和特异性评价实验程序

诊断性试验临床诊断价值评价包括按金标准分为患者组和对照组；盲法比对结果绘制四格表；计算相关参数；制作受试者操作曲线（receiver operator characteristic curve，ROC曲线）。

1. 绘制四格表 如表9-1所示。

表 9-1　诊断试验评价四格表

诊断试验	金标准		合计
	病例组（+）	对照组（-）	
阳性（+）	真阳性（TP）	假阳性（FP）	TP+FP
阴性（-）	假阴性（FN）	真阴性（TN）	FN+TN
合计	TP+FN	FP+TN	TP+FP+FN+TN

2. 计算各个评价指标

$$敏感性=TP/（TP+FN）\times 100\% \tag{9-1}$$
$$特异性=TN/（TN+FP）\times 100\% \tag{9-2}$$
$$阳性预测值=TP/（TP+FP）\times 100\% \tag{9-3}$$
$$阴性预测值=TN/（TN+FN）\times 100\% \tag{9-4}$$
$$阳性似然比=灵敏性/（1-特异性） \tag{9-5}$$
$$阴性似然比=（1-灵敏性）/特异性 \tag{9-6}$$

3. 绘制受试者工作特征曲线　不管是阴性、阳性似然比还是阴性、阳性预测值等指标都是综合利用敏感性与特异性的信息，它们与诊断阈值设定有关。在同一诊断试验中，不同的诊断阈值对应不同的敏感性与特异性。因此，为全面评价检测诊断试剂的诊断价值，应该分别计算不同诊断阈值下的敏感性与特异性。

在获取诊断试验四格表的原始数据之后，可以绘制 ROC 曲线，它是以敏感性为纵坐标，假阳性率（1-特异性）为横坐标绘制成的曲线。可以通过计算与比较 ROC 曲线下面积（area under the curve，AUC）来综合反应诊断试剂的诊断价值。在 ROC 曲线上，确定检测方法的临界值一般选取敏感度和特异性综合的最大值相应的点作为最佳临界值，该点为最接近左上角的点。特定的临界值反映不同的敏感性、特异性。

4. ROC 曲线的应用

（1）选择最佳分界值：如上诉临界值对检测项目准确性的影响，将 ROC 曲线上左上角的拐点作为临界值会获得最大准确性，但需结合阴性、阳性似然比，筛查和确诊实验目的综合考虑。

（2）分析诊断效率：可利用 AUC 评价不同检验项目或不同检测方法对某疾病的诊断价值，AUC 越接近 1.0，表明该试剂的诊断价值则越高。越接近 0.5，表明该试剂的诊断价值则越低。

（3）评价检验结果：在 ROC 曲线中，敏感性和特异性随诊断分界点的变化而变化，阴性、阳性预测值也随诊断分界点变化而变化。

5. ROC 曲线的评价　首先 ROC 曲线具有简单、方便、直观的特点，通过观察即可判断和比较诊断价值；其次，ROC 曲线便于综合评价敏感性与特异性的变化关系。但是，ROC 曲线具有局限性，曲线上显示的不完全是真正意义上的判断值。

四、阳性符合率和阴性符合率

（一）基本概念

对于某些定性免疫测定系统或试剂得不到"较高"水平的准确性比较方法，只能与某一已经验证方法进行比较，该比较属于"较低"水平，性能指标已不适用临床敏感性和临床特异性，而是采用阳性符合率及阴性符合率，这类性能指标并非完全反映准确性，更多的是对一致性的评价。

符合率（efficiency）表示一种检测试剂或方法给出正确结果（包括阳性结果和阴性结果）的百分比。

（二）准确性评价实验程序

所有样本均分别进行待评价方法或试剂和已验证方法的检测，得出四格表，如表 9-2 所示。

表 9-2　验证评价四格表

诊断试验	已验证方法	
	(+)	(−)
阳性（+）	a	b
阴性（−）	c	d
合计	$a+c$	$b+d$

$$阳性符合率=a/（a+c）\times100\% \tag{9-7}$$
$$阴性符合率=d/（b+d）\times100\% \tag{9-8}$$

五、稳 定 性

（一）基本概念

稳定性是指在诊断试验中检验试剂在规定条件下储存、运输和使用或按照使用说明制备、使用和储存的复溶后的冻干材料、工作液及储存于密闭容器中时能够保持其性能特性的一种能力。它是评价免疫标记诊断试剂保持产品安全有效的重要指标，在产品的生产、运输、保存和使用等的各个环节中具有十分重要的作用。稳定性评价包括实时稳定性（real-time stability）、加速稳定性（accelerated stability）、开瓶稳定性（bottle opening stability）、复溶稳定性（redissolved stability）、样本稳定性（sample stability）、运输稳定性（transport stability）等。

实时稳定性又称效期稳定性（duration stability）是指在检验诊断试验中的检验试剂在规定条件下建立或验证试剂保存期的能力。

加速稳定性是指在特定的极端条件下考察试剂是否还在可接受的合理区间，以评估诊断试剂的性能。考虑到大部分的试剂都属于蛋白质类物质，通常在诊断试剂的实际储存温度基础之上，通过升高温度来达到考察加速稳定性的目的。

开瓶稳定性是指在诊断试剂的正常使用条件之下，考察外部环境对试剂性能的影响。由于免疫诊断试剂主要组分为抗原、抗体、酶等蛋白质类物质，需要避免与空气接触影响诊断试剂的酸碱度或者避免微生物的污染而导致诊断试剂变性失活。

复溶稳定性是指在诊断试剂盒中的试剂或者配套使用的干粉在指定的溶剂中溶解后能否保持试剂的性能。干粉试剂一般指质控品和校准品，它有比液态试剂保存有效期更长、稳定性更好的优点，且一般是多个项目质控物质的混合物质，能实现一个质控品同时进行多项检验项目的检测。

样本稳定性是指免疫诊断试剂受温度或者细菌污染等因素影响使受检样本内的蛋白

质变性、失活、降解、沉淀等而导致检测不出或者检测结果与实际不符。因此，在实际检测工作中，应该明确规定样本的保存温度、保存时间、冻融次数等。

运输稳定性是指免疫诊断试剂在实际销售运输过程中的运输时间、温度、湿度等对试剂性能的影响。

（二）稳定性评价实验程序

（1）实时稳定性评价：至少需包含3个批次的产品，将其放置于2～8℃的冷藏冰箱中，于放置之日开始算起，分别在0月、1个月、2个月、3个月、6个月、9个月、12个月时分别取原装未开封过的试剂，按照使用说明对产品进行检测，分析性能指标必须达到使用说明的要求。

（2）加速稳定性评价：至少需包含3个批次的产品，将其放置于37℃的恒温培养箱中，于放置之日开始算起，分别在0日、3日、6日、9日时分别取原装未开封过的试剂，按照使用说明对产品进行检测，分析性能指标必须达到使用说明的要求。

（3）开瓶稳定性评价：至少需包含3个批次的产品，开启后将其放置于2～8℃的冷藏冰箱中保存，于放置之日开始算起，分别在0日、15日、30日、45日时分别取开启后试剂的所需检测量，每次取样后拧紧瓶盖放回2～8℃的冷藏冰箱中保存，按照使用说明对产品进行检测，其余各指标必须达到使用说明的要求。

（4）复溶稳定性评价：至少需包含3个批次的冻干试剂产品，配置成所需产品后将其放置于–20℃的冷冻冰柜中，于放置之日开始算起，分别在0日、1日、2日、4日、6日时分别取复溶后试剂的所需检测量，每次取样后拧紧瓶盖放回–20℃的冷冻冰柜中保存，按照使用说明对产品进行检测，其余各指标必须达到使用说明的要求。

（5）样本稳定性评价：至少需包含3个不同浓度的样本，将其放置于2～8℃的冷藏冰箱中，于放置之日开始算起，分别在0日、1日、2日、3日、5日、7日时分别取部分样本，每次取样后盖紧瓶盖放回2～8℃的冷藏冰箱中保存，按照使用说明对产品进行检测，其余各指标必须达到使用说明的要求。

（6）运输稳定性评价：至少需包含3个批次的产品，将其放置于37℃保存3日后，再从1.5m的高度自由落体跌落，再经过反复3次震荡跌落试验之后，观察产品内外包装是否有破损现象，再按照使用说明对产品进行检测，其余各指标必须达到使用说明的要求。

关于稳定性评估也是注册检验的重要内容，本章第二节将做较为详细介绍。

六、检 出 限

检测限（limit of detection，LOD）是指检测方法可检测出的最低被测量浓度，也称检测低限（lower limit of detection）或最小检出浓度（minimum detectable concentration），也称分析灵敏度（analytical sensitivity）。针对定量分析，临床实验室非常重视真正能够检测的最低浓度。将已知浓度的临床标本或质控血清，采用厂商推荐使用的稀释液进行倍比稀释分别测定其浓度，重复测定CV=20%的检测限样本的浓度，即在预期检测限附近多份不同浓度的样本重复性实验的测定结果中，CV=20%的检测限样本浓度或最先出现大于空白样品的测量值加3倍标准差的样本浓度，表明免疫诊断试剂能可靠测定的最低浓度。

（秦 雪）

第二节 产品注册检验

为规范体外诊断试剂的注册与备案管理，保证体外诊断试剂的安全、有效，国家食品药品监督管理总局根据《医疗器械监督管理条例》于 2014 年制定了《体外诊断试剂分析性能评估系列指导原则》。该办法以检测限、线性范围、可报告范围、准确度（回收试验）、准确度（方法学比较）、精密度、干扰实验、稳定性、参考区间共 9 个项目，进一步明确了体外诊断试剂分析性能评估的技术要求。

一、检 测 限

如前文所述，检测限是指检测方法可检测出的最低被测量浓度，或称为最小检出浓度，或分析灵敏度。检测限评估资料是评价拟上市产品有效性的重要依据，也是产品注册所需的重要申报资料之一。

（一）基本原则

（1）实验人员应熟悉检测方法与仪器操作。

（2）采用合适的校准品、质控品并保持仪器处于正常状态。

（3）用于实验的试剂应为同一批号，且在有效期内。

（二）实验方法

（1）空白样本的制备：空白样本应不含被测物，但其基质应与待测定常规样本相同。如空白样本难以得到，可采用 5% 牛血清或人血清白蛋白溶液。或根据测定项目选用相应基质的样本，但应注意将基质效应减至最小。

（2）实验方法：一次运行中将空白样本重复测定 20 次。

（三）数据处理

（1）数据记录：将测定结果记录于表格中。如果检测系统对于低于零的结果报告为零，应记录初始响应值，如吸光度值等。

（2）数据统计：计算 20 次结果的均值（$\bar{X}$）与标准差（SD），将此信号值带入函数，计算相应浓度值即为最低检测限，即分析灵敏度。

（四）结果报告

以空白均值加减两倍标准差（$\bar{X}$ +2SD）报告方法的检测限。

二、线 性 范 围

线性范围评估资料是评价拟上市产品有效性的重要依据，也是产品注册所需的重要申报资料之一。

（一）基本原则

（1）实验操作人员应熟悉方法原理与操作，能对样本进行正确处理，确保仪器工作状态正常，采用适当的校准品对仪器进行校准。

（2）仪器的各项性能指标（如不精密度）应与标称值相符，不存在明显的携带污染等。

（3）应使用同批号试剂及校准品。

（二）实验方法

1. 样本要求

（1）样本基质应与临床实验样本相似，但不可采用含有对测定方法具有明确干扰作用物质的样本，如溶血、脂血、黄疸或含有某些特定药物的样本。进行血清学标志物检测时，理想的样本为分析物浓度接近预期测定上限的混合人血清。

（2）建立一种定量测定方法的线性范围时，需在预期测定范围内选择 7～11 个浓度水平。如将预期测定范围加宽至 120% 或 130%，在此范围内选择更多的浓度水平，然后依据实验结果逐渐减少数据点直至表现出线性关系，可发现最宽的线性范围。

（3）当对标称线性参数进行验证时，需在已知线性范围内选择 5～7 个浓度水平。

（4）无论是建立或验证线性范围，所选用的浓度水平应可覆盖整个预期测定范围并包括与临床有关的重要评价浓度，如最小测定浓度或线性范围的最低限、不同的医学决定水平、最大测定浓度或线性范围的高限等。

2. 样本制备

（1）不同浓度水平的样本可通过将高浓度样本与低浓度样本进行倍比稀释得到，注意在进行液体吸取时应选择精密度与准确性好的移液装置。制备时应将样本完全混合并避免蒸发或其他使样本变质的情况。每份样本的浓度与体积单位应统一。

（2）如果高/低浓度血清的值未知，可将每种血清编码，用编码代表每个血清的相对浓度。对于等浓度间隔样本，可用连续整数（如 1、2、3、4、5）代表连续样本。进行数据处理时可用样本号代替 X 值。

表 9-3 和表 9-4 中描述的样本制备过程是按照等浓度间隔的设计进行的，每个浓度水平的样本量为 1.00ml。

表 9-3　11 个浓度水平的样本制备

样本号	1	2	3	4	5	6
低浓度血清（ml）	1.00	0.90	0.80	0.70	0.60	0.50
高浓度血清（ml）	0.00	0.10	0.20	0.30	0.40	0.50
样本号	7	8	9	10	11	
低浓度血清（ml）	0.40	0.30	0.20	0.10	0.00	
高浓度血清（ml）	0.60	0.70	0.80	0.90	1.00	

表 9-4　5 个浓度水平的样本制备

样本号	1	2	3	4	5
低浓度血清（ml）	1.00	0.75	0.50	0.25	0.00
高浓度血清（ml）	0.00	0.25	0.50	0.75	1.00

制备非等浓度间隔的样本时应明确各样本间的浓度关系，测定时可以这些样本间的相对浓度比值作为 X 值。

（3）样本的特殊处理：在无法得到适用的人血清时，需对样本进行一些特殊处理以满足实验要求。这些处理过程包括稀释、加入添加物或透析、热处理等，无论进行何种处理均应以保持基质恒定为基本原则。在评价报告中应对所使用的稀释液、添加物、溶剂等的材料来源加以注明。

样本稀释液应选用由厂家推荐或经实验室证明可使用的产品，如可采用 5%牛血清白蛋白或人清蛋白溶液。

欲提高样本浓度，可在样本中添加分析物纯品。在添加物为溶液状态时，应注意添加液体对样本的稀释作用（小于 10%）并注明所用溶剂。

3. 实验方法

（1）建立线性范围：需测定 9～11 个浓度水平，每个浓度水平重复测定 3～4 次。

（2）验证标称线性参数：需测定 4～6 个浓度水平，每个浓度水平重复测定 3～4 次。

（3）所有样本应在一次运行中或几次间隔很短的运行中随机测定，最好在一日之内完成。

（三）数据处理

建立或验证线性范围，依据以上实验方法，记录不同浓度样本重复检测结果，通过绘制散点图对测定数据的可用性进行初步检查，并依据格拉布斯（Grubbs）法剔除数据中的离群值，运用 SPSS、EXCEL 软件对记录数据开展多项回归分析，得出一阶、二阶与三阶多项式，对线性系数作 t 检验，若二阶、三阶系数 $P>0.05$，一阶系数 $P<0.05$，则认为数据组符合统计学标准的线性，继续对数据组进行精密度检验，若精密度符合线性评价的要求，可得出结论为该组数据具有统计学标准的线性或一阶线性；若二阶、三阶系数任何一组多项式系数 $P<0.05$，其他两组多项式系数 $P>0.05$，则认为数据组拟合结果是统计学标准的非线性，继续对数据组进行精密度检验，若精密度符合线性评价的要求，需判断该最适非线性多项式与线性多项式间的差异是否小于预先设定的允许误差，通过计算最优拟合曲线与直线的平均差异值称为偏离直线平均差异值（average deviation from linearity，ADL）与临界值附表比较，比较通过，可得出结论为该组数据具有临床可接受的非线性或二阶、三阶线性。

1. 数据记录

（1）可参考表 9-5 进行数据记录。

表 9-5　线性评价数据记录表（11 个浓度水平，重复测定 4 次）

项目:				样品:	
仪器:		试剂/批号:		校准品/批号:	
操作者:		审核者:		测定日期:	
样本号	测定 1	测定 2	测定 3	测定 4	均值
1					
2					
3					
4					
5					
6					
7					
8					
9					
10					
11					

（2）可采用其他形式进行记录，但应注意保留原始数据。

2. 数据可用性检查 可通过绘制散点图对测定数据的可用性进行初步检查。以样本号或样本浓度为 X 轴，以测定结果为 Y 轴作图，在图上标出针对每个样本的测定值及每个浓度水平的测定均值，手工或用计算机作图将均值点相连，观察数据点与直线间的偏差，如偏差过大，表明数据组存在明显非线性，需要对测定过程进行检查，排除因操作错误所至误差，并对样本进行重新测定。如图形与直线接近，表明可对数据组继续进行统计分析。

3. 剔除离群值 离群值可由散点图初步判断，标准中建议采用格拉布斯（Grubbs）法进行离群值检验。检验步骤如下：

每组数据中有 4 个测定结果，分别记为 y_1、y_2、y_3、y_4。

（1）将 4 个测定值按大小顺序排列，最大值记为 max，最小值记为 min。

（2）由 4 个测定值计算均值 $\bar{y}$ 和标准差 S：

$$\bar{y} = (y_1+y_2+y_3+y_4)\ /4; \quad S = \sqrt{\frac{\sum(y_i-\bar{y})^2}{n-1}}\ 。 \tag{9-9}$$

（3）根据可疑值 max 或 min 分别按式（9-10）计算统计量 t：

$$t_1=(\text{max}-\bar{y})\ /S, \quad t_2=(\text{min}-\bar{y})\ /S。 \tag{9-10}$$

（4）根据给定的显著性水平 α 和重复测定次数查统计学相关表格得临界值。

（5）如 t 大于临界值，则相应的可疑值为离群值。

4. 进行多项回归分析 对数据组进行多项回归分析，得到一级、二级与三级多项式。一级多项式为直线，二级多项式表示上升曲线或下降曲线，三级多项式表示 S 形曲线（在测量范围两端具有明显的非线性），示意图如图 9-1，此步骤采用统计学软件（如 SPSS，EXCEL）完成。

多项式方程如下所示。

级数	多项式	回归自由度（R_{df}）
一级	$Y=b_0 + b_1X$	2
二级	$Y=b_0 + b_1X + b_2X^2$	3
三级	$Y=b_0 + b_1X + b_2X^2 + b_3X^3$	4

多元回归方程中以 b_i 表示的系数为回归系数。在二级与三级方程中，b_2 与 b_3 为非线性系数。对回归方程进行线性检验就是对每个非线性系数作 t 检验，判断回归系数与零是否有显著性差异。b_0 与 b_1 不反映非线性，故不需对其进行检验。对 b_2 与 b_3 的检验方法如下所示。

计算统计量 t，计算公式为

$$t=b_i/\text{SE}_i$$

其中，SE_i 为每个非线性系数的斜率标准误，计算公式为

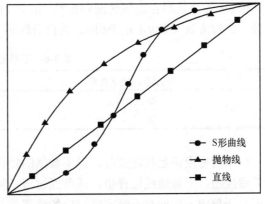

图 9-1 多项回归分析拟合三阶曲线图

$$SE_i = \frac{S_{yx}}{\sum(x-\bar{X})^2} \quad S_{yx} = \frac{\sum(y-Y)^2}{n-2} \tag{9-11}$$

$$\sum(y-Y)^2 = \sum(y-\bar{Y})^2 - \frac{\left[\sum(x-\bar{X})(y-\bar{Y})\right]^2}{\sum(x-\bar{X})^2} \tag{9-12}$$

式中，Y 为回归方程预测值；$\bar{X}$ 与 $\bar{Y}$ 为测定均值。

由公式 $df=L\times R-R_{df}$ 计算自由度，式中，df 为自由度，L 为样本数，R 为每个样本的测定次数，R_{df} 为回归自由度，即回归方程中系数（包括 b_0）的个数。如测定 5 样本，每个样本重复测定 4 次，则对测定数据进行回归分析后其三级多项式中 $L=5$，$R=4$，$R_{df}=4$，$df=5\times4-4=16$。在 t 值表中寻找 t 界值（双边检验，$\alpha=0.05$），将计算出的 t 值与界值比较，如 $P>0.05$，表示非线性系数与 0 无显著性差异，数据组被认为具线性，此时可对数据组进行精密度检验，具体方法见后。当精密度符合线性判断要求时，数据分析可结束。如 $P<0.05$，表示此非线性系数具有统计学显著性，数据组为非线性，此时应进行临床标准的线性与非线性检验。

5. 对数据组进行精密度检验 测量数据的精密度可直接影响多项式回归分析的结果，为提高统计功效，需对数据组进行精密度检验。

（1）计算最优拟合方程的回归标准误（σ）

$$\sigma = \sqrt{\frac{\sum_{i=1}^{n}[y_i - p(x_i)]^2}{n-d-1}} \tag{9-13}$$

式中，y_i 为各个测量值；$p(x_i)$ 为最优拟合方程的拟合值；n 为样本数乘以重复次数（$L\times R$）；d 为最优拟合方程的阶数。

（2）计算不精密度：用最优拟合方程的回归标准误（σ）与总平均浓度（$\bar{c}$）的百分比代表不精密度。

（3）数据组的不精密度检验：根据式（9-14）进行判断：

$$\frac{\sigma}{\bar{c}} < PctBnd\sqrt{\frac{L\cdot R}{C}} \tag{9-14}$$

式中，σ 为最优拟合方程的回归标准误；$\bar{c}$ 为总平均浓度；L 为样本数；R 为重复测量的次数；C 为常数（表 9-6）；PctBnd 为百分区界（percent bound），取 5%。

表 9-6 不精密度界值的常数

最优拟合方程的阶数	精密度界值的常数（C）
一阶或二阶	6.3
三阶	6.5

不精密度满足判断式时，说明数据的精密度好，可做线性评价。反之，则表示数据的精密度差，不能做线性评价，或可通过查不精密度和临界值表（表 9-7 与表 9-8）判断数据是否精密，如此时不精密度对应的临界值显示 P，表明测量数据的精密度不符合做线性判断的要求。

表 9-7　不精密度和 ADL 的临界值（PctBnd=5%，d=1 或 2）

$\sigma/\bar{c}$ %	$L\times R$=10	$L\times R$=12	$L\times R$=14	$L\times R$=16	$L\times R$=18	$L\times R$=20
1	5.5	5.5	5.4	5.4	5.4	5.4
2	6.1	6.0	5.9	5.8	5.8	5.7
3	6.6	6.4	6.3	6.3	6.2	6.1
4	7.1	6.9	6.8	6.7	6.6	6.5
5	6.6	7.4	7.2	7.1	7.0	6.9
6	8.2	7.9	7.7	7.5	7.4	7.2
7	8.7（P）	8.4（P）	8.1	7.9	7.8	7.6
8	P	P	8.6（P）	8.3（P）	8.1	8.0
9	P	P	P	P	8.5（P）	8.3（P）
>9	P	P	P	P	P	P

注：$L\times R$. 样本数×重复测量的次数

表 9-8　不精密度和 ADL 的临界值（PctBnd=5%，d=3）

$\sigma/\bar{c}$ %	$L\times R$=10	$L\times R$=12	$L\times R$=14	$L\times R$=16	$L\times R$=18	$L\times R$=20
1	5.5	5.5	5.4	5.4	5.4	5.4
2	6.1	6.0	5.9	5.9	5.8	5.8
3	6.7	6.5	6.4	6.3	6.2	6.2
4	7.2	7.0	6.9	6.8	6.7	6.6
5	7.8	7.6	7.4	7.2	7.1	7.0
6	8.4	8.1	7.9	7.7	7.5	7.4
7	9.0（P）	8.7（P）	8.4	8.2	8.0	7.8
8	P	P	8.9（P）	8.6（P）	8.4	8.2
9	P	P	P	P	8.9（P）	8.7（P）
>9	P	P	P	P	P	P

注：$L\times R$. 样本数×重复测量的次数

6. 非线性程度判断　上述多项式回归分析主要是利用统计学方法进行线性判断，统计学标准的线性可称为一阶线性，对数据组的要求很高。对于在临床实验室中使用的测定方法，在其临床应用实践中允许有一定的非线性误差，此时通过对统计学标准的非线性做程度判断，可得到临床标准的非线性，即二阶或三阶线性。

临床标准的非线性检验中使用了两个统计量，ADL 与 PctBnd（表示有临床意义的临界相关界值），对于大多数分析物 PctBnd 取 5%。如 ADL 小于所要求的临界判断值，则可认为数据组具有临床可接受的非线性，所拟合出的最适非线性多项式有临床意义。

（1）ADL 值的计算：ADL 表示最优拟合曲线与直线的平均差异（图 9-2），其计算公式见式（9-15）。

$$\text{ADL}=\frac{\sqrt{\sum_{x\in X}[p(x)-(a+bx)]^2/L}}{\bar{c}}\times100\% \qquad (9\text{-}15)$$

式中，$p(x)$ 为最优拟合二阶或三阶方程的拟合值；$a+bx$ 为拟合一阶方程的拟合值；L 为样本数；$\bar{c}$ 为总平均浓度（全部测量数据的平均值），$\bar{c}=(y_1+y_2+y_3+\cdots+y_n)/n$。

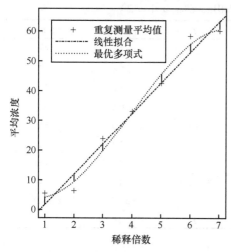

图9-2 最优拟合曲线与直线的平均
差异值（ADL）

（2）将ADL与临界值比较：一般设定PctBnd ＜5%为临床允许误差，即取PctBnd为5%，通过查表（表9-7、表9-8）得到ADL临界值。如ADL小于临界值，可认为多项式具有临床可接受的非线性，为二阶或三阶线性。如ADL大于临界值，则为临床不可接受的非线性，若查表得ADL对应的临界值显示P，表明测量数据的精密度不符合做线性判断的要求。

（四）结果报告

线性范围报告的具体格式不要求，但至少应包括以下几方面。

（1）进行线性评价的实验室或生产厂家名称。

（2）被评价的方法或试剂名称、批号。

（3）测定项目。

（4）线性范围（如为二阶线性应包括临床允许误差）。

（5）如可能应标出测定项目的医学决定水平及在此水平处的临床允许误差。

三、可报告范围

定量分析方法的可报告范围是临床实验室发出检验报告的依据之一，可报告范围包括可报告低限与可报告高限。可报告范围评估资料是评价拟上市产品有效性的重要依据，也是产品注册所需的重要申报资料之一。

（一）基本原则

（1）实验人员应熟悉测定方法与仪器操作。

（2）采用合适的校准品、质控品并保持仪器处于正常状态。

（3）用于评价实验的试剂应为同一批号，并在有效期内。

（二）实验方法

1. 实验样本

（1）样本要求：最好选择与测定样本具有相同基质的样本。

（2）制备方法

1）低值样本：将待测样本（含被分析物）用混合人血清（含被分析物浓度水平较低）或5%牛血清白蛋白生理盐水溶液进行稀释，产生接近于方法线性范围低限浓度水平的样本，一般为5个浓度水平，浓度水平间隔应小于线性范围低限的10%。

2）高值样本：选取含被测物的高值样本，必要时可添加被分析物的纯品，并计算出理论值。使用混合血清或5%牛血清白蛋白生理盐水溶液或测定方法要求的稀释液对高值待测样本进行稀释，使其接近于线性范围的上1/3区域内，并记录稀释倍数。至少选用3个高浓度样本，稀释倍数应为方法性能标明的最大稀释倍数，并适当增加或减小稀释比例。

2. 实验过程 在一次运行中将低值样本重复测定10次，高值稀释样本重复测定3次。

（三）数据处理

（1）数据记录：可根据表 9-9 和表 9-10 进行数据记录。

表 9-9 可报告范围（低限）数据记录表

	浓度 1	浓度 2	浓度 3	浓度 4	浓度 5
1					
2					
3					
4					
5					
6					
7					
8					
9					
10					
均值（AVE）					
标准差					
CV%					

表 9-10 可报告范围（高限）数据记录

	浓度 1	浓度 2	浓度 3
1			
2			
3			
AVE			
稀释倍数			
还原浓度			
理论浓度			
相对偏差（%）			

（2）数据统计：分别计算 AVE（$\bar{X}$）、标准差、CV 值。对于可报告范围高限还应计算乘以稀释倍数后的还原浓度和相对偏差。

（四）结果报告

（1）可报告范围低限：以方法性能标示的 CV 值为可接受界值，由数据中选取 CV 值等于或小于可接受界值的最低浓度水平作为可报告范围低限。

（2）可报告范围高限：选取还原浓度与理论浓度的偏差（%）等于或小于方法标示 CV 值时的最大稀释倍数为方法推荐的最大稀释倍数，方法线性范围的上限与最大稀释倍数的乘积为该方法可报告范围的高限。

四、准确度（回收试验）

准确度评估资料是评价拟上市产品有效性的重要依据，也是产品注册所需的重要申报资料之一。定量检测方法的回收试验是评估准确度的方法之一，用于评估定量检测方法准确测定加入纯分析物的能力，结果用回收率表示。

（一）基本原则

（1）实验人员应熟悉测定方法与仪器操作。

（2）采用合适的校准品、质控品并保持仪器处于正常状态。

（二）回收试验的评估及数据处理方法

1. 实验样本

（1）选择合适浓度的常规检测样本，分为体积相同的 3～4 份。

（2）在其中 2～3 份样本中加入不同量的待测物标准，制成 2～3 个不同加入浓度的回收样本，计算加入的待测物的浓度。

（3）在另一份样本中加入同样量的无被测物的溶剂，制成基础样本。

2. 实验过程 用待评价方法对回收样本和基础样本进行测定，通常对样本进行 2～3 次重复分析，取其均值进行计算。

（三）数据处理及结果报告

（1）计算回收率

$$回收率1 = \frac{回收样本浓度1 - 基础样本浓度}{加入浓度1} \times 100\% 。 \tag{9-16}$$

（2）计算平均回收率

$$平均回收率 = \frac{(回收率1 + 回收率2 + 回收率3)}{3} \times 100\% 。 \tag{9-17}$$

（3）计算比例系统误差：比例系统误差 = 100% – 平均回收率。

（4）可接受判断：比例系统误差不大于 CLIA 88 允许总误差的 1/2。

（四）注意事项

（1）加入体积：加入的标准液体积一般在样本体积的 10% 以内；并且保证在加样过程中的取样准确度。

（2）加入待测物的浓度：为保证总浓度在方法分析测量范围内，尽量使加入标准液后样本中的被测物浓度达到医学决定水平。

（3）标准物浓度：因为标准物溶液加入体积不到 10%，为保证得到不同浓度的回收样本，标准物的浓度应该足够高。

五、准确度（方法学对比）

准确度评价采用参考方法和测试方法对同一标本检测，参考方法作为真值，测试方法的结果与真值之间的差距称为偏倚。如没有参考方法，将一种公认可靠的方法作为比对方法，测试方法与比对方法的结果之间的差距，则不能称为偏倚，一般称为偏差。很多临床实验室内部会有两个以上的检测系统，多个检测系统之间应该定期进行比对。对于开放检测系统，也应该对系统进行验证，其中，最重要的一项便是准确度的评价，准确度评价可以通过方法学比对来实现，利用两种方法的比对对非配套系统的准确度进行评估是评估准确度的方法之一。准确度评估资料是评价拟上市产品有效性的重要依据，也是产品注册所需的重要申报资料之一。

（一）基本原则

（1）熟悉待评价系统。

（2）编写仪器标准操作规程，其中包括校准程序和室内质控程序。

（3）比对方法的选择：对于比较、比对方法，采用符合生产厂家要求的实验室现行方法，或采用公认的参考方法。比对方法应具有以下条件：①具有比实验样品方法更好的精密度；②没有已知的干扰物；③同实验样品方法具有相同单位。比较方法应该选择正确性经过验证的方法，根据实际条件，选择的顺序如下：参考方法、原装系统、配套系统、经过验证的非配套系统。

（4）待评价方法的处理。进行方法学对比实验前，应该对系统进行初步评价（可参考 NCCLS EP-10），并且对待评价方法进行精密度评价（参考相关标准），只有在以上评价完成并且达到相关标准后，才可进行对比实验。

（二）实验方法

1. 实验样本

（1）按照实验对样品的要求收集处理患者样品，样本储存时间及条件由被测组分的稳定性而定，尽可能避免使用储存的样品。

（2）样品应来自于许多患者，并且此患者的疾病对于被测组成的影响应该是知道的，不要使用含有干扰此方法的组分或条件（如溶血）的样品。

（3）在具有临床意义范围内即医学决定水平范围内，评价实验样品方法，通常基本从低于参考范围的低限到高于参考范围的高限。分析浓度尽可能在报告的浓度范围内均匀分布。商品质控物或者校准品可能存在基质效应，应避免使用。

2. 实验过程

（1）每日选择 8 个临床患者样本，按 1～8 的顺序编号。用两种方法同时进行实验，按照 1、2、3、4、5、6、7、8、8、7、6、5、4、3、2、1 的样本顺序进行测定。

（2）以上实验至少重复 5 日，即至少分析 40 个不同的临床患者样本。每日实验必须进行校准和室内质控。只有在室内质控合格的情况下，当日的实验室数据才有效。

（三）数据处理及结果报告

（1）记录测定结果（X_{ij} 和 Y_{jj}）。

（2）计算每个样本测定的均值（$\overline{X_i}$ 和 $\overline{Y_i}$），样本重复测定间差值的绝对值（D_{X_i} 和 D_{Y_i}）及两种方法测定结果间的差值（$\overline{Y_i}-\overline{X_i}$）。

（3）以 $\overline{Y_i}$ 对 $\overline{X_i}$ 作散点图。

（4）以（$\overline{Y_i}-\overline{X_i}$）对 $\overline{X_i}$ 做偏倚图。

（5）以（$Y_{ij}-X_{ij}$）对 $\overline{X_i}$ 做偏倚图。

（6）检查批内离群点：计算样本重复测定间差值（D_{X_i} 和 D_{Y_i}）的平均数，实验结果差值超出平均数 4 倍时，则判断为离群点。

（7）检查批间离群点：计算两种方法测定结果间均值差值（$\overline{Y_i}-\overline{X_i}$）的平均数，超出该平均数 4 倍时，则判断该样本为离群点。

（8）相关系数计算：利用所有样本双份测定值进行相关系数计算，如果 $r\geqslant0.975$（或 $r^2\geqslant0.95$），则认为 X 范围适合，数据满足要求。X 的误差可以由数据范围给以适当补偿，并且简单的线性回归可以用来评价斜率和截距。

如果 $r^2<0.95$，那么必须通过分析另外一些样品以扩大数据范围，然后再检查全部数据系列。如果没有超出范围，采用分步偏差程序代替线性回归，评价平均偏差。

（9）回归计算：利用所有样本双份测定的有效数据，计算两个方法间的线性回归方程：$Y=a+bX$。

（10）偏差估计：在医学决定水平，利用回归方程计算预期偏差，预期偏差 $B_x=a+(b-1)X$，相对偏差$=B_x/X$。

（11）根据相关规定，判定预期偏差、相对偏差是否在规定范围内。

六、精 密 度

精密度是衡量体外诊断试剂批内和批间变异的重要指标，通常包括批内和批间不精密度。精密度评估资料是评价拟上市产品有效性的重要依据，也是产品注册所需的重要申报资料之一。

（一）基本原则

（1）操作者必须熟悉方法和/或仪器工作原理，了解并掌握仪器的操作步骤和各项注意事项，能在评估阶段维持仪器的可靠和稳定。

（2）用于评估试验的样品一般常采用临床实验室收集的稳定和冷冻储存的血清（浆）库；当实验室收集的样品不稳定或不易得到时，也可考虑使用稳定的，以蛋白质为基质的商品物质，如校准品或质控品。

（3）评估精密度时，应至少评估两个浓度水平样本的不精密度。当两个浓度的不精密度有显著差异时，建议增加为 3 个浓度。所选样本浓度应在测量范围内有医学意义，即至少有 1 个浓度在医学决定水平（medical decision levels）附近。不要为了得到较小的不精密度，选用较高值的样品，甚至超出测量范围。也不应选用靠近最低检出限的样品，此时所得的不精密度往往偏大。相当多的检验项目低值常无实际临床意义，但有少数检验项目，其低值也有临床价值，此时就需要评估有判断价值的低值不精密度，适用时，可进行功能灵敏度的评估。如没有医学决定水平，可在参考区间上限附近选一个浓度。此外，再根据检验项目的性质在线性区间内选择另一个值。如与厂商或文献报道的不精密度进行比较，所选浓度应与被比较不精密度的浓度相接近。否则，有可能得出不恰当的结论。

（二）实验方法和数据处理

1. 只评估批内不精密度

（1）试剂和校准品：应使用同一种类、同一批号的试剂和校准品，如可能，只进行一次校准。使用不同批号试剂和多次校准都会增加检验结果的变异程度。

（2）评估方法：在以上条件满足的情况下，在一批内对样本进行重复测定，至少进行 20 次重复测定。

（3）质量控制：检验时应同时至少测 1 个质控品。当质控品结果超出规定的失控限，不论实验结果是否满意都应弃去不用，重新进行试验以取得 20 个实验数据。要保存所有的质控数据和失控处理记录。

（4）数据收集：在进行数据分析前，检查数据中有无由于偶然差错引起的离群值

（outliers），可用下述离群值的标准：从已收集的 20 个数据计算出总均值和标准差，任何结果和总均值的差值超过 4 个标准差时，可认为是离群值。为了能收集到至少 20 个有效数据。除补充由于质控失控而增加的测试外，还应再增加由于离群值不用于不精密度的计算所需增加的检验次数。

在进行这种批内不精密度评估实验时，一次只能有一个离群值，当离群值超过 1 个时，应怀疑是否为方法不稳定或操作者不熟悉所致。此时，应不用此次试验数据。检查问题和解决问题后重新开始新的评估实验。

（5）数据的记录：将所收集到的数据记录在表 9-11。

表 9-11　批内不精密度实验原始数据记录

序号	测量值	（均值–测量值）²
1		
2		
...		
19		
20		
均值		

（6）批内不精密度估计值的计算，求出均值：

$$\bar{x} = \sum X_i / n \tag{9-18}$$

使用式（9-19）计算出批内标准差估计值的标准差：

$$S_r = \sqrt{\sum (\bar{x} - x_i)^2 / (n-1)} \tag{9-19}$$

（7）批内不精密度估计值的 95%可信限：查统计表得出自由度 20 的上限公差因数为 1.25，相应下限公差因数为 0.75，得出批内不精密度的 95%可信区间为（批内不精密度×0.75）–（批内不精密度×1.25）。

2. 同时评价批内和批间不精密度

（1）评估方法：每日做 2 个批次的测试，每批测试时，对同一样品作双份测量，共做 20 天。评估结束时共有 40 对，即 80 个测试结果。从 40 批次测量中双份结果的差值求出批内不精密度。从所有 80 个数据计算出批间不精密度。在实施此项评估工作时，必须由同一个或一组操作者在同一台仪器上进行，应该使用相同的校准品、相同种类和批号的试剂。所用时间不得少于 20 个工作日，这样所测到的不精密度能更好地反映出该临床实验室定量测量方法在一段时间内的理想或最适的稳定性。在每一批次测量中，必须同时测量质控品，以保证结果是可靠的，数据能够采用。（注：①也可以一日进行一个批次测量，一个批次中对同一样品重复测量 4 次，共测定 20 个工作日，由 80 个数据求出批内和批间不精密度；②如果取得稳定样品有困难，也可改为测定 5 日，每日 2 个批次，每个批次测一个样本 8 次，仍有 80 个数据，从 10 个批次中每一样品 8 次差异算出批内不精密度。从所有 80 个结果计算出批间不精密度。）

（2）数据的收集：要收集到足够有效数据（至少为 80 个数据）。除补充由于质控失控而增加的测试外，应在进行数据分析前，检查数据中有无由于偶然差错引起的离群值，可用下述剔除值的标准：从实施段已收集的 40 对均值的数据计算出总均值和标准差，出现下列任何一种情况都可认为是离群值：①任何一对均值和总均值的差超过 4 倍标准差；②任何一对中两个结果的绝对差值超过 4 倍标准差。离群值不用于不精密度的计算。在剔除后应再增加检验次数，以保证至少有 40 批次，80 个数据进行计算。（注：任何一次实验的剔除值不能超过总测量数的 2.5%。当超过时，应怀疑是否为方法不稳定或操作者不熟悉所致。此时应不用此次试验数据，重新开始新的试验。）

（3）数据的记录：将所收集到的数据记录在表 9-12。

表 9-12 精密度实验原始数据记录

序号	日期	批次 1			批次 2		
		结果 1	结果 2	均值	结果 1	结果 2	均值
1							
2							
…							
19							
20							

（4）批内不精密度的计算：按表 9-13 要求对数据进行进一步计算，将结果填入表 9-13。

表 9-13 精密度实验原始数据计算

序号	日期	批次 1	批次 2
		(结果 1–结果 2)^2	(结果 1–结果 2)^2
1			
2			
…			
19			
20			

利用表 9-14 中的结果（3）、（4）可计算出批内精密度 S_r：

$$S_r = \sqrt{\sum (x_1 - x_2)^2 / (4I)}，其中 I = 检验日数 \tag{9-20}$$

（5）批间不精密度估计值的计算：将上述实验结果记录在表 9-14 中。

表 9-14 批间不精密度实验原始数据记录

序号	日期	第一批				第二批			
		结果 1	(均值–结果 1)^2	结果 2	(均值–结果 2)^2	结果 1	(均值–结果 1)^2	结果 2	(均值–结果 2)^2
1									
2									
…									
19									
20									
合计		(1)	(5)	(2)	(6)	(3)	(7)	(4)	(8)

求出均值，公式： $$\bar{X} = \sum X / n \tag{9-21}$$

从表 9-14 得出： $$\bar{X} = [(1) + (2) + (3) + (4)] / n \tag{9-22}$$

求出批间不精密度，公式为

$$S_{rr} = \sqrt{\left[\sum (均值 - 结果1)^2 + \sum (均值 - 结果2)^2\right] / (n-1)} \tag{9-23}$$

从表 9-14 得出： $$S_{rr} = \sqrt{[(5) + (7) + (6) + (8)] / (n-1)} \tag{9-24}$$

式中，n=检验总数。

（6）批间不精密度估计值的置信区间：由于检验次数不可能无限增加，当按规定方案，多次重复测量，就是在很好控制条件下，也很难得到相同的值，换言之，通过这样实验的数值只是不精密度的估计值，围绕"真值"而变动。变动的范围大小和检验次数密切相关。人们往往在给出不精密度值外，还给出其 95%的置信区间。置信区间与所测次数相关，次数越多，可信限越小。可以查出与检次数相关自由度的 0.95 因数，乘以标准差值就可得出 95%可信限的上、下值。实际工作中，可查出 95%可信限的上值的公差因数（tolerance factor），由此计算出 95%可信限。实验室在报告精密度同时，可给出 95%置信区间。

3. 与其他来源的不精密度的比较　临床实验室在测定方法的不精密度后，应评价得到的不精密度是否满意，最简单办法就是与生产企业（文献）所提供的不精密度进行比较，判断是否存在差异。如果临床实验室所测的不精密度小于生产企业（文献）的不精密度，说明临床实验室所得到的不精密度是合适的。如果临床实验室测得的不精密度大于生产企业（文献）的值，可利用 F-检验法（F-test），即方差比值检验（variance ratio test）对实验室测得的结果和生产企业提供的结果进行比较计算。表 9-15 是为此工作设计的数据记录和计算表格。

表 9-15　与生产企业（文献）声明批间标准差的比较表

实验浓度=	声明浓度=
实验标准差=S_r 或 S_{rr}	声明标准差=σ_r 或 σ_{rr}
方差=S_r^2 或 S_{rr}^2	方差=σ_r^2 或 σ_{rr}^2
测量次数自由度=$n-1$	声明测量次数自由度=$n-1$

注：标准差大小常与浓度有关，比较时，必须检查二者浓度是否接近一致，如差异较大不应进行比较。如接近一致，按公式计算出 F 值，以批间不精密度为例，$F = S_{rr}^2 / \sigma_{rr}^2$。

将计算出的 F 值和根据二组自由度从表 9-16 中查到的 F 值（P=0.05）进行比较，如计算 F 值小于查表得出 F 值，虽然实验室得到的标准差大于厂家声称值，但在统计学上无差异。反之，说明实验室得到的标准差没有达到方法应达到的水平。此时，实验室应该进一步改善条件，如培训操作人员，修改操作程序或者维修仪器等再次进行测定。仍然达不到时，应与生产企业讨论和取得协助。

表 9-16　F 分布临界值表（P=0.05）

分母自由度	分子自由度								
	5	10	14	20	40	50	100	200	∞
5	5.05	4.74	4.64	4.56	4.46	4.44	4.41	4.39	4.36
10	3.33	2.98	2.86	2.77	2.66	2.64	2.59	2.56	2.54
15	2.90	2.54	2.42	2.33	2.20	2.18	2.12	2.10	2.07

续表

分母自由度	分子自由度								
	5	10	14	20	40	50	100	200	∞
20	2.71	2.35	2.22	2.12	1.99	1.97	1.91	1.88	1.84
30	2.53	2.16	2.04	1.93	1.79	1.76	1.70	1.66	1.62
40	2.45	2.08	1.95	1.84	1.69	1.66	1.59	1.55	1.51
60	2.37	1.99	1.86	1.75	1.59	1.56	1.48	1.44	1.39
100	2.31	1.93	1.79	1.68	1.52	1.48	1.39	1.34	1.28
120	2.29	1.91	1.78	1.66	1.50	1.46	1.37	1.32	1.25
∞	2.21	1.83	1.69	1.57	1.39	1.35	1.24	1.17	1.00

（三）结果报告

不精密度的结果受众多因素影响，在报告测量精密度时，应同时说明下列各点。

（1）批内标准差及其 95% 置信区间。

（2）批内 CV。

（3）批间标准差及其 95% 置信区间。

（4）批间 CV。

（5）实验进行的工作日数。

（6）检验批次数。

（7）每个批次重复检验数和总检验数。

（8）试剂的种类和批号。

（9）校准品种类、批号和校准次数。

（10）如适用，使用仪器的种类和型号。

七、干 扰 实 验

干扰物质是体外诊断试剂使用过程中造成测量误差的一个主要原因，针对体外诊断试剂进行的干扰实验是指通过实验查找出对体外诊断试剂测量结果产生影响的物质的过程。干扰实验评估资料是评价拟上市产品有效性的重要依据，也是产品注册所需的重要申报资料之一。

（一）基本原则

（1）干扰物质来源

干扰物质可能来自内源或外源物质。可疑干扰物质的来源通常有以下几种。

1）常见的异常标本，例如溶血、黄疸及脂血。

2）普通的处方药及非处方药。

3）患者群体中异常的生化代谢物。

4）患者群体中常见的治疗药物。

5）干扰测量程序的药物（包括代谢物）。

6）已报道干扰相似测量程序的物质。

7）标本处理过程中的添加物，例如抗凝剂、防腐剂。

8）采集及处理过程中接触标本的物质，如血清分离设备、导管、标本收集容器及塞子。

9）影响某些实验的膳食物质，如咖啡因、β-胡萝卜素、罂粟籽。

（2）在实施评价实验前，必须决定临床可接受的标准。

（3）在实施评价实验前，操作者必须熟悉仪器设备及测量程序并对精密度及准确度进行评价，在进行实验设计时要避免遗留效应影响分析结果，确保分析系统保持稳定。

（二）实验方法及数据处理

干扰物质对实验结果的影响，一般是通过测定对照或基础样本池中待测物的浓度计算得出的。在某些情况下，对照样本池中可能含有一定量的内源性干扰物质，如胆红素、血红蛋白、蛋白质和脂类。在一些测量程序中，采用标本前处理、样本空白、血清基质校正物和因子校正等手段以减少这些干扰物质在平均浓度下的影响，只有当患者样本中干扰物质浓度高于或低于平均水平时，由干扰物质引起的误差才会显现出来。

基于此，有两种评估干扰物质的基本方法，每一种方法都有它的优点及内在局限性，当两种方法同时使用时，可提供相互补充的信息。一种方法是将可疑干扰物质加入样本以评价干扰效果，另一种方法是测量个别有代表性患者标本，相对于高特异性可比较的测量程序评价，被分析测量程序产生的偏倚。

1. 干扰筛查　评价很多可疑干扰物质在相对较高浓度下所产生的干扰，称此为"干扰筛查"。将可疑干扰物质加入基础样本池，计算实验样本相对于对照样本测量结果所产生偏倚，称此为"配对差检验"。如果可以观察到临床显著性影响，可以认为此种物质为干扰物质，需要进一步评估干扰物质浓度与干扰程度的关系。

（1）实验材料和基本要求

1）基础样本池：从一些未服用药物的健康个体获得新鲜标本，以此反应标本基质。若不能获得新鲜标本，可使用冷冻或冻干的标本代替，但应保证实验材料充分接近新鲜临床标本。使用适当纯度的分析物将样本池中分析物的浓度调整到医学决定水平，但要避免引入其他的干扰物质。

2）储存溶液：准备一种适当纯度或者最接近循环形式的可疑干扰物质。选择一种可将实验物质充分溶解的溶剂，如试剂纯水、稀释的 HCl 或 NaOH、甲醇或乙醇、丙酮、二甲亚砜（DMSO）及其他有机溶剂。制备至少 20 倍干扰物实验浓度的储存溶液。

3）每个标本所需要的重复测量次数如下所示。

双侧检验的实验重复次数为 $n = 2[(Z_{(1-\alpha)/2} + Z_{1-\beta})S / d_{max}]^2$，单侧检验用 $Z_{1-\alpha}$ 代替 $Z_{(1-\alpha)/2}$。其中，$Z_{(1-\alpha)/2}$ 是双侧检验的可信度为 100（1−α）%时标准正态分布相对应的百分位数；$Z_{1-\alpha}$ 是单侧检验的可信度为 100（1−α）%时标准正态分布相对应的百分位数；$Z_{1-\beta}$ 是把握度为 100（1−β）%时标准正态分布相对应的百分位数；d_{max} 是检测分析物浓度时最大允许的干扰（interference）；S 是测量程序的重复性标准差。由于实验次数必须为整数，所以将计算结果四舍五入为整数。

4）干扰物实验浓度：应达到病理标本的最高浓度值。

5）分析物实验浓度：应选择两个浓度水平。在大多数情况下，可选择医学决定水平及参考范围的上、下限或病理浓度。

（2）实验过程

1）选择适当的分析物浓度。

2）建立一个临床上显著性差别（d_{max}）的标准。

3）决定每个样本的重复次数。

4）制备一个基础样本池。

5）制备一个储存溶液。

6）制备实验样本，将储存溶液加至容量瓶体积的 1/20，再用基础样本加至刻度，混匀。

7）制备对照样本，将溶剂加至另一容量瓶体积的 1/20，再用基础样本加至刻度，混匀。

8）在同一批测定中，交替分析实验（T）及对照样品（C），如 $C_1T_1C_2T_2C_3T_3\cdots C_nT_n$。

9）记录分析结果。

（3）数据处理及结果报告：计算 d_{obs}、d_c 及 95%可信区间。d_{obs} 是实验、对照样本分析物平均值的差值，公式为 $d_{obs} = \text{Interference} = \bar{x}_{test} - \bar{x}_{control}$，式中，$\bar{x}_{test}$ 为实验样品测定均值；$\bar{x}_{control}$ 为对照品测定均值。在双侧检验中，$d_c = \dfrac{d_{null} + SZ_{(1-\alpha/2)}}{\sqrt{n}}$，在单侧检验用 $Z_{(1-\alpha)}$ 代替 $Z_{(1-\alpha/2)}$，式中，d_{null} 为无效假设的值，通常为 0；$Z_{(1-\alpha/2)}$ 为相对于双边检验 $100(1-\alpha)\%$ 置信水平时正态分布的百分数；$Z_{(1-\alpha)}$ 为相对于单边检验 $100(1-\alpha)\%$ 置信水平时正态分布的百分数；S 为被评价方法的批内重复性标准差。95%可信区间的计算公式为 $(\bar{x}_{test} - \bar{x}_{control}) \pm t_{0.975, n-1} S\sqrt{\dfrac{2}{n}}$，$n$ 为每份标本重复测量数。

当 d_{obs} 小于或等于 d_c 时，不拒绝无效假设，认为检测物质不是干扰物质；当 d_{obs} 大于 d_c 时，拒绝无效假设，接受备择假设，认为检测物质是干扰物质。

当 95%可信区间的下限小于或等于 d_{max}，认为检测物质不是干扰物质；当 95%可信区间的下限大于 d_{max}，可认为检测物质是干扰物质。

2. 干扰效果评价 如果在一个或多个分析物质浓度发现干扰，进行剂量反应实验以确定干扰物质浓度与干扰程度的关系。

（1）实验材料和基本要求

1）基础样本池。

2）储存溶液。

3）高值样本池：基础样本池稀释储存溶液以达到所需浓度。

4）低值样本池：准备一个干扰物质浓度接近临床标本平均浓度的样本池。

（2）实验过程

1）决定可疑干扰物质的最高和最低浓度。

2）建立一个临床上显著性差别的标准。

3）决定每个浓度水平的重复次数（一般为 3 次）。

4）制备高、低值样本池；之后按图 9-3 进行。

5）制备一个中值样本池，将等量的高值及低值样本加入一个适当的容量瓶中，混合均匀。

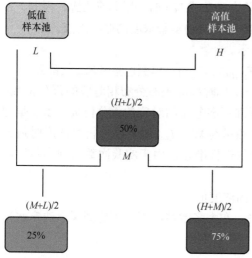

图 9-3　5 个浓度水平样本池制备图

L. 低值；*M.* 中值；*H.* 高值

6）制备一个 75%样本池，将等量的高值及中值样本加入一个适当的容量瓶中，混合均匀。

7）制备一个 25%样本池，将等量的低值及中值样本加入一个适当的容量瓶中，混合均匀。

8）在同一批测定中分析所有标本，先按照浓度升高顺序排列标本，再按照降低顺序排列标本，以平衡系统误差。

9）计算低值样本池分析物的平均浓度，把其他的测量结果减去此值，将所有的分析结果列表。

（3）数据处理及结果报告：以干扰物质浓度为 X 轴，观察效果为 Y 轴，绘制剂量反应图，检查图的形状。当数据呈线性分布时，可应用线性最小二乘法回归分析，计算斜率、截距及剩余标准差（$S_{y,x}$）。在图上画出回归线，可证实它适合此数据并且此效应为线性。当数据呈非线性分布时，任一干扰物质浓度下的干扰程度可通过图直接得到，还可利用非线性回归分析的二次多项式模型计算得出。

当数据呈线性分布时，回归线的斜率代表每单位干扰物产生的偏倚，Y 轴的截距代表内源性干扰物质的浓度。可通过回归方程式或剂量反应图，估计任一干扰物质浓度下的干扰程度，而不管线性或是非线性关系。

3. 以患者标本评价干扰效果 被评价的测量程序与参考程序或其他有比较资格的测量程序共同分析两组患者标本（实验组及对照组）。相对于对照标本，存在偏倚的实验标本结果提示有干扰存在。由于干扰筛查存在着明显的局限性，不管筛查实验如何广泛，在患者标本中都可能遇到未考虑到的干扰，所以分析相关患者群体的标本，评价标本间内在的变异性，可以减少这种情况发生。患者标本的测量结果也可用于证实干扰现象。如果已知患者标本包含一种物质，其测量结果本应产生偏倚而实际未观察到，那么应该进行调查以解释相互矛盾的结果。

（1）实验材料和基本要求

实验标本：来自具有相关疾病的患者标本；服用相关药物的患者标本；尿毒症患者的标本；具有其他成分的标本等。

对照标本：未服用相关药物的患者标本；具有可疑干扰物质正常浓度的标本；具有相同或相似诊断的患者标本；分析物浓度分布与实验标本相似的标本等。

（2）实验过程

1）选择实验标本及对照标本。

2）选择一个合适的参考测量程序或有比较资格的测量程序。

3）在尽可能短的时间里（通常 2h），使用两种测量程序分析每个标本两次，实验及对照组的标本数一般都是 10～20 个，测量数日，每日分两批测定标本，分析顺序应为随机顺序或是实验与对照标本交替排列。

4）若观察到偏倚，则测量药物或其他可疑的干扰物质的浓度，尽可能建立偏倚与干扰物质浓度的关系。

（3）数据处理及结果报告：绘制偏倚相对于参考方法的分析物浓度图。将分析结果列表，计算每个标本两次测量结果的平均值及平均偏倚（被评价方法的结果减去参考方法的结果），以参考方法所测得分析物浓度为 X 轴，以偏倚为 Y 轴，作图。应用线性回归分

析计算每组数据的 $S_{y,x}$ 值。

评价偏倚，结果可能为正偏倚、负偏倚或无偏倚。将实验标本与对照标本的结果比较，评价它们之间是否存在系统偏倚，如果存在系统偏倚，计算实验组偏倚的上限与对照组的平均偏倚的差值，此值与干扰标准相比较，以评价是否存在有临床意义的干扰。如果可以测量干扰物质的浓度，绘制偏倚相对于可疑干扰物质浓度图，以观察可疑干扰物质的浓度是否与偏倚相关。

八、稳 定 性

稳定性评估资料是评价拟上市产品有效性的重要依据，也是产品注册所需的重要申报资料之一。

（一）基本原则

（1）实验操作人员能熟练应用操作系统，能定期（包括每日、每周、每月、每季度……）对所用仪器进行维护保养，按仪器说明书要求定期更换易损零配件，每年请国家计量院对仪器滤光片进行校验，使仪器处在正常的工作状态，确保仪器有较好的测定精密度及减少样本、试剂携带污染等。

（2）要采用与评价试剂配套的校准品，校准品的使用（储存、复溶）应严格按照产品说明书，校准步骤与间隔应按照实验室的标准操作程序进行。

（3）要做好室内质控，质控物应有可靠的来源，稳定性应在一年以上，应尽可能采用人血清基质，可选用定值或非定值质控品，质控品的使用（储存、复溶）应严格按照产品说明书，质控品的定值与靶值的确定应按照实验室的标准操作程序进行。

（4）进行稳定性评价时应注意试剂有效期及批号，不可采用过期试剂或不同批号的试剂，最好用同批混合试剂，这样可避免瓶间差。试剂应存放在说明书规定的条件下。工作液配制应严格按照产品说明书进行，试剂瓶上要标注打开的日期及开瓶后的失效日期并签上名或缩写，要注意配制好的工作液是否需要避光保存。

（5）实验室应对用来保存试剂的冰箱有温度监控记录，如果发现冰箱温度可能存在问题，应该及时调整冰箱温度，以符合试剂保存的要求，如果不能调整，应该及时转移冰箱内的试剂。还应做好实验室内温度记录，对实验用水进行电阻率的测定（不能低于 $1M\Omega \cdot cm$）。

（二）实验方法及数据处理

1. 实验项目
（1）测定新配制的试剂工作液和稳定期末试剂工作液两组平均值之间的一致性。
（2）测定稳定期末试剂工作液的空白吸光度值。
（3）测定稳定期末试剂工作液的空白值。

2. 实验样本
（1）两组平均值之间的一致性实验的样本要求

1）临床样本（人血清）：可避免基质效应对结果的影响，力求新鲜，但不可选用含有对测定方法具有明确干扰作用物质的样本，如溶血、脂血、黄疸或含有某些特定药物的样本。最理想的浓度为医学决定水平（一般有两个水平）。

2）质控品：选择易得到的、有可靠来源，稳定性好的定值或非定值质控物、此质控物至少要有两个浓度水平。

（2）试剂空白吸光度值、试剂空白值实验的样本要求：生理盐水（开瓶时间在 3 个月内）应该透明清澈，如出现沉淀或者混浊应及时更换。

3. 实验方法　每个浓度水平样本重复测定至少 6 次，计算平均值。新配制及稳定期末工作液应在同次运行中测定，可将仪器带来的不精密度减到最小。

4. 数据处理

（1）数据记录：数据记录可参考表 9-17 进行，但应保留原始数据（包含当日质控），在原始数据要有操作者的签名或缩写。

表 9-17　稳定性评价数据记录表

评价试剂盒名称/批号：　　　　　　　　　　　　　　　　　样本名称/批号/采集的日期：

仪器：　　　　　试剂厂家：　　　　　试剂保存温度：　　　　校准品/批号：

操作者：　　　　审核者：　　　　　　　　　　　测定日期：

样本号	新配制的工作液				稳定期末的工作液			
	测定 1	测定 2	…	均值	测定 1	测定 2	…	均值
1								
2								
空白吸光度								
空白测定值								

（2）结果判断：两组平均值之间的一致性（t 检验法）

按式（9-25）计算 t 值：
$$t = \frac{|x_2 - x_1|}{\sqrt{\frac{(n_1-1)S_1^2 + (n_2-1)S_2^2}{n_1 + n_2 - 2}\left(\frac{1}{n_1} + \frac{1}{n_2}\right)}} \tag{9-25}$$

式中，x_1 为新配制试剂工作液测量数据的平均值；x_2 为稳定期末试剂工作液测量数据的平均值；S_1 为新配制试剂工作液测量数据的标准偏差；S_2 为稳定期末试剂工作液测量数据的标准偏差；n_1 为新配制试剂工作液测量次数；n_2 为稳定期末试剂工作液测量次数。

注：为了保证平均值和标准偏差的准确度，n_1 和 n_2 均≥6。

若 t<显著性水平，自由度为 n_1+n_2-2 的临界值 $t_{\alpha(n_1+n_2-2)}$，则两个平均值之间无显著性差异。

试剂空白吸光度和空白测定值：在试剂工作液稳定期末达到说明书的指标。

（三）结果报告

具体格式不要求，但应包含以下内容，可参考表 9-18。

九、参　考　区　间

参考值（参考区间）是体外诊断试剂的重要指标之一，也是临床使用中判断被检测样本是否正常的重要依据。参考值（参考区间）评估资料是评价拟上市产品有效性的重要依据，也是产品注册所需的重要申报资料之一。

表 9-18　试剂稳定性评价报告

试剂名称：				
委托单位：				
通讯地址：				
联系人：				
联系方式：	电话：		传真：	
评价内容				
评价依据				
所用仪器				
评价系统				
质控物质				
临床标本				

评价结果：

结论：

评价人：	技术负责人：
评价负责人：	
报告日期：	实验室（盖章）

备注：以上检测结果仅对所检测的样品有效。

实验室地址：

（一）相关术语

参考个体：根据设计标准筛选出进行实验的个体（确定一个人的健康状况通常是非常重要的）。

参考人群：由参考个体组成的群体。（参考人群的数量通常是未知的，因此它是一个假定的实体。参考人群也可以由一个人组成，如为自身或其他人做参考。主题特异性参考个体在本指导文件中不包含在内。）

参考样品组：选出适当数量的个体以代表参考人群。

参考值：经过对一定数量参考个体的测量和观察，所获得的检测结果。（对参考个体的实验结果，参考值源于参考样品组）

参考值分布：一组参考值的分布。

参考样本组的参考值分布：通过测定，并用适当的统计方法进行处理。

参考人群的参考值分布：评估参考样本组的参考值分布，并用统计方法进行处理。

参考限：源自参考值的分布，用于描述部分参考值的位置（小于或等于、大于或等于、下限/上限）。

参考区间：参考值低限和高限之间，如 GLU 3.6～6.1mmol/L。有时只有参考值高限（X）有意义，其参考区间为 0～X。

观测值：患者样本的实验室检验结果，与参考值、参考值分布、参考限、参考区间作比较。

（二）基本原则

1. 选择参考个体 健康是一个缺乏统一定义的概念，因此，确定排除非健康的标准是选择参考个体的第一步。每一项研究均有不同的健康标准。一个准参考个体的健康状态需经过一系列检查才能确定，这些检查包括病历检查或现状态生理指标的临床实验检查。用于参考值研究的标准应具有详细的描述和证明，实验操作者根据此标准来判定参考样品组的健康状态，调查问卷可用于评价每个参考个体的健康状态。

（1）排除和分组：排除标准详细规定了准参考个体的非健康状态，用于排除非健康参考样本。表 9-19 列出了基本的排除标准，此表并没有囊括所有的排除标准，每个项目应根据实际情况细化排除标准。分组标准详细规定了组别特征。最常用的分组标准是年龄和性别。表 9-20 还列出了其他的分组标准。各个项目可根据实际情况进行调整。排除和分组的最佳方法是调查问卷。调查问卷常只需要回答"是"或"否"即可确定，也可与体检同时进行。

表 9-19 排除标准

项目	结果	项目	结果
饮酒		疾病（最近）	
献血		哺乳期	
血压（异常）		肥胖	
药物滥用		职业	
处方药		口服避孕药	
自服药		怀孕	
环境因素		手术（最近）	
空腹或不空腹		吸烟	
遗传因素		输血（最近）	
住院（最近或正在）		维生素滥用	

表 9-20 分组标准

项目	结果	项目	结果
年龄		采样时的体位	
血型		种族	
生理变异		性别	
食物		月经周期	
种族背景		孕期	
运动		采样时间	
禁食与非禁食		吸烟	
地理位置			

（2）选择参考个体：健康参考值的参考个体不要求是健康成年人，他们应与疾病人群相似。许多情况下，年龄相关的参考区间更适用于临床诊断。但有些情况下，与年龄相关的实验室指标改变可能不代表健康状况的变化，如老年人的总胆固醇或生长激素水平改变。除非特别需要（婴儿、老年人），参考个体通常不应是临床患者。

　　（3）抽样调查问卷：为了保护参考个体的权益，应确保问卷信息和检测结果的保密性。调查问卷的内容详见表 9-21。

表 9-21　采样调查问卷

所有信息将严格保密，仅用于患者疾病诊断。			
项目 ID#		样本 ID#	
姓名：		电话：	
地址：			
年龄：	性别：	民族：	
身高：	体重：		
职业：			
医师姓名：			
1. 您认为自己健康吗？	是	否	
2. 您进行规律性的锻炼吗？	是	否	
如果是，练习时间（小时/星期）：			
练习强度：（轻）1 2 3 4 5 6 7 8 9 10（重）			
3. 最近曾经生病？	是	否	
如果是，生病时间：	疾病名称：		
4. 您正在服药吗？	是	否	
如果是，服用哪些药品：			
5. 您是否高血压？	是	否	
6. 您是否服用维生素营养品？	是	否	
如果是，服用哪些营养品：			
7. 您在工作是否接触危险化学品？	是	否	
如果是，接触哪些化学品：			
8. 您是否吸烟？	是	否	
如果是，香烟种类：	吸烟频度：		
9. 您是否有特殊饮食习惯？	是	否	
如果是，请描述：			
10. 您是否饮酒？	是	否	
如果是，酒品种类：	饮酒频度：		
11. 您是否正在接受医生治疗？	是	否	
如果是，原因：			
12. 您近期是否曾经住院治疗？	是	否	
如果是，原因：	地点：		
13. 您是否有家族遗传病？	是	否	
如果是，遗传病描述：			
14. 您近期是否服用阿司匹林或其他止痛药？	是	否	
如果是，原因：	时间：		
15. 您近期是否服用抗酸药或其他胃病药？	是	否	
如果是，原因：	时间：		
16. 您近期是否服用减肥药？	是	否	
17. 女性调查者：			
是否月经？	是	否	
如果是，上次月经期的时间：			
如果否，是否接受荷尔蒙调节治疗？	是	否	
是否在哺乳期？	是	否	
是否怀孕期？	是	否	
如果是，预产期时间：			
您近期是否使用口服或植入的避孕药物？	是	否	

2. 分析前和分析中需考虑的因素

（1）项目准备：对所有的分析前条件，包括项目准备、样品收集和处理、分析方法、仪器，应进行严格限定，限定条件应可同时应用于参考个体和患者人群。一般情况下，分析前应考虑两个因素，即生物学因素和方法学因素。生物学因素包括代谢和血流动力学，方法学因素包括样品收集和处置等见表 9-22 和表 9-23。

表 9-22　关键因素总结

生物学因素	方法学因素	可变性和标准化来源
代谢	样本收集	特殊因素（采样时的体位等）
血流动力学	样本转移	多重因素
酶感应	样本处置	
细胞破裂		

表 9-23　需考虑的预分析因素

项目准备	样本收集	样本处置
前期食物	采样时环境条件	运输
禁食与非禁食	时间	血液凝结
停止用药	体位	血清或血浆的分离
摄取药物	样本种类	储存
按照生物节奏取样	采样部位	分析准备
物质活性	部位准备	
采样前休息的时间	血流量	
紧张度	设备/技术	

（2）样本的种类、收集、处理和储存：实验室应有样品收集、处置和储存的标准操作手册。选择适宜的采血管，采血管不能引入外源性干扰。确定样本是否可在厌氧条件下储存。不应使用溶血、脂血、黄疸的血清或血浆样本。常用标本为血样。如果选择的样本为血样，应确定需要的是动脉血、静脉血还是毛细血管血。样本需要抗凝时，应选择抗凝剂，应明确样本的采集方法。其他的体液样本包括尿液、脑脊液、胸膜积液、腹水、心包积液、关节内滑液、羊水和唾液等。应注意体液收集的时间段。应明确样本收集和储存的温度。通常情况下，样本在采集后，应尽快进行处置和检测，尽量减少放置时间。

（3）分析方法特征：实验室应对所用检测方法进行细致的描述和规定，应建立精密度、准确性、最小检测限、线性、回收率、干扰特征的评价准则。

（三）新的分析物质或分析方法评估方法

1. 方法描述　此方法适用于新分析物、新分析方法及以前的分析物参考值的建立。健康人群某分析物质参考值的产生和参考区间的估计，应根据一个详细限定条件的方法进行，这些条件限定包括以下几点。

（1）根据医学科技文献，建立适宜的生物变异和分析干扰的项目列表。

（2）建立选择、排除及分组标准，设计适宜的调查问卷，以揭示潜在参考个体的标准。

（3）参加参考区间实验的参考个体应签署书面同意协议，并完成调查问卷。

（4）按照问卷结果及其他适宜的健康分析结果，对潜在的参考个体进行分类。

（5）根据排除标准或体检结果，从参考样品组排除不符合要求的参考个体。

（6）根据所需要的参考限，决定适宜的参考个体的数目。

（7）用被分析物检测的常规方法，对被选择的参考个体进行采样。

（8）按照常规方法对样本进行收集和处理。

（9）按照被评价方法分析样品，收集数据。整个过程与常规的操作保持一致。

（10）检测数据，设计图表，以评价数据分布。

（11）识别可能的数据错误。

（12）选择估计方法、估计参考限和参考区间，对参考区间进行分析。

（13）对以上的步骤进行证明。

2. 结果分析　参考区间包括两个值，即参考上限和参考下限。对于大多数分析物，以2.5%为参考下限，以97.5%为参考上限，通常确定范围为2.5%～97.5%的测定值为参考值。有时，只有参考上限具临床意义。对于单侧指标，可以确定5%或95%为参考值。

（1）所需最少的参考个体数：120个观测值可以满足90%的置信限，153个观测值可以满足95%的置信限，198个观测值可以满足99%的置信限。作为通行标准，推荐一个分析项目至少需要120个参考个体数。如果实验分组，每一组至少需要120个参考个体数。如果这120个参考值中，有不符合健康条件的值，将其排除后，应补测符合标准的值，最终总体参考值不少于120个。

（2）离群值的处理：设定比值D/R，其中D=最大值−次大值，或D=最小值−次小值，R为所有观测值的极差。如果$D \geq 1/3R$，则极值应被删除。当2、3个离群值处在数据分布的一侧时，$D \geq 1/3R$规律常不能识别出极值是否为具有显著水平的异常值。这种情况下，1/3规律应将最小的极值认定为离群值。

（3）参考值分组：对不同性别、不同年龄间参考区间的差异应进行验证，每一组至少应选择120个参考个体。一般情况下，如果两组数据具有显著性差异，则参考区间应分别报告。两组之间平均值差异应用z检验进行验证。第一步，每组先检测60个个体。每一组平均值的显著性差别应用标准正态检验。

$$z = \frac{\overline{X_1} - \overline{X_2}}{\left[\left(\dfrac{S_1^2}{n_1} \right) + \left(\dfrac{S_2^2}{n_2} \right) \right]^{\frac{1}{2}}} \tag{9-26}$$

式中，$\overline{X_1}$和$\overline{X_2}$分别是两组实验的平均值；S_1^2和S_2^2分别是两组实验的方差；n_1和n_2分别是两组实验的参考值的数量；z检验是非参数检验，无论原始数据是否属于高斯分布，均可应用z检验。但如果原始数据分布的偏倚十分明显，则应进行log转换，转换后的数据分布尽可能接近高斯分布，然后再应用z检验，对转换后的数据进行检验。z的临界值z^*按照下式进行计算：

$$z^* = 3(n_{平均} / 120)^{1/2} = 3[(n_1 + n_2) / 240]^{1/2} \tag{9-27}$$

另外，应检查标准偏差较大者，如S_2，是否大于$1.5S_1$。或者$S_2 / (S_2 - S_1)$是否小于3。

例如，如果在取样的第一阶段，参考值的平均数量为60，则$z^* = 3(60 / 120)^{1/2} = 2.12$

如果参考值的平均数量达到了120，则$z^* = 3(120 / 120)^{1/2} = 3$

如果参考值的平均数量达到了500，则$z^* = 3(500 / 120)^{1/2} = 6.12$

在各情况下，如果 z 超过了对应的 $z*$，两组之间即存在显著性差别，应分别报告参考区间。

（四）已有的分析物质或分析方法的评估方法

1. 方法描述　此方法适用于将已知的有效参考值（参考区间）从供给实验室转移到接收实验室。在适宜的情况下，如果检测主体、方法学、取样方法均具有兼容性，参考值（参考区间）的转移是可行的。测量系统之间的可比性可以通过相应的方法进行验证。

2. 参考值的转移　是一个复杂的过程，为了使参考值具有可接收性，需要满足一定的条件。可接收的转移条件应视具体情况而定。

（1）使用相同的分析系统（方法和仪器）

1）在相同的实验室里。

2）从一个实验室到另一个实验室。

A. 检测主体来自相同的地区或相同的人口统计学总体。

B. 检测主体来自不同的地区或不同的人口统计学总体。

（2）使用不同的分析系统（不同的方法和不同的仪器）

1）在相同的实验室里。

2）从一个实验室到另一个实验室。

A. 检测主体来自相同的地区或相同的人口统计学总体。

B. 检测主体来自不同的地区或不同的人口统计学总体。

如果首次参考值（参考区间）的测定已经完成，则不同参考值（参考区间）的转移应着重注意两个事项，即分析系统的结果可比性和样本总体的可比性。整个的分析前过程及分析过程，均应与首次参考值（参考区间）确立过程保持一致。

3. 参考值确认　有三种方法可用于参考值（参考区间）转移可接收性的评价。

（1）参考值（参考区间）转移可接收性可以通过对首次适宜参考值研究的相关要素的检查来进行评估，包括参考总体的地区和人口统计学同质性、分析前和分析程序、分析操作、参考值（参考区间）的描述和调整、估计参考值（参考区间）的方法等。如果初始参考值（参考区间）的研究资料详细，接收实验室的上述条件均与初始参考值（参考区间）研究相同，参考值（参考区间）可以直接进行转移，不需要进行确认实验。

（2）如果用户或接收实验室希望对厂家或其他实验室所报告的参考值（参考区间）进行确认实验，应对较少数量的参考个体（$n=20$）进行参考值（参考区间）实验，并将结果与首次研究结果进行比较。在此研究中，整个过程应与首次研究保持一致。这 20 个参考个体应具有接收实验室健康人群的代表性，并满足排除和分组标准。如果接收实验室检验主体的人口统计学与首次研究的检验主体不具有同质性，即存在明显差别时，参考值（参考区间）不可进行转移。如果 20 个检验主体中有 2 个以下的值落在首次研究的 95% 参考限之外，则首次参考值（参考区间）可被转移。如果 3 个以上检验主体的值落在 95% 参考限之外，则用户应重新检查分析程序，检查两个参考总体人群是否具有同质性，是否需要按照规模性实验指南建立适合自己实验室的参考值（参考区间）。此方法介绍接收实验室按照厂家或权威实验室提供的方法，检测 20 个参考个体，如果只有两个以下参考个体的值落在首次参考限以外，则应接收厂家或权威实验室提供的参考值（参考区间）。

（3）用户或接收实验室希望对厂家或其他实验室所报告的参考值（参考区间）的转移进行确认实验，也可以对 60 个参考个体进行参考值（参考区间）实验，将测定结果与所提供的首次参考值（参考区间）进行比较。在此研究中，整个过程应与首次研究保持一致。如果接收实验室检验主体的人口统计学与首次研究的检验主体不具有同质性，即存在明显差别时，参考值（参考区间）不可进行转移。参考个体的选择，参考值（参考区间）的获得应与首次参考值（参考区间）研究相一致，数据经检查和离群值的排除之后，将小样本的参考值（参考区间）数据与首次大样本的参考值（参考区间）数据进行显著性检验，如果检验结果不存在显著性差异，则接收所提供的首次参考值（参考区间）。如果存在显著性差异，应进一步取样，进一步比较，或者进行全规模的参考值（参考区间）研究。

（五）参考值（参考区间）的报告

试剂生产企业如果提供参考值（参考区间）研究，则应提供实验室设备、数据处理系统、参考值（参考区间）覆盖范围，参考人群的选择等具体的参考值（参考区间）来源的条件。体外诊断试剂生产企业在产品标识上应提供参考值（参考区间），并说明参考值（参考区间）所引用的文献。在此报告中，应详细列出参考样本的数量、选择标准、分析前和分析变量控制、统计学处理方法等。生产企业应识别分组因素，为每一个具有显著性差别的组别提供参考值（参考区间），并且说明是否对组之间的差别进行了检验，如性别、年龄、饥饿/非饥饿、一日中的取样时间、妊娠、体位等。生产企业使用的参考人群应具有与其市场类似的分布。为了易于参考值的转移，生产企业应提供详细的研究过程及结果。

（于 洋 李会强）

第三节 临床实验室对标记免疫产品的性能验证

即使标记免疫诊断试剂通过国家药品监督管理局相关部门注册检验、临床试验、体系考核批准生产和上市等诸多环节，临床实验室在决定使用任何标记免疫诊断试剂商品或产品前，也需要按照说明书的相关要求，对标记免疫诊断试剂进行分析性能验证，证实在本实验室能否复现厂商说明书所宣称的分析性能。标记免疫诊断试剂包括定性诊断试剂和定量诊断试剂。验证定性诊断试剂的指标包括精密度、准确度、分析灵敏度、分析特异性、干扰因素及对转化血清盘的检测能力；验证定量诊断试剂的指标包括精密度、正确度、线性范围（测量区间）。

一、定性标免试剂的性能验证

（一）定性试验分类

1. 筛查试验（screening tests） 主要用于检测人群中分析物（疾病）的存在情况。通常来说，筛查试验需具有较高的临床诊断灵敏度（即临床检出率大于 95%），而对筛查试验其他特性的要求则需对多种因素进行综合考量。例如，当样本报告出现假阳性结果时，对患者是否会产生心理上的不良影响；若对误诊的病例进行后续治疗是否会对患者造成经济上或者身体上严重的后果。

2. 诊断试验（diagnostic tests） 主要用于检测已被怀疑的某种分析物（疾病）的存在情况。若待测样本指标对于疾病治疗或者预后有重要临床意义则需该诊断试验具备高灵敏度。但若试验结果易通过确认试验进行确认且其确认试验准确性高，则可降低该诊断试验的特异性要求。

3. 确认试验（confirmatory tests） 主要用于验证筛查试验或者诊断试验的结果。感染性血清标志物检测的确认试验包括免疫印迹试验、重组免疫印迹及抗体中和试验等。此外病原体培养或者核酸检测也可以作为确认试验。特异性和阳性预测值对于确认试验来说尤为重要，一般要求确认试验的特异性应大于98%。但若出现筛查或诊断试验其本身特异性和阳性预测值就很高，则没必要再用确认试验进行对结果的确认。一般情况下，诊断试验和确认试验的阳性预测值会较筛查试验高。换言之，若筛查试验的结果显示阴性则提示该样本阴性的可能性较高，但是若筛查试验的结果显示阳性则仅提示样本结果可能是阳性，仍需做进一步的确认试验。

（二）验证精密度

定性测定的精密度程度常用不精密度表示，如标准差、方差或CV，是测量随机误差的一个指标。而不精密度的主要来源包括以下几方面：①标本状态及处理；②标本和试剂的运输及储存条件；③操作人员；④环境条件；⑤仪器、试剂或检测系统；⑥检测程序（如加样、温育、洗涤及结果判读时间等）。

1. C_5、C_{50}、C_{95} 的定义 C_{50} 是指处于或接近临界值的分析物浓度，即当重复测量此浓度的单一样本时，可获得50%的阳性结果和50%阴性结果。此时，厂家根据其检测目的、灵敏度和特异度建立临界值浓度。类似于 C_{50} 的概念，C_5、C_{95} 是指当检测浓度为 C_5 和 C_{95} 的分析物时，其可分别产生5%和95%的阳性结果。即若用浓度$<C_5$的样本进行重复性检测时，将可持续得到阴性结果；若用浓度$>C_{95}$的样本进行重复性检测时，将可持续得到阳性结果。

2. 定性测定精密度的要求 $C_5 \sim C_{95}$ 区间（$\geqslant C_5$ 且 $\leqslant C_{95}$）可反映重复检测时获得不完全一致结果的浓度范围，因此 $C_5 \sim C_{95}$ 区间的宽度可以用来表述定性检测的不精密度。$C_5 \sim C_{95}$ 区间越窄，其检测方法精密度越高。而对于定性免疫诊断试剂的检测而言，了解 $C_5 \sim C_{95}$ 区间的意义在于可以明确同一个样本在重复检测时可获得一致性结果时的浓度范围。因此，$C_5 \sim C_{95}$ 区间也被称为检测系统或试剂的"灰区"，一般来说，这一区间范围应$\leqslant C_{50} \pm 20\%$。

3. 定性测定精密度试验步骤

（1）确定临界值浓度：若试剂的说明书已注明该试剂的临界值浓度，则可用该值作为 C_{50} 的近似值；若不能直接获得临界浓度，则可以进行系列倍比稀释阳性样本，然后对其重复检测以获得50%阳性结果和50%阴性结果的稀释度，即 C_{50}。

（2）制备待评价样本：选择3份样本，分别为浓度 C_{50}、浓度 $C_{50}+20\%$ 和浓度 $C_{50}-20\%$。且需保证每份样本的体积可满足40次或以上的重复检测需要。

（3）评价方法：检测每份样品40次并确定每份样品结果的阳性和阴性百分比。

（4）结果判读：C_{50} 是否准确的判断见表9-24。重复性检测总次数与样本的实际浓度对比见表9-25。候选方法的–20%～+20%浓度范围是否包括了 $C_5 \sim C_{95}$ 区间见表9-26。

表 9-24　C_{50} 是否准确的判断标准

类型	检测次数	阳性结果次数	阳性结果所占百分比	C_{50} 准确性判定
1	40	≤13 次	≤32.5%	不准确或不可信（统计学的错误率为 5%）
		≥27 次	≥67.5%	
2	40	14～26 次	35%～65%	准确或可信

注：C_{50} 可信度取决于实际检测结果以及检测的样本数量

表 9-25　重复性检测总次数与样本的实际浓度对比

重复性检测总次数	阳性结果			样本的实际浓度
	次数	百分比	真正百分比	
20	10	50%	30%～70%	$C_{30}\sim C_{70}$
40	20	50%	35%～65%	$C_{35}\sim C_{65}$
100	50	50%	40%～60%	$C_{40}\sim C_{60}$

表 9-26　候选方法的 -20%～+20% 浓度范围是否包括了 $C_5\sim C_{95}$ 区间

类型	样本浓度	阴性或阳性结果所占比例	结论
1	+20%	阳性结果≤87.5%（35/40）	-20%～+20%浓度范围在 $C_5\sim C_{95}$ 区间之内；用该方法检测，浓度超过 $C_{50}\pm20\%$ 的样本检测结果不一致；此结论错误率 5%，需使用更宽浓度范围的样本（如±30%）进行另外的试验
	-20%	阴性结果≤87.5%（35/40）	
2	+20%	阳性结果≥90%（36/40）	-20%～+20%浓度范围包含了 $C_5\sim C_{95}$ 区间；用该方法检测，浓度超过 $C_{50}\pm20\%$ 的样本检测结果一致
	-20%	阴性结果≥90%（36/40）	
3	+20%	阳性结果≥90%（36/40）	-20%～+20%浓度范围只是部分在 $C_5\sim C_{95}$ 区间之内（+20%包含了 $C_5\sim C_{95}$ 区间，但-20%浓度的样本在 $C_5\sim C_{95}$ 区间内）；用该方法检测，C_{50}+20%的样本检测结果一致；C_{50}-20%的样本不一定能得到一致结果；需要用低于 C_{50} 更大百分率浓度的样本（如-30%）进行补充试验
	-20%	阴性结果≤87.5%（35/40）	
4	+20%	阳性结果≤87.5%（35/40）	-20%～+20%浓度范围只是部分在 $C_5\sim C_{95}$ 区间之内（+20%在 $C_5\sim C_{95}$ 区间内，但-20%包含了 $C_5\sim C_{95}$ 区间）；用该方法检测，C_{50}-20%的样本检测结果一致；C_{50}+20%的样本不一定能得到一致结果；需要用高于 C_{50} 更大百分率浓度的样本（如+30%）进行补充试验
	-20%	阴性结果≥90%（36/40）	

注：如 C_{50} 估计不准，-20%～+20%浓度范围也会发生变化，将导致浓度范围在一侧落在 $C_5\sim C_{95}$ 区间之外

（三）验证准确度

定性免疫检测的试剂准确度常以敏感性（包括临床敏感性）、特异性（包括临床特异性）、阳性符合率及阴性符合率表示。

1. 敏感性、特异性及其置信区间计算　方式如表 9-27 所示。

表 9-27　待评价试剂与诊断标准相比较进行敏感性、特异性的计算

待评价试剂检测结果	诊断标准		总计
	分析物存在（阳性）	分析物不存在（阴性）	
阳性结果数	真阳性数 TP（a）	假阳性数 FP（b）	$a+b$
阴性结果数	假阴性数 FN（c）	真阴性数 TN（d）	$c+d$
共计	$a+c$	$b+d$	$a+b+c+d$

注：a 表示真阳性；b 表示假阳性；c 表示假阴性；d 表示真阴性

$$敏感性=a/（a+c）\times100\%$$

$$特异性=d/（b+d）\times100\%$$

敏感性的95%置信区间：$[100\times（Q_{1,se}-Q_{2,se}）/Q_{3,se},100\times（Q_{1,se}+Q_{2,se}）/Q_{3,se}]$
其中，

$$Q_{1,se}=2\times a+1.96^2$$

$$Q_{2,se}=1.96\sqrt{1.96^2+4\times a\times c/（a+c）}$$

$$Q_{3,se}=2（a+c+1.96^2）$$

特异性的95%置信区间：$[100\times（Q_{1,sp}-Q_{2,sp}）/Q_{3,sp},100\times（Q_{1,sp}+Q_{2,sp}）/Q_{3,sp}]$
其中，

$$Q_{1,sp}=2\times d+1.96^2$$

$$Q_{2,sp}=1.96\sqrt{1.96^2+4\times b\times d/（b+d）}$$

$$Q_{3,sp}=2（b+d+1.96^2）$$

2. 阳性符合率、阴性符合率及其置信区间计算 方式见表9-28。

表9-28 待评价试剂与已验证方法相比较进行阳性符合率、阴性符合率的计算

待评价试剂检测结果	已验证方法	
	+	-
+	a	b
-	c	d
共计	a+c	b+d

注：a 表示已验证方法与待评价试剂结果都是阳性；b 表示已验证方法结果阴性而待评价试剂结果阳性；c 表示已验证方法结果阳性而待评价试剂结果阴性；d 表示已验证方法与待评价试剂结果都是阴性

$$阳性符合率=a/（a+c）\times100\%$$

$$阴性符合率=d/（b+d）\times100\%$$

阳性符合率的95%置信区间：$[100\times（Q_{1,ppa}-Q_{2,ppa}）/Q_{3,ppa},100\times（Q_{1,ppa}+Q_{2,ppa}）/Q_{3,ppa}]$
其中，

$$Q_{1,ppa}=2\times a+1.96^2$$

$$Q_{2,ppa}=1.96\sqrt{1.96^2+4\times a\times c/（a+c）}$$

$$Q_{3,ppa}=2（a+c+1.96^2）$$

阴性符合率的95%置信区间：$[100\times（Q_{1,npa}-Q_{2,npa}）/Q_{3,npa},100\times（Q_{1,npa}+Q_{2,npa}）/Q_{3,npa}]$
其中，

$$Q_{1,npa}=2\times d+1.96^2$$

$$Q_{2,npa}=1.96\sqrt{1.96^2+4\times b\times d/（b+d）}$$

$$Q_{3,npa}=2（b+d+1.96^2）$$

（四）验证分析灵敏度

分析灵敏度是指可经检测方法所检测出的最低被测量浓度。位于 $C_5\sim C_{95}$ 区间之外的分析物浓度，其候选方法重复检测同一样本将得到相同结果。因此 C_{95} 可表示试剂可以被检测出的最低被测量浓度。

对于评估试剂分析灵敏度所使用的样本来说，若该检测项目有国家参考品，则可以检测国家参考品；若没有国家参考品，则需使用可溯源的或者量化的样本。

定性免疫测定感染性疾病抗原或抗体时，在不影响其检测特异性情况下，最低检出限越低越好。而一些检测项目若具有国家标准物质则容易获得这个浓度，如 ELISA 的最低检出限应＜0.2IU/ml，HBsAg 化学发光免疫测定的最低检出限应＜0.1IU/ml。对于一些商品试剂盒，特定指标的最低检出限可使用试剂盒说明书作为参考。

（五）验证分析特异性

对于检测感染性疾病的特定抗原和抗体，分析特异性是指在检测无病原体感染或非目的病原体的样本时不应该出现阳性结果，如用 HBsAg 试剂检测丙型肝炎病毒（HCV）、人乳头瘤病毒（human papilloma virus，HPV）、人类免疫缺陷病毒（HIV）等，患者或者正常人样本时不应该出现阳性。

对于检测自身抗体，分析特异性是指试剂盒所用抗原与除目的自身抗体外的其他抗体的交叉反应程度。理想状态下是无交叉反应，若有交叉反应，应在试剂盒说明书中标注。

（六）验证干扰因素

干扰物质可以是来自内源性或外源性的物质，主要有如下几种：①溶血、黄疸及脂血等标本；②嗜异性抗体、RF；③普通的处方药及非处方药；④患者群体中异常的生化代谢物；⑤一些治疗药物会对链霉亲和素-生物素包被系统造成干扰；⑥抗凝剂、防腐剂；⑦一些膳食物质如咖啡因、β-胡萝卜素、生物素等。

此外，实验室需了解干扰因素为何物质及对试剂造成怎样的影响。描述方式如"RF＜2000IU/ml 不出现干扰结果"或者"使用剂量为 5mg/d 的生物素时，则需在至少用药 8h 后才能采样"等。

（七）对转化血清盘的检测能力

参考血清盘是指已经被实验证实过的或者已被成熟参考方法验证过的或经临床诊断证明过的由多份样本组成的一套临床样本。大多数抗原或抗体的定性检测指标没有国际标准物质，因此，要评估分析灵敏度只能通过对强阳性样本进行倍比稀释；但是机体内针对特定病原体抗原所产生的是多克隆抗体，倍比稀释后不能反映抗体天然产生的情况。那么采用转化血清盘则是评估定性检测试剂分析灵敏度的最佳方法。对特定转化血清盘的检测能力可参考试剂盒说明书，一般来说，转化血清盘的检测能力的分析质量指标可以被定为不同试剂检测同一个转化血清盘的能力，越早检出者越好。

二、定量标免试剂的性能验证

为了保证检验结果的准确性，临床实验室在使用定量试剂盒之前需要验证该试剂的分析性能指标。根据《临床实验室改进修正案 1988》（Clinical Laboratory Improvement Amendments 1988），CLIA 88 的要求，临床实验室至少要对以下 3 项分析性能指标进行验证：精密度、正确度和线性范围（测量区间）。在标记免疫定量诊断试剂的性能验证过程中，实验室应保留试剂盒验证的全部文件和记录，以便作为采用这种试剂盒的依据。

（一）精密度验证方案

首先，查看仪器说明书以便于熟悉仪器及其检测系统的操作，包括校准模块、维护模块及监测程序（质量控制）。一般来说，操作者按照试剂制造商推荐的质量控制程序来检测机器的系统性能。所选择的质控品浓度应该要接近医学决定水平和厂家说明书中所使用的浓度水平。验证方案有如下几方面。

（1）每日测定一个分析批且每批次两个浓度水平，而同一样本的每个浓度需重复测定 3 次，连续测定 5 日。

（2）若因操作问题或者质控程序而出现的失控，应该剔除数据且增加一个分析批。

（3）正常使用每日的质控品。

（4）正确度试验的样本可在同一批次进行检测。

（5）根据厂家的说明书进行仪器或者试剂校准。若厂家声明其精密度数据是在多个校准周期下产生的，那么操作人员应该在实验期间进行重新校准。

批内标准差（S_r）、批间标准差（S_b）、实验室内标准差（S_l）及自由度（T）的计算公式见式（9-28）~式（9-31）。

$$S_r = \sqrt{\frac{\sum_{d=1}^{D}\sum_{i=1}^{n}(x_{d_i} - \bar{x}_d)^2}{D(n-1)}} \tag{9-28}$$

$$S_b = \sqrt{\frac{\sum_{d=1}^{D}(\bar{x}_d - \bar{\bar{x}})^2}{D-1}} \tag{9-29}$$

$$S_l = \sqrt{\frac{n-1}{n} \cdot S_r^2 + S_b^2} \tag{9-30}$$

$$T = \frac{[(n-1) \cdot S_r^2 + (n \cdot S_b^2)]^2}{\left(\frac{n-1}{D}\right) \cdot S_r^4 + \left[\frac{n^2 \cdot (S_b^2)^2}{D-1}\right]} \tag{9-31}$$

式中，D 为天数；n 为每日重复次数；x_{d_i} 为第 d 日第 i 次重复结果；$\bar{x}_d$ 为 d 日所有结果的均值；$\bar{\bar{x}}$ 为所有结果的均值。

因此，临床实验室的不精密度是实验室总标准差的平方根，常用来描述实验室的精密度水平。

（二）正确度验证方案

首选参考方法作为试剂正确度验证方案中的比较方法。但是因参考方法的获得性受到局限，目前已得到临床验证的常规方法被采用作为临床实验室的比较方法。当试验方法与比较方法同时检测样本时，实际上此种"正确度"的验证方案得到的不是真正的偏倚，而是两者之间的系统误差，通常以差值（%）来表示。

具体实验方案如下所示。

（1）检测 20 份样品，其浓度覆盖检测方法的可报告范围。

（2）在临床实验室用常规操作方法来检测新鲜的样品。

（3）在 3~4 日内，同时使用试验方法和比较方法来检测 5~7 份样品并且在 4h 内完成检测。

（4）查看质控程序以确定操作条件的稳定性和试验结果的有效性。

（5）检查比较数据识别如何异常的结果。

（6）计算配对结果的差值并且需要绘制差值与比较值之间的差值图。

（7）运用配对 t 检验处理数据以确定方法之间的平均差值及差值的标准差。

（8）计算置信区间及验证限，将得到的差值与厂家的说明书中的差值进行比较。

（三）线性范围（测量区间）验证方案

制定线性范围的操作过程如下所示。

（1）先通过将高浓度样本和低浓度样本进行不同比例的稀释得到不同浓度的样本，制备过程应注意防止样本蒸发而影响样品的实际浓度。

（2）测定 7～11 个不同浓度水平的样品且每个浓度重复测定 3、4 次，要求全部实验应在同一个工作日内完成且记录实验结果。

由于实验数据需要经过可接受性和有用性评估，因此，线性范围评估有以下步骤。

（1）检查数据是否存在显著差异。

（2）检查每个样品重复测定的结果是否存在离群点。

（3）若出现离群点应剔除并且若发现两个及以上的离群点时，应该检查系统的性能并找出问题产生的原因。

（4）若出现显著的偏差则需纠正偏差后重新测定整个批次的实验样品。

在线性模型中，各相邻样本的斜率大概一致，若存在斜率不一致（斜率增加或斜率降低）的情况则提示非线性。当记录好全部数据后，应对数据进行多项式回归分析并且需对回归方程进行线性检验。例如，对数据进行一次、两次和三次多项式回归分析，其中一次回归多项式为线性模型，而二次或三次回归多项式均为非线性模型。线性检验是指对每个非线性系数做假设检验，判断回归系数是否等于 0。

下面为 t 检验的计算过程：

$$t = b_i / SE_i$$

自由度 $df = L \times R - Rdf$，其中 L 代表线性实验中的样本数，R 代表每个样本重复测量的次数，Rdf 代表回归自由度。

查 t 值表（双侧检验），设定检验水准 $\alpha = 0.05$。将界值与 t 值做比较，如果 $P > 0.05$，说明数据呈线性，可以进一步做精密度检验；如果 $P < 0.05$，说明数据呈非线性，表明检测方法在实验样本的浓度范围是非线性的，但是并不意味着绝对会影响到患者的结果。值得注意的地方是，当进行线性范围评价时，须在评价报告内容中包含进行线性评价的实验室、设备、评价方法、试剂名称及试剂批号等信息。

（秦　雪）

第十章　申请注册与质量监管

第一节　相关法规介绍

中华人民共和国成立后，我国的医疗器械行业先后由轻工业部、化学工业部、第一机械工业部和卫生部主管，1998 年国务院决定成立国家药品监督管理局，医疗器械管理由国家药品监督管理局负责，2000 年国务院颁布《医疗器械监督管理条例》（国务院令第 276 号），随后国家食品药品监督管理局出台了《医疗器械注册管理办法》等一系列的规章，我国的医疗器械行业开始逐渐驶入有法可依、有律可管的车道。

本节主要对医疗器械中一个特别的分支——体外诊断试剂，从定义、分类及命名上进行简单的讲解，再对该类别我国现行的法规体系进行概述。

一、体外诊断试剂的定义

我国 2017 年 5 月 4 日国务院令第 680 号《医疗器械监督管理条例》第八章第七十六条将医疗器械定义为直接或者间接用于人体的仪器、设备、器具、体外诊断试剂及校准物、材料及其他类似或者相关的物品，包括所需要的计算机软件；其效用主要通过物理等方式获得，不是通过药理学、免疫学或者代谢的方式获得，或者虽然有这些方式参与但是只起辅助作用；其目的是：

（1）疾病的诊断、预防、监护、治疗或缓解。

（2）损伤的诊断、监护、治疗、缓解或者功能补偿。

（3）生理结构或生理过程的检验、替代、调节或支持。

（4）生命的支持或维持。

（5）妊娠控制。

（6）通过对来自人体的样本进行检查，为医疗或者诊断目的提供信息。

体外诊断试剂按照我国现行的法规体系划分，属于医疗器械的一个特殊部分，即按照医疗器械管理，并针对其特点下发了配套的针对体外诊断试剂的法律法规。根据 2014 年 7 月 30 日发布的国家食品药品监督管理总局令第 5 号《体外诊断试剂注册管理办法》所称体外诊断试剂，是指按医疗器械管理的体外诊断试剂，包括在疾病的预测、预防、诊断、治疗监测、预后观察和健康状态评价的过程中，用于人体样本体外检测的试剂、试剂盒、校准品、质控品等产品。可以单独使用，也可以与仪器、器具、设备或者系统组合使用。用于血源筛查的体外诊断试剂和采用放射性核素标记的体外诊断试剂，按照现行法规归属药品管理。

二、体外诊断试剂的分类

体外诊断试剂的分类有许多不同的分类方法。例如，按照技术原理或检测方法分类，根据卫生和计划生育委员会医政司颁布的《全国临床检验操作规程》，将体外诊断试剂划分为临床化学诊断试剂、临床免疫诊断试剂、分子生物学诊断试剂、微生物学诊断试剂、血液学诊断试剂 5 类。而本教材主要讨论的是按照法规进行的监管管理类别的分类。

按照体外诊断产品的管理类别，体外诊断试剂可分为按药品管理的体外诊断试剂和按医疗器械管理的体外诊断试剂。

药品管理的体外诊断试剂主要为血源筛查类试剂和放射性核素标记类试剂（图 10-1），本教材中不多做介绍。下面主要介绍一下我国按医疗器械管理的体外诊断试剂的分类。根据《医疗器械监督管理条例》第四条规定，我国对医疗器械按照风险程度实行分类管理，分为 3 个类别。第一类是风险程度低，实行常规管理可以保证其安全、有效的医疗器械；第二类是具有中度风险，需要严格控制管理以保证其安全、有效的医疗器械；第三类是具有较高风险，需要采取特别措施严格控制管理以保证其安全、有效的医疗器械。国家对第一类体外诊断试剂实行备案管理，对第二类、第三类体外诊断试剂实行注册管理。

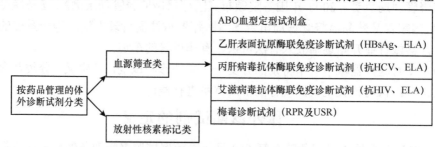

图 10-1 按药品管理的体外诊断试剂分类

根据国家食品药品监督管理总局令第 5 号《体外诊断试剂注册管理办法》第三章第十七条，进一步对体外诊断试剂的分类进行了说明，说明可以归纳为表 10-1。

表 10-1 体外诊断试剂分类情况

第一类产品	微生物培养基（不用于微生物鉴别和药敏试验）
	样本处理用产品，如溶血剂、稀释液、染色液等
第二类产品	用于蛋白质检测的试剂
	用于糖类检测的试剂
	用于激素检测的试剂
	用于酶类检测的试剂
	用于酯类检测的试剂
	用于维生素检测的试剂
	用于无机离子检测的试剂
	用于药物及药物代谢物检测的试剂
	用于自身抗体检测的试剂
	用于微生物鉴别或者药敏试验的试剂
	用于其他生理、生化或者免疫功能指标检测的试剂
第三类产品	与致病性病原体抗原、抗体及核酸等检测相关的试剂
	与血型、组织配型相关的试剂
	与人类基因检测相关的试剂
	与遗传性疾病相关的试剂
	与麻醉药品、精神药品、医疗用毒性药品检测相关的试剂
	与治疗药物作用靶点检测相关的试剂
	与肿瘤标志物检测相关的试剂
	与变态反应（过敏原）相关的试剂

除上述内容外，法规还对以下其他内容进行了说明。

（1）第二类产品如用于肿瘤的诊断、辅助诊断、治疗过程的监测，或者用于遗传性疾病的诊断、辅助诊断等，按第三类产品注册管理。用于药物及药物代谢物检测的试剂，如该药物属于麻醉药品、精神药品或医疗用毒性药品范围的，按第三类产品注册管理。

（2）校准品、质控品可以与配合使用的体外诊断试剂合并申请注册，也可以单独申请注册。

（3）与第一类体外诊断试剂配合使用的校准品、质控品，按第二类产品进行注册；与第二类、第三类体外诊断试剂配合使用的校准品、质控品单独申请注册时，按与试剂相同的类别进行注册；多项校准品、质控品，按其中的高类别进行注册。

2013 年 11 月 26 日，国家食品药品监督管理总局印发了《6840 体外诊断试剂分类子目录（2013 版）》，该目录按照产品类别、产品分类名称、预期用途和管理类别进行编制，将体外诊断试剂类常规的产品进行了明确的分类。

2017 年 1 月 25 日国家食品药品监督管理总局发布《体外诊断试剂注册管理办法修正案》规定国家食品药品监督管理总局可以根据体外诊断试剂风险的变化，对分类规则进行调整。

对于新研制的尚未列入体外诊断试剂分类目录的体外诊断试剂，可以直接申请第三类体外诊断试剂产品注册，也可以依据分类规则判断产品类别向国家食品药品监督管理总局申请类别确认后，再申请产品注册或者办理产品备案。

三、体外诊断试剂的命名

2014 年国家食品药品监督管理总局发布的《体外诊断试剂注册管理办法》第二十一条中规定关于体外诊断试剂的命名应当遵循几个原则，体外诊断试剂的产品名称一般可以由三部分组成。第一部分，被测物质的名称；第二部分，用途，如诊断血清、测定试剂盒、质控品等；第三部分，方法或者原理，如酶联免疫吸附法、胶体金法等，第三部分应当在括号中列出。如果被测物组分较多或者有其他特殊情况，可以采用与产品相关的适应证名称或者其他替代名称。第一类产品和校准品、质控品，依据其预期用途进行命名。

上述内容与国食药监械〔2007〕229 号《体外诊断试剂注册管理办法（试行）》中规定的内容基本一致。

四、我国体外诊断试剂的法规体系概况

为了保证医疗器械的安全、有效，保障人体健康和生命安全，我国对医疗器械的研制、生产、经营、使用活动进行全生命周期的监督管理。《医疗器械监督管理条例》是我国医疗器械监管的最高层法规文件，国家食品药品监督管理部门负责全国医疗器械监督管理工作，国务院有关部门在各自的职责范围内负责与医疗器械有关的监督管理工作。作为我国医疗器械管理的根本法《医疗器械监督管理条例》（国务院 276 号令）于 2000 年 1 月 4 日首次公布，之后经过 2014 年 2 月 12 日和 2017 年 5 月 4 日两次国务院常务会议修订。

按医疗器械管理的体外诊断试剂，以《医疗器械监督管理条例》为根本法。体外诊断试剂的管理历经几次变革，2007 年国家食品药品监督管理局正式发布实施《体外诊断试剂质量管理体系考核实施规定（试行）》《体外诊断试剂生产实施细则（试行）》《体外诊断试剂生产企业质量管理体系考核评定标准（试行）》《体外诊断试剂注册管理办法（试行）》，加强了体外诊断试剂的质量管理体系和注册监管，之后尤其是 2014 年至今，主

管部门和相关部门通过废止、修订和新出台法规的方式弥补法规体系的漏洞,不断完善法规。目前适用于体外诊断试剂监督管理的规章和规范性文件等法规既有从属于医疗器械的共性规定,又有体外诊断试剂的特殊管理规定。表 10-2 中列明了现行涉及体外诊断试剂的法规、规章及重要基础性文件,包括临床、注册、生产、流通与使用等各环节。

表 10-2　涉及体外诊断试剂的法规、规章及重要基础性文件

序号	类别	法规文件	颁发号	实施日期
1	综合	《国务院关于修改〈医疗器械监督管理条例〉的决定》	国务院令第 680 号	2017 年 5 月 4 日
2		《食品药品监管总局关于印发国家重点监管医疗器械目录的通知》	食药监械监〔2014〕235 号	2014 年 9 月 30 日
3		《药品医疗器械飞行检查办法》	国家食品药品监督管理总局令第 14 号	2015 年 9 月 1 日
4		《国家食品药品监督管理局关于涉及行政审批的行政规章修改、废止、保留的决定》	国家食品药品监督管理局令第 8 号	2004 年 7 月 1 日
5		《国家食品药品监督管理总局关于修改部分规章的决定》	国家食品药品监督管理总局令第 37 号	2017 年 11 月 21 日
6		《总局关于发布医疗器械冷链（运输、贮存）管理指南的公告》	食品药品监管总局 2016 年第 154 号）	2016 年 9 月 22 日
7	分类	《食品药品监管总局关于印发体外诊断试剂分类子目录的通知 》	食药监械管〔2013〕242 号	2013 年 11 月 26 日
8		《总局关于过敏原类、流式细胞仪配套用、免疫组化和原位杂交类体外诊断试剂产品属性及类别调整的通告》	国家食品药品监管总局 2017 年第 226 号	2017 年 12 月 28 日
9	注册	《体外诊断试剂注册管理办法》	国家食品药品监督管理总局令第 5 号	2014 年 10 月 1 日
10		《食品药品监管总局关于实施<医疗器械注册管理办法>和<体外诊断试剂注册管理办法>有关事项的通知》	食药监械监〔2014〕144 号	2014 年 8 月 1 日
11		《体外诊断试剂注册管理办法修正案》	国家食品药品监督管理总局令第 30 号	2017 年 1 月 25 日
12		《国家食品药品监督管理总局关于调整部分医疗器械行政审批事项审批程序的决定》	国家食品药品监督管理总局令第 32 号	2017 年 7 月 1 日
13		《医疗器械新产品审批规定（试行）》	国家食品药品监督管理总局令第 17 号	2000 年 4 月 20 日
14		《总局关于发布医疗器械优先审批申报资料编写指南（试行）的通告》	国家食品药品监管总局 2017 年第 28 号	2018 年 2 月 15 日
15		《关于发布创新医疗器械特别审查程序的公告》	国家药品监督管理局 2018 年第 83 号	2018 年 12 月 1 日
16		《关于发布创新医疗器械特别审查申报资料编写指南的通告》	国家药品监督管理局 2018 年第 127 号	2018 年 12 月 12 日
17		《国家药品监督管理局关于修改医疗器械延续注册等部分申报资料要求的公告》	国家药品监督管理局 2018 年第 53 号公告	2018 年 8 月 19 日
18		《总局办公厅关于医疗器械产品技术要求有关问题的通知》	食药监办械管〔2016〕22 号	2016 年 2 月 26 日
19		《食品药品监管总局关于执行医疗器械和体外诊断试剂注册管理办法有关问题的通知》	食药监械管〔2015〕247 号	2015 年 11 月 4 日
20		《食品药品监管总局关于印发境内第三类医疗器械注册质量管理体系核查工作程序（暂行）的通知》	食药监械管〔2015〕63 号	2015 年 6 月 8 日
21		《食品药品监管总局关于印发境内第三类和进口医疗器械注册审批操作规范的通知》	食药监械管〔2014〕208 号	2014 年 10 月 1 日
22		《食品药品监管总局关于印发境内第二类医疗器械注册审批操作规范的通知》	食药监械管〔2014〕209 号	2014 年 10 月 1 日

续表

序号	类别	法规文件	颁发号	实施日期
23	注册	《国家食品药品监督管理总局关于公布体外诊断试剂注册申报资料要求和批准证明文件格式的公告》	国家食品药品监督管理总局 2014 年第 44 号公告	2014 年 9 月 5 日
24		《国家食品药品监督管理总局关于第一类医疗器械备案有关事项的公告》	国家食品药品监督管理总局 2014 年第 26 号	2014 年 5 月 30 日
25	临床	《国家食品药品监督管理总局 国家卫生和计划生育委员会关于发布医疗器械临床试验机构条件和备案管理办法的公告》	国家食品药品监管总局会同国家卫生计生委联合发布 2017 年第 145 号	2018 年 1 月 1 日
26		《国家食品药品监督管理总局关于发布体外诊断试剂临床试验技术指导原则的通告》	国家食品药品监督管理总局 2014 年第 16 号	2014 年 10 月 1 日
27		《总局关于发布免于进行临床试验的体外诊断试剂临床评价资料基本要求（试行）的通告》	国家食品药品监督管理总局 2017 年第 179 号	2017 年 11 月 3 日
28		《国家药品监督管理局关于公布新修订免于进行临床试验医疗器械目录的通告》	国家药品监督管理局 2018 年第 94 号	2018 年 9 月 28 日
29		《国家食品药品监督管理总局关于医疗器械临床试验备案有关事宜的公告》	国家药品监督管理总局 2015 年第 87 号公告	2015 年 7 月 3 日
30		《关于体外诊断试剂临床试验机构盖章有关事宜的公告》	国家药品监督管理总局 2015 年第 154 号公告	2015 年 9 月 9 日
31		《国家食品药品监督管理总局关于发布需进行临床试验审批的第三类医疗器械目录的通告》	国家食品药品监督管理总局 2014 年第 14 号通告	2014 年 10 月 1 日
32	说明书、标签	《医疗器械说明书和标签管理规定》	国家食品药品监督管理总局令第 6 号	2014 年 10 月 1 日
33		《国家食品药品监督管理总局关于发布体外诊断试剂说明书编写指导原则的通告》	国家食品药品监督管理总局 2014 年第 17 号通告	2014 年 10 月 1 日
34		《总局办公厅关于体外诊断试剂说明书文字性变更有关问题的通知》	食药监办械管〔2016〕117 号	2016 年 8 月 3 日
35	标准	《医疗器械标准管理办法》	国家食品药品监督管理总局令第 33 号	2017 年 7 月 1 日
36		《总局关于印发〈医疗器械标准规划（2018—2020 年）〉》的通知	食药监科[2018]9 号	2018 年 1 月 29 日
37		《国家食品药品监管总局办公厅关于印发医疗器械标准化技术委员会考核评估方案的通知》	食药监办科[2018]38 号	2018 年 3 月 15 日
38	生产	《医疗器械生产监督管理办法》	国家食品药品监督管理总局令第 7 号	2014 年 10 月 1 日
39		《国家食品药品监督管理总局关于修改部分规章的决定》	国家食品药品监督管理总局令第 37 号	2017 年 11 月 21 日
40		《医疗器械生产企业质量体系考核办法》	国家药品监督管理局令 22 号	2000 年 7 月 1 日
41		《总局关于发布医疗器械生产企业质量控制与成品放行指南的通告》	国家食品药品监督管理总局 2016 年第 173 号	2016 年 12 月 30 日
42		《总局关于发布医疗器械生产企业质量管理体系年度自查报告编写指南的通告》	国家食品药品监督管理总局 2016 年第 76 号	2016 年 4 月 20 日
43		《国家食品药品监督管理总局关于发布医疗器械生产企业供应商审核指南的通告》	国家食品药品监督管理总局 2015 年第 1 号	2015 年 1 月 19 日
44		《国家食品药品监督管理总局关于发布医疗器械工艺用水质量管理指南的通告》	国家食品药品监督管理总局 2016 年第 14 号	2016 年 1 月 26 日
45		《食品药品监管总局关于印发医疗器械生产质量管理规范现场检查指导原则等 4 个指导原则的通知》	食药监械监〔2015〕218 号	2015 年 9 月 25 日
46		《国家食品药品监督管理总局关于境内医疗器械生产企业跨省新开办企业时办理产品注册及生产许可有关事宜的公告》	国家食品药品监管总局 2015 年第 203 号	2015 年 10 月 30 日

续表

序号	类别	法规文件	颁发号	实施日期
47	生产	《国家食品药品监督管理总局关于发布医疗器械生产质量管理规范附录体外诊断试剂的公告》	国家食品药品监管总局 2015 年第 103 号	2015 年 7 月 10 日
48		《国家食品药品监督管理总局关于发布医疗器械生产质量管理规范的公告》	国家食品药品监管总局 2014 年第 64 号	2014 年 12 月 29 日
49		《食品药品监管局办公厅关于印发医疗器械生产日常监督现场检查工作指南的通知》	食药监办械监〔2014〕7 号	2014 年 1 月 13 日
50		《国家食品药品监督管理总局关于医疗器械生产质量管理规范执行有关事宜的通告》	国家食品药品监管总 2014 年第 15 号	2014 年 9 月 5 日
51		《食品药品监管局关于印发医疗器械生产企业分类分级监督管理规定的通知》	食药监械监〔2014〕234 号	2014 年 9 月 30 日
52	流通与使用	《医疗器械不良事件监测和再评价管理办法》	国家市场监督管理总局令第 1 号	2019 年 1 月 1 日
53		《医疗器械网络销售监督管理办法》	国家食品药品监督管理总局令第 38 号	2018 年 3 月 1 日
54		《医疗器械召回管理办法》	国家食品药品监督管理总局令第 29 号	2017 年 5 月 1 日
55		《医疗器械经营监督管理办法》	国家食品药品监督管理总局令第 8 号	2014 年 10 月 1 日
56		《医疗器械使用质量监督管理办法》	国家食品药品监督管理总局令第 18 号	2016 年 2 月 1 日
57		《医疗器械广告审查发布标准》	国家工商行政管理总局 中华人民共和国卫生部 国家食品药品监督管理局令第 40 号	2009 年 5 月 20 日
58		《医疗器械广告审查办法》	中华人民共和国卫生部 国家工商行政管理总局 国家食品药品监督管理局令第 65 号	2009 年 5 月 20 日
60		《互联网药品信息服务管理办法》	国家食品药品监督管理局令第 9 号	2004 年 7 月 8 日
61		《国家食品药品监督管理总局关于发布医疗器械产品出口销售证明管理规定的通告》	国家食品药品监管总局 2015 年第 18 号	2015 年 9 月 1 日
62		《进口医疗器械检验监督管理办法》	国家质量监督检验检疫总局令第 95 号	2007 年 12 月 1 日

注:

1. 表 60 项的《互联网药品信息服务管理办法》国家食品药品监督管理局令第 9 号仍然采用了 9 号令的 2004 年发布日期,2017 年的更改在表 4 行后的新增项 37 号令里有体现,37 号令更改了本办法的一个条款。而 37 号令对医疗器械生产监督管理办法与经营监督管理办法等文件部分章节也有所更改,所有文件的发布如果按一个文件的名称体现在表格中,体现力比较弱,所以考虑后还是采用与分开填写,用最初的九号令颁发号。

2. 原计划表格法规(文件)名称处对于部分文件采用了附件名称,为了便于明确分类明确内容,但也有未采用附件的,特别是一个文件附件比较多的情况下。鉴于校稿意见,为了便于检索,本次修改统一以发布时的行文作为文件名称,这样应当有利用检索,同时把表头名称也做了相应调整。

3. 对于校稿时发生字体异常的纠正均可以采用。

4. 因新增内容,按先后顺序调整即可。

5. 本表是对原 10-2(含 61 文件的修改),原 10-2 的 61 项与原始版的 62-80 项无衔接关系。

6. 原序号 19 试行日期经确认为 2014 年 10 月 1 日。

食品药品监管总局关于印发境内第三类和进口医疗器械注册审批操作规范的通知

食药监械管〔2014〕208 号

各省、自治区、直辖市食品药品监督管理局:

为规范境内第三类和进口医疗器械注册审批工作,根据《医疗器械监督管理条例》(国务院令第 650 号)、《医疗器械注册管理办法》(国家食品药品监督管理总局令第 4 号)和《体外诊断试剂注册管理办法》(国家食品药品监督管理总局令第 5 号),总局组织制定了《境内第三类和进口医疗器械注册审批操作规范》,现予印发,自 2014 年 10 月 1 日起施行。

国家食品药品监督管理总局
2014 年 9 月 11 日

第二节 临床评价

《医疗器械监管管理条例》在第二章第九条，第一类医疗器械产品备案和申请第二、第三类医疗器械产品注册资料中明确规定，需要递交产品的临床评价资料。《体外诊断试剂注册管理办法》对体外诊断试剂临床评价的定义，是指申请人或备案人通过临床文献资料、临床经验数据、临床试验等信息对产品是否满使用要求或者预期用途进行确认的过程。办法第五章第二十九条将体外诊断试剂临床评价分为临床试验和无须进行临床试验两种形式。体外诊断试剂临床试验（包括对已上市产品进行的比较研究试验）是指在相应的临床环境中，对体外诊断式剂的临床性能进行的系统性研究。无须进行临床试验的体外诊断试剂，申请人或者备案人应当通过对涵盖预期用途及干扰因素的临床样本的评估、综合文献资料等非临床试验的方式对体外诊断试剂的临床性能进行评价，申请人或备案人应当保证评价所用的临床样本具有可追溯性。本节根据这两种临床评价资料的形式，从需要遵循的法规、临床试验或评价的基本要求和临床试验设计的要点分别进行阐述。

一、体外诊断试剂的临床试验

（一）体外诊断试剂临床试验的法规

体外诊断试剂的临床试验主要依据《体外诊断试剂注册管理办法》及国家食品药品监督管理总局 2014 年第 16 号通告《国家食品药品监督管理总局关于发布体外诊断试剂临床试验技术指导原则的通告》进行。除此之外，还需依据《国家食品药品监督管理总局关于医疗器械临床试验备案有关事宜的公告》（2015 年第 87 号）、国家食品药品监督管理局《关于体外诊断试剂临床试验机构盖章有关事宜的公告》（2015 年第 154 号）办理临床试验过程中的工作。

虽然依据《医疗器械监督管理条例》第十九条内容"第三类医疗器械进行临床试验对人体具有较高风险的，应当经国务院食品药品监督管理部门批准"，但国家食品药品监督管理局 2014 年第 14 号发布的《关于发布需进行临床试验审批的第三类医疗器械目录的通告》中并没有列入 6840 类诊断试剂产品。

（二）临床试验的基本要求

依据《体外诊断试剂注册管理办法》第二十三条内容规定体外诊断试剂注册检验合格产品方可进行临床试验。

临床试验必须符合《世界医学协会赫尔辛基宣言》的伦理学准则，必须获得临床试验机构伦理委员会的同意。临床试验应考虑临床试验用样本获得或试验结果对受试者的风险性，提交伦理委员会审查，并在试验过程中向受试者提供书面材料（《受试者知情同意书》）告知受试者整个临床过程和风险，得到受试者签署确认同意进行该试验。对于例外情况，如客观上不可能获得受试者的知情同意，或该临床试验对受试者几乎没有风险，可经伦理委员会审查和批准后免于受试者的知情同意。

（三）临床试验的机构选择

根据《体外诊断试剂注册管理办法》第五章第三十二条所述"第三类产品申请人应当

选定不少于 3 家（含 3 家）、第二类产品申请人应当选定不少于 2 家（含 2 家）取得资质的临床试验机构，按照有关规定开展临床试验。临床试验样品的生产应当符合医疗器械质量管理体系的相关要求"。

依据 2017 年 11 月 24 日国家食品药品监督管理总局联合国家卫生和计划生育委员会发布定于 2018 年 1 月 1 日实施的《医疗器械临床试验机构条件和备案管理办法》（2017 年第 145 号公告），医疗器械临床试验机构由资质认定改为备案管理，医疗机构符合备案资质条款要求，或者血液中心、中心血站、设区的市级以上疾病预防控制机构、戒毒中心等非医疗机构符合备案资质的条款要求，即可自行备案，并于每年度更新上一年度开展医疗器械临床试验工作总结报告。

除法规限定的医疗机构要求外，作为临床的申请人（生产商或代理临床试验相关人员）还应考虑以下几点。

（1）产品自身的特点和预期用途。

（2）综合不同地区人种、流行病学背景、病原微生物的特性等因素。

（3）必须具有与试验用体外诊断试剂相适应的专业技术人员及仪器设备，如该机构已经开设该项目的常规检测，科室的人员可以对该项目有一定的认知，从而可以顺利开展实施临床试验项目。

（四）临床试验数目的设定

临床试验中，需要根据产品临床预期用途及与该产品相关疾病的临床发生率，确定临床试验的样本量和样本分布；需要在符合法律法规的最低样本量要求的前提下，综合考虑统计学要求；各临床试验机构的样本量和样本分布应相对均衡。罕见病及用于突发公共卫生事件的体外诊断试剂可酌减样本量。

根据国家食品药品监督管理总局发布的《国家食品药品监督管理总局关于发布体外诊断试剂临床试验技术指导原则的通告》（2014 年第 16 号通告）对体外诊断试剂临床试验数目的基本要求：第三类产品，临床试验的总样本数至少为 1000 例；第二类产品，临床试验的总样本数至少为 200 例。其中对于特殊类别的体外诊断试剂也做出了特殊的要求：采用核酸扩增方法用于病原体检测的体外诊断试剂，临床试验总样本数至少为 500 例；与麻醉药品、精神药品、医疗用毒性药品检测相关的体外诊断试剂，临床试验总样本数至少为 500 例；流式细胞仪配套用体外诊断试剂，临床试验总样本数至少为 500 例；免疫组织化学抗体试剂及检测试剂盒，与临床治疗、用药密切相关的标志物及其他具有新的临床意义的全新标记物，临床试验总样本数至少为 1000 例；临床使用多个指标综合诊治的标志物之一，与辅助诊断、鉴别诊断、病情监测、预后相关的标志物，临床试验总样本数至少为 500 例；用于血型检测相关的体外诊断试剂，临床试验总样本数至少为 3000 例；新研制体外诊断试剂产品（注：新研制体外诊断产品多指新的靶向标志物产品）的临床试验样本量要求同第三类产品，临床试验的总样本数至少为 1000 例。

除新产品的注册申报有对临床评价资料的要求外，根据国家食品药品监督管理局发布的《关于公布体外诊断试剂注册申报资料要求和批准证明文件格式的公告》（2014 年第 44 号公告）中《体外诊断试剂注册变更申报资料要求及说明》中明确规定，在产品许可事项变更中变更抗原、抗体等主要材料的供应商，变更检测条件、阳性判断值或参考区间，增加临床适应证的变更，增加临床测定用样本类型的变更等，均需提交相应的临床试验资料。

在《国家食品药品监督管理总局关于发布体外诊断试剂临床试验技术指导原则的通告》（2014年第16号通告）同样对变更事项的临床试验进行了规定：涉及产品检测条件优化、增加与原样本类型具有可比性的其他样本类型等变更事项，第三类产品临床试验总样本数至少为200例，第二类产品临床试验总样本数至少为100例，并在至少2家（含2家）临床试验机构开展临床试验；变更抗原、抗体等主要原材料的供应商，阳性判断值或参考区间的变化及增加临床适应证等变更事项，应根据产品具体变更情况，酌情增加临床试验总样本数。

（五）临床试验设计和统计要求

体外诊断试剂的临床试验有两种形式：一是采用与诊断该疾病的"金标准"进行盲法同步比较，主要是针对新研制体外诊断试剂；二是采用与已上市同品种产品对临床样本进行比较研究试验，适用于"已有同品种批准上市"体外诊断试剂产品。

1. 与诊断该疾病的"金标准"进行盲法同步比较　"金标准"是指在现有条件下，公认的、可靠的、权威的诊断方法。临床上常用的"金标准"有组织病理学检查、影像学检查、病原体分离培养鉴定、长期随访所得的结论及临床常用的其他确认方法等。

受试者应包括两组：一组是用"金标准"确定为有某病的病例组，即阳性组；另一组是经"金标准"确定或有临床证据证实无该病的患者或正常人群，作为对照组，即阴性组。病例组应包括该病种的不同病例，如症状典型和非典型的，病程早、中、晚期的，病情轻、中、重型的，不同性别、不同年龄层次的等，以便能反映该病的全部特征。按照指导原则的规定，病例组样本数建议不少于30%，对照组应包括确定无该病的患者及易与本病相混淆疾病的病例。根据上述受试者的要求，根据体外诊断试剂的预期用途，制订临床试验受试者的纳入和排除标准、随访标准和随访时间。

临床试验一般采用同步盲法（注：盲法是指在试验操作的全过程和判定试验结果时，操作人均不知道样本的分组情况，或均不知晓检测样本分组和操作人使用的试剂情况）进行，经"金标准"确定的病例组与对照组中的受试者样本，同步接受试验用体外诊断试剂的检测，检测结果与"金标准"判定的结果进行比较，计算试验用体外诊断试剂检测结果与"金标准"判断结果符合或差异程度的统计学指标，再根据这些指标对试验用体外诊断试剂进行评价。

2. 与已上市同品种产品对临床样本进行比较研究试验　本方法是指选择已上市产品，采用试验用体外诊断试剂与已上市产品针对临床样本进行比较研究试验，证明试验用体外诊断试剂与已上市产品等效。

对比试剂的选择，首先是要选择已经经过国家市场监督管理总局批准取得医疗器械上市资格的产品，其次要考虑本次被考核的产品的技术信息，即方法学、临床预期用途、主要性能指标、校准品的溯源情况、推荐的阳性判断值或参考区间等。

受试者的选择及临床试验的方法和"与诊断该疾病的'金标准'进行盲法同步比较"中描述的要求是一致的。与对比试剂测定结果不符的样本，应采用"金标准"或其他合理的方法进行复核，再对临床试验结果进行分析。

3. 统计分析的方法和要求　临床试验结果选择合理的统计学方法进行分析，如相关分析、线性回归、绝对偏倚/偏差及相对偏倚/偏差分析等，统计分析应可以证明两种方法的检测结果无明显统计学差异。

分析定量试剂最常用的方法是用回归分析验证两种试剂结果的相关性，即以 $y=a+bx$ 和 r、R^2 的形式给出回归分析的拟合方程。其中，y 是考核试剂结果；x 是对比试剂结果；b 是方程斜率，a 是 y 轴截距；r 是相关系数，R^2 是判定系数。设定相关系数的要求（根据产品的注册技术审查指导原则，一般要求 $r \geq 0.975$），如 r 小于设定要求，应适当扩大样本量以扩大数据范围（通常要求 $R^2 \geq 0.95$），计算回归系数及截距的 95% 可信区间。

定性试剂的一致性分析一般进行阳性符合率、阴性符合率、总体符合率，以交叉表的形式总结两种试剂的定性检测结果，并对定性结果进行卡方检验或一致性检验（又称 Kappa 检验）的方式进行统计分析。

（六）临床试验资料的格式

体外诊断试剂的临床试验资料包括伦理审查资料、临床备案资料、临床试验方案和临床试验报告。

伦理审查资料各医疗机构的格式不同，递交的资料以各医疗机构伦理审查意见出具的材料为准。临床备案资料是指依据《国家食品药品监督管理总局关于医疗器械临床试验备案有关事宜的公告》（2015 年第 87 号）规定，开展医疗器械临床试验，申办者在试验项目经伦理审查通过并与临床试验机构签订协议或合同后，向申办者（生产商）所在地省级食品药品监督管理部门备案（注：进口医疗器械向代理人所在地省级食品药品监督管理部门备案）。

临床试验方案一般包括产品信息、临床试验开展的时间和人员等相关信息、申请人相关信息、临床试验的背景资料、试验目的、试验设计、评价方法、统计方法、对临床试验方案修正的规定、临床试验涉及的伦理问题和说明、《知情同意书》文本、数据处理与记录保存、其他需要说明的内容等。

临床试验报告是对临床试验整体设计及关键点的完整阐述，应包括试验实施过程的描述及基础数据和统计分析方法，包括首篇和正文两部分内容，报告编写时可参照《国家食品药品监督管理总局关于发布体外诊断试剂临床试验技术指导原则的通告》相关内容。

二、体外诊断试剂的临床评价

（一）体外诊断试剂的临床评价的法规

根据《医疗器械监督管理条例》第十七条规定满足"工作机理明确、设计定型，生产工艺成熟，已上市的同品种医疗器械临床应用多年且无严重不良事件记录，不改变常规用途的；通过非临床评价能够证明该医疗器械安全、有效的；通过对同品种医疗器械临床试验或者临床使用获得的数据进行分析评价，能够证明该医疗器械安全、有效的"条件可以免于进行临床试验。

针对此条款内容，国家食品药品监督管理总局陆续公布了免于进行临床试验的医疗器械目录，并发布《总局关于发布免于进行临床试验的体外诊断试剂临床评价资料基本要求（试行）的通告》（2017 年第 179 号）。

（二）临床评价的基本要求

临床评价由申请人自行完成或委托其他机构或实验室在中国境内完成。试验过程由申请人进行管理，试验数据的真实性由申请人负责。临床试验地点的设施设备、环境等可以满足临床评价的要求。实验操作人员应为专业技术人员。临床评价用样本应为来源于人体的样本，且样本来源应可追溯，原始资料中应至少包括样本来源（包括接收采集记录）、唯一且可追溯的编号、年龄、性别、样本类型、样本临床背景信息等信息；对于试剂检测结果有明确疾病指向的产品，病例应有临床明确诊断信息。申请人应在试验前建立合理的临床评估方案并遵照执行，检测完成后对产品的临床性能评价结果进行总结，形成临床评价报告。

（三）临床评价途径

临床评价可分为两个途径，一是与境内已上市同类产品进行比较研究试验，证明二者具有等效性；二是选择具有中国合格评定国家认可委员会（China National Accreditation Service for Conformity Assessment，CNAS）认可的相关检测资质参考实验室进行与参考方法比较研究试验，考察待评价试剂与参考方法的符合率/一致性。

（四）临床评价试验样本要求

临床评价样本数目应符合统计学要求，涵盖预期用途和干扰因素的样本、考虑试验人群选择、疾病选择等内容，样本应能够充分评价产品临床使用的安全性、有效性。定量检测产品应注重医学决定水平量值附近样本的选择，并涵盖检测范围，评价用的样本类型应与注册申请保持一致，不具有可比性的不同样本类型，如血液样本和尿液样本，应分别进行符合统计学意义数量的评估；具有可比性的不同样本类型，如血清和血浆样本，可在分析性能评估中对样本适用性进行研究，或在临床评价中对每种样本类型分别进行符合统计学意义数量的评估。

定量产品临床评价总样本量不少于 40 例，并分别采用待评价试剂和对比试剂/参考方法进行双份测定的方式，其中参考区间以外样本应不少于 50%；或者选择临床评价总样本量不少于 100 例，分别采用待评价试剂和对比试剂/参考方法进行单次测定的方式。定性产品临床评价应至少 50 例阳性样本及 50 例阴性样本。

（五）临床评价设计和统计要求

1. 临床试验的方法　在试验操作的过程中采用盲法，待评价试剂和对比试剂/参考方法应平行操作，整个试验应有内部质量控制，定量产品试验检测周期至少为 5 日，定性产品试验检测周期为 10～20 日，扩大样本量和延长实验时间将提高试验的可靠性。

2. 统计分析的方法和要求　临床评价的统计方法可参照上述临床试验的统计分析方法进行，对于定量检测产品，应首先进行离群值观察，离群值的个数不得超过限值。若未超限，可删除离群值后进行分析；若超出限值，则需合理分析原因并考虑纠正措施，必要时重新收集样本进行分析。定性产品，应对两组测定结果进行一致性评价。

（六）临床评价资料的格式

临床评价报告应对试验设计、试验实施情况和数据分析方法等进行清晰地描述。应至少包括以下几方面：①基本信息，如产品名称、申请人名称及联系方式、试验时间及地点等；②试验设计，详细说明对比试剂/方法选择、样本入组和排除标准、样本量要求、设盲要求、统计分析方法的选择等内容；③试验实施情况，即样本选择情况、临床评价所用产品信息、试验过程描述、试验管理、数据分析及评价结果总结、评价数据表[数据表条目包括可溯源样本编号、样本基本信息、样本类型、评价用试剂和对比试剂/方法检测结果、样本临床背景信息或临床诊断信息（如适用）等]。

临床评价相关资料至少包括两套，一份作为注册递交材料上报给国家市场监督管理总局，一份由申请人（生产商或代理机构）保管，保管期限 10 年。

第三节　申请注册程序

体外诊断试剂生产企业一般依据《医疗器械生产质量管理规范》、《医疗器械生产质量管理规范附录体外诊断试剂》和医疗器械质量管理体系 （YY/T 0287-2017 TDT ISO 13485：2016）建立质量管理体系，并依据公司的设计和开发的文件规定程序完成订立项目的开发工作。图 10-2 模拟了产品自研发立项起，到批准投入市场为止的全过程。本节主要从企业需满足的注册申报资料要求（内容和格式）及体外诊断试剂产品注册申报直至取得医疗器械（体外诊断试剂）注册证书的流程进行阐述。

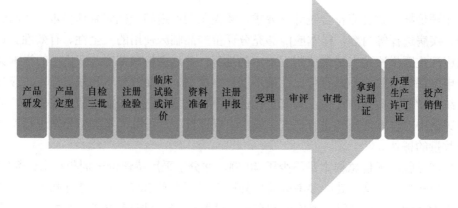

图 10-2　产品设计和开发过程图

一、注册申报材料要求

根据《医疗器械监督管理条例》（国务院令第 650 号）和《体外诊断试剂注册管理办法》（国家食品药品监督管理总局令第 5 号），《国家食品药品监督管理总局关于公布体外诊断试剂注册申报资料要求和批准证明文件格式的公告》（2014 年第 44 号）（表 10-3）。

表 10-3　体外诊断试剂注册申报资料要求

	第三类产品	第二类产品
1. 申请表	√	√
2. 证明性文件	√	√
3. 综述资料	√	√
4. 主要原材料的研究资料	√	△
5. 主要生产工艺及反应体系的研究资料	√	△
6. 分析性能评估资料	√	√
7. 阳性判断值或参考区间确定资料	√	√
8. 稳定性研究资料	√	√
9. 生产及自检记录	√	√

续表

	第三类产品	第二类产品
10. 临床评价资料	∨	∨
11. 产品风险分析资料	∨	∨
12. 产品技术要求	∨	∨
13. 产品注册检验报告	∨	∨
14. 产品说明书	∨	∨
15. 标签样稿	∨	∨
16. 符合性声明	∨	∨

注：申请人应当根据产品类别按照本表要求提交申报资料

∨：必须提供的资料

△：注册申请时不需要提供，由申报单位保存，如技术审评需要时提供

表 10-4 中列明了分别由国家或省、自治区、直辖市级食品药品监督管理机构管辖的第三类体外诊断试剂和第二类体外诊断试剂注册递交资料的清单资料，编制时可参照《国家食品药品监督管理总局关于公布体外诊断试剂注册申报资料要求和批准证明文件格式的公告》（2014 年第 44 号）。另外，该公告中还列明了《中华人民共和国医疗器械注册证（体外诊断试剂）（格式）》和《医疗器械注册变更文件（体外诊断试剂）（格式）》，以及《体外诊断试剂延续注册申报资料要求及说明》《体外诊断试剂注册变更申报资料要求及说明》。其中，风险分析资料、产品技术要求、产品说明书和标签也应参照行业标准或技术指导原则等规范性资料进行编制。

表 10-4 不同类别体外诊断试剂上市前的管理划分

产品类别	管理方式	管理级别
第一类	备案	所在地设区的市级食品药品监督管理部门
第二类	许可	省、自治区、直辖市食品药品监督管理部门
第三类	许可	省、自治区、直辖市食品药品监督管理部门

二、体外诊断试剂注册流程

（一）第一类产品备案流程

第一类体外诊断试剂生产前，按照《医疗器械监督管理条例》第九条的规定提交备案资料。备案资料符合要求的，食品药品监督管理部门当场备案；备案资料不齐全或者不符合规定形式的，所属食品药品监督管理部门一次告知需要补正的全部内容，由备案人补正后完成备案，取得备案凭证并将备案信息表中登载的信息在其网站上予以公布。

（二）第二类和第三类产品注册审评审批流程

《体外诊断试剂注册管理办法》第六章主要讲述体外诊断试剂的注册流程，一般分为申报资料受理、技术审评、行政审批 3 个部分。

注册申请人按照法规要求内容和格式准备并提交首次注册申请资料。食品药品监督管理部门审查申请资料符合审查形式要求的予以受理，对于资料不齐全者在 5 个工作日内一次性告知申请人需要补正的内容及时限，申请人补正后予以受理。

受理注册申请的食品药品监督管理部门应当自受理之日起3个工作日内将申报资料转交技术审评机构进行技术审评。第二类体外诊断试剂所在省级食品药品监督管理局技术审评机构在 60 个工作日内完成评审工作，第三类体外诊断试剂国家食品药品监督管理局技术审评中心在 90 个工作日内完成审评工作。如需要申请人补正资料，技术审评机构一次告知需要补正的全部内容。申请人应当在 1 年内按照补正通知的要求一次提供补充资料。技术审评机构在接收到申请人递交补充资料之日起 60 个工作日内完成技术审评。申请人逾期未提交补充资料的，由技术审评机构终止技术审评，提出不予注册的建议，由食品药品监督管理部门核准后做出不予注册的决定。

食品药品监督管理部门在组织产品技术审评时可以调阅原始研究资料，并组织人员对申请人进行与产品研制、生产有关的质量管理体系核查。境内第二类、第三类医疗器械注册质量管理体系核查，由省、自治区、直辖市食品药品监督管理部门开展，并在 30 个工作日内根据相关要求完成体系核查。其中境内第三类医疗器械注册质量管理体系核查，由国家市场监督管理总局技术审评机构通知相应的省、自治区、直辖市食品药品监督管理部门开展核查，必要时参与核查。

受理申请人注册申请的食品药品监督管理部门应当在技术审评结束后的 20 个工作日内做出决定，自做出审批决定之日起 10 个工作日内下发医疗器械注册证，医疗器械注册证有效期为5年。

（三）创新审评审批流程

为了创新产品，国家食品药品监督部门本着鼓励企业创新，促进医疗卫生行业正态发展的目的，开辟了快速审评审批的绿色通道。

1. 创新医疗器械的定义 经过其技术创新活动，在中国依法拥有产品核心技术发明专利权，或者依法通过受让取得在中国发明专利权或其使用权；或者核心技术发明专利的申请已由国务院专利行政部门公开。产品主要工作原理/作用机制为国内首创，产品性能或安全性与同类产品比较有根本性改进，技术上处于国际领先水平，并且具有显著的临床应用价值。已完成产品的前期研究并具有基本定型产品，研究过程真实和受控，研究数据完整和可溯源。

2. 注册资料形式 申请人申请创新医疗器械应当依照《食品药品监管总局关于印发创新医疗器械特别审批程序（试行）的通知》（食药监械管〔2014〕13 号）填写相关《创新医疗器械特别审批申请表》、产品创新的证明性文件等创新申报资料。

境内申请人应当向其所在地的省级食品药品监督管理部门提出创新医疗器械特别审批申请。省级食品药品监督管理部门对申报项目进行初审，并于 20 个工作日内出具初审意见，如初审合格则报送国家市场监督管理总局行政受理服务中心。由创新医疗器械审查办公室对创新医疗器械特别审批申请进行审查。国家市场监督管理总局受理创新医疗器械特别审批申请后，由创新医疗器械审查办公室组织专家进行审查，并于受理后 40 个工作日内出具审查意见。对拟特别审批的申请项目需公示不少于 10 个工作日后做出最终审查决定，将申请结果书面告知申请人。对被分类界定为第二类或第一类医疗器械的创新医疗器械，相应的省级或者设区市级食品药品监督管理部门可参照本程序进行后续工作和审评审批。突发公共卫生事件应急所需医疗器械，按照《医疗器械应急审批程序》办理。

境外申请人应当向国家市场监督管理总局提出创新医疗器械审批申请。

对于经审查同意按本程序审批的创新医疗器械，国家食品药品监督管理总局在接到申请人质量管理体系检查（考核）申请和注册检测申请后予以优先办理。

第四节 质量监管措施

《医疗器械监督管理条例》出台后，国家食品药品监督管理总局及各地方局多次明确加强医疗器械监督管理，保障医疗器械安全有效是促进我国医疗器械产品的正态发展的必要工作。本节主要针对医疗器械管理机构对生产商或经营企业在产品生产和经营方面监管措施进行阐述。

一、上市前监管

在上一节中已经明确体外诊断试剂在我国上市销售，需按照《体外诊断试剂注册管理办法》的要求经过审批取得《医疗器械注册证》。除此之外产品正式生产销售前，还需按照《医疗器械生产监督管理办法》的要求经过审批取得《医疗器械生产许可证》。

《医疗器械监督管理条例》第二十条和《医疗器械生产监督管理办法》第七条均规定从事医疗器械生产活动，应当具备下列几个条件。

（1）有与生产的医疗器械相适应的生产场地、环境条件、生产设备及专业技术人员。

（2）有对生产的医疗器械进行质量检验的机构或者专职检验人员及检验设备。

（3）有保证医疗器械质量的管理制度。

（4）有与生产的医疗器械相适应的售后服务能力。

（5）产品研制、生产工艺文件规定的要求。

我国对医疗器械的生产，采取许可或备案制。产品上市前需按照产品的类别分别向相应的食品药品监督管理部门申请许可或备案（表10-4）。

（一）办理生产许可

根据《医疗器械生产监督管理办法》，开办第二类、第三类医疗器械生产企业的，应当向所在地省、自治区、直辖市食品药品监督管理部门申请生产许可，并提交以下几种资料。

（1）营业执照复印件。

（2）申请企业持有的所生产医疗器械的注册证及产品技术要求复印件。

（3）法定代表人、企业负责人身份证明复印件。

（4）生产、质量和技术负责人的身份、学历、职称证明复印件。

（5）生产管理、质量检验岗位从业人员学历、职称一览表。

（6）生产场地的证明文件，有特殊生产环境要求的还应当提交设施、环境的证明文件复印件。

（7）主要生产设备和检验设备目录。

（8）质量手册和程序文件。

（9）工艺流程图。

（10）经办人授权证明。

（11）其他证明资料。

省、自治区、直辖市食品药品监督管理部门应当自受理之日起 30 个工作日内对申请资料进行审核，并按照医疗器械生产质量管理规范的要求开展现场核查。符合规定条件的，依法做出准予许可的书面决定，并于 10 个工作日内发给《医疗器械生产许可证》；不符合规定条件的，做出不予许可的书面决定，并说明理由。

《医疗器械生产许可证》有效期为 5 年，载明许可证编号、企业名称、法定代表人、企业负责人、住所、生产地址、生产范围、发证部门、发证日期和有效期限等事项。《医疗器械生产许可证》附《医疗器械生产产品登记表》，载明生产产品名称、注册号等信息。增加生产产品的医疗器械生产企业，应当向原发证部门提交《医疗器械生产监督管理办法》第八条规定中涉及变更内容的有关资料。生产地址非文字性变更的，应当向原发证部门申请医疗器械生产许可变更，并提交本办法第八条规定中涉及变更内容的有关资料。

《医疗器械生产许可证》有效期届满延续的，医疗器械生产企业应当自有效期届满 6 个月前，向原发证部门提出《医疗器械生产许可证》延续申请。

因分立、合并而存续的医疗器械生产企业，应当依照本办法规定申请变更许可；因企业分立、合并而解散的医疗器械生产企业，应当申请注销《医疗器械生产许可证》；因企业分立、合并而新设立的医疗器械生产企业应当申请办理《医疗器械生产许可证》。

《医疗器械生产许可证》遗失的，医疗器械生产企业应当立即在原发证部门指定的媒体上登载遗失声明。自登载遗失声明之日起满 1 个月后，向原发证部门申请补发。原发证部门及时补发《医疗器械生产许可证》。

任何单位或者个人不得伪造、变造、买卖、出租、出借《医疗器械生产许可证》和医疗器械生产备案凭证。

（二）办理生产备案

根据《医疗器械生产监督管理办法》，开办第一类医疗器械生产企业的，应当向所在地设区的市级食品药品监督管理部门办理第一类医疗器械生产备案，并提交以下几种资料。

（1）营业执照复印件。

（2）提交备案企业持有的所生产医疗器械的备案凭证复印件。

（3）法定代表人、企业负责人身份证明复印件。

（4）生产、质量和技术负责人的身份、学历、职称证明复印件。

（5）生产管理、质量检验岗位从业人员学历、职称一览表。

（6）生产场地的证明文件，有特殊生产环境要求的还应当提交设施、环境的证明文件复印件。

（7）主要生产设备和检验设备目录。

（8）质量手册和程序文件。

（9）工艺流程图。

（10）经办人授权证明。

（11）其他证明资料。

食品药品监督管理部门应当当场对企业提交资料的完整性进行核对，符合规定条件的予以备案，发给第一类医疗器械生产备案凭证。第一类医疗器械生产备案凭证内容发生变化的，应当变更备案。备案凭证遗失的，医疗器械生产企业应当及时向原备案部门办理补发手续。

（三）委托生产

《医疗器械监督管理条例》第二十八条对我国国内医疗器械委托生产进行了规定，明确委托方对所委托生产的医疗器械质量负责，受托方应当是符合本条例规定、具备相应生产条件的医疗器械生产企业。委托方应当加强对受托方生产行为的管理，保证其按照法定要求进行生产。但具有高风险的植入性医疗器械不得委托生产，具体目录由国务院食品药品监督管理部门制定、调整并公布。

现阶段，生产能力不足的医疗器械生产厂家委托其他医疗器械生产企业进行生产，有助于优化产能资源的需求。

《医疗器械生产监督管理办法》细化了对医疗器械委托生产的要求，包括委托方应对受托方的生产条件、技术水平和质量管理能力进行评估，确认受托方具有受托生产的条件和能力，并对生产过程和质量控制进行指导和监督。委托方和受托方应当签署委托生产合同，明确双方的权利、义务和责任。委托方在同一时期只能将同一医疗器械产品委托一家医疗器械生产企业（绝对控股企业除外）进行生产。

委托生产第二类、第三类医疗器械的，委托方应当向所在地省、自治区、直辖市食品药品监督管理部门办理委托生产备案；委托生产第一类医疗器械的，委托方应当向所在地设区的市级食品药品监督管理部门办理委托生产备案。符合规定条件的，食品药品监督管理部门应当发给医疗器械委托生产备案凭证。

受托生产第二类、第三类医疗器械的，受托方应在医疗器械生产产品登记表中登载受托生产产品信息。受托生产第一类医疗器械的，受托方应向原备案部门办理第一类医疗器械生产备案变更。

受托方的《医疗器械生产许可证》生产产品登记表和第一类医疗器械生产备案凭证中的受托生产产品，应当注明"受托生产"字样和受托生产期限。委托生产终止时，委托方和受托方应当向所在地省、自治区、直辖市或者设区的市级食品药品监督管理部门及时报告。

（四）质量管理体系

生产体外诊断试剂，质量管理体系需满足《医疗器械生产质量管理规范》及《医疗器械生产质量管理规范附录体外诊断试剂》的要求。

《医疗器械生产质量管理规范》是医疗器械生产质量管理体系的基本准则，明确生产企业在机构人员、厂房与设施、设备、文件管理、设计开发、采购、生产管理、质量控制、销售和售后服务、不合格品控制、不良事件检测等方面应当采取的质量管理措施。

在现行的产品先注册后许可的法规体系下，产品上市前将面临两次现场核查。第一次是产品注册过程中的注册质量管理体系核查，用于判断体外诊断试剂注册申请人是否建立与产品研制、生产有关的质量管理体系，并保持有效运行；第二次是生产许可过程中的生产质量管理体系现场核查，用于判断企业是否具备从事体外诊断试剂生产的条件。省、自治区、直辖市食品药品监督管理部门会在 30 个工作日内完成对生产企业现场质量管理体系的核查工作。

二、上市后监管

（一）对生产环节的监督管理

食品药品监督管理部门依照风险管理原则，对医疗器械实施分类分级管理。国家食品药品监督管理总局于 2014 年 9 月 30 日发布并实施的《食品药品监管总局关于印发医疗器械生产企业分类分级监督管理规定的通知》中规定分类分级监督管理，是指根据医疗器械的风险程度、医疗器械生产企业的质量管理水平，并结合医疗器械不良事件、企业监管信用及产品投诉状况等因素，将医疗器械生产企业分为不同的类别，并按照属地监管原则，实施分级动态管理的活动。

医疗器械生产企业分为四个监管级别，医疗器械生产企业涉及多个监管级别的，按最高级别对其进行监管。

四级监管是对《国家重点监管医疗器械目录》涉及的生产企业和质量管理体系运行状况差、存在较大产品质量安全隐患的生产企业进行的监管活动。

三级监管是对《省级重点监管医疗器械目录》涉及的生产企业和质量管理体系运行状况较差、存在产品质量安全隐患的生产企业进行的监管活动。

二级监管是对除《国家重点监管医疗器械目录》和《省级重点监管医疗器械目录》以外的第二类医疗器械涉及的生产企业进行的监管活动。

一级监管是对除《国家重点监管医疗器械目录》和《省级重点监管医疗器械目录》以外的第一类医疗器械涉及的生产企业进行的监管活动。

国家食品药品监督管理总局根据产品风险程度和监管工作实际，并根据风险较高的部分第三类产品，以及不良事件监测、风险监测和监督抽验等发现普遍存在严重问题的产品，制定《国家重点监管医疗器械目录》。省级食品药品监督管理部门根据除《国家重点监管医疗器械目录》以外的其他第三类产品和部分第二类产品，以及不良事件监测、风险监测和监督抽验发现存在较严重问题的产品，制定《省级重点监管医疗器械目录》。

2015 年 6 月 29 日发布了《药品医疗器械飞行检查办法》，药品医疗器械飞行检查是指食品药品监督管理部门针对药品和医疗器械研制、生产、经营、使用等环节开展的不预先告知的监督检查。

有下列情形之一的，食品药品监督管理部门可以开展药品医疗器械飞行检查。

（1）投诉举报或者其他来源的线索表明可能存在质量安全风险的。

（2）检验发现存在质量安全风险的。

（3）药品不良反应或者医疗器械不良事件监测提示可能存在质量安全风险的。

（4）对申报资料真实性有疑问的。

（5）涉嫌严重违反质量管理规范要求的。

（6）企业有严重不守信记录的。

（7）其他需要开展飞行检查的情形。

（二）医疗器械不良事件监测

医疗器械不良事件监测，是指对医疗器械不良事件的发现、报告、评价和控制的过程。医疗器械不良事件，是指获准上市的质量合格的医疗器械在正常使用情况下发生的，导致或可能导致人体伤害的各种有害事件。报告医疗器械不良事件应当遵循可疑即报的原则。

医疗器械生产企业、经营企业和使用单位应当建立医疗器械不良事件监测管理制度，指定机构并配备专（兼）职人员承担本单位医疗器械不良事件监测工作。医疗器械生产企业应当主动向医疗器械经营企业和使用单位收集其产品发生的所有可疑医疗器械不良事件，医疗器械经营企业和使用单位应当给予配合。

医疗器械生产企业、经营企业应当报告涉及其生产、经营的产品所发生的导致或者可能导致严重伤害或死亡的医疗器械不良事件。医疗器械使用单位应当报告涉及其使用的医疗器械所发生的导致或者可能导致严重伤害或死亡的医疗器械不良事件。

（三）医疗器械召回制度

医疗器械召回，是指医疗器械生产企业按照规定的程序对其已上市销售的某一类别、型号或者批次的存在缺陷的医疗器械产品，采取警示、检查、修理、重新标签、修改并完善说明书、软件更新、替换、收回、销毁等方式进行处理。医疗器械生产企业是控制与消除产品缺陷的责任主体，应当主动对缺陷产品实施召回。

存在缺陷的医疗器械产品包括以下几种。

（1）正常使用情况下存在可能危及人体健康和生命安全的不合理风险的产品。

（2）不符合强制性标准、经注册或者备案的产品技术要求的产品。

（3）不符合医疗器械生产、经营质量管理有关规定导致可能存在不合理风险的产品。

（4）其他需要召回的产品。

医疗器械生产企业应收集医疗器械安全相关信息，对可能的缺陷产品进行调查、评估，及时召回缺陷产品。医疗器械经营企业、使用单位发现其经营、使用的医疗器械可能为缺陷产品的，应当立即暂停销售或者使用该医疗器械，及时通知医疗器械生产企业或者供货商，并向所在地省、自治区、直辖市食品药品监督管理部门报告。

（四）医疗器械再评价

医疗器械再评价，是指对获准上市的医疗器械的安全性、有效性进行重新评价，并实施相应措施的过程。医疗器械生产企业应当根据医疗器械产品的技术结构、质量体系等要求设定医疗器械再评价启动条件、评价程序和方法。医疗器械生产企业应当及时分析其产品的不良事件情况，开展医疗器械再评价。

有下列情形之一的，省级以上食品药品监督管理部门应当对已注册的医疗器械组织开展再评价。

（1）由于科学研究的发展，对医疗器械的安全性、有效性有认知上的改变的。

（2）医疗器械不良事件监测、评估结果表明医疗器械可能存在缺陷的。

（3）国务院食品药品监督管理部门规定的其他需要再评价的情形。

综上所述，我国对医疗器械上市后的监管采用了医疗器械生产企业分级分类管理、不良事件监测、召回和再评价等管理手段，形成了全面的、先进的、与国际管理法规接轨的上市后管理体系，加强了医疗器械上市后管理，实现了医疗器械全生命周期的管理。

（崔迎进 李 洲）

参 考 文 献

标准物质/标准样品定值的一般原则和统计方法. CNAS-GL017：2018

蔡锡麟，陈耀华，秦明秀. 1994. 临床放射免疫学. 北京：原子能出版社

曹雪涛. 2010. 免疫学技术及其应用. 北京：科学出版社

董志伟，王琰. 2002. 抗体工程. 2版. 北京：北京医科大学出版社

范祚舟，徐加发，沈萍萍. 2011. 酶联免疫分析技术研究进展. 分析科学学报，27（1）：113-117

葛海良，张冬青. 2009. 免疫学技术. 北京：科学出版社

国家食品药品监督管理总局. 2014. 体外诊断试剂注册管理办法

国家食品药品监督管理总局. 2017. 体外诊断试剂分析性能评估系列指导原则

检测和校准实验室能力认可准则. CNAS-CL01：2018. 北京：中国合格评定国家认可委员会

蒋慧权，王鼎年. 1988. 检验核医学. 南京：江苏科学技术出版社

李康，贺佳. 2013. 医学统计学. 6版. 北京：人民卫生出版社

李艳，李山. 2012. 临床实验室管理学. 3版. 北京：人民卫生出版社

李振甲. 1989. 放射免疫分析技术研究的一些进展. 国外医学放射医学核医学分册，13：189

吕京，陈宝荣，王惠民. 2015. 生物医学实验室测量不确定度评定案例与分析. 北京：科学出版社

吕世静，李会强. 2015. 临床免疫学检验. 3版. 北京：中国医药科技出版社

秦秋平. 1991. 放免分析中的固相抗体系统. 国外医学放射医学核医学分册，15：274-277

沈荣森，王仁芝，宋家云，等. 1988. 免疫微球在放射免疫分析及细胞识别中的应用. 生物化学与生物物理学进展，15：54-58

王栩，林金明. 2007. 化学发光免疫分析技术新进展. 分析试验室，26（6）：111-122

吴冯波，王衍真，韩世泉，等. 1999. 免疫分析固相技术（Ⅱ）. 标记免疫分析与临床，6（1）：31-35

夏宗勤. 1989. 检验核医学与核药学. 上海：同济大学出版社

徐加发，蔡瑶. 2017. 浅析体外诊断试剂稳定性研究. 中国医疗器械信息，15（14）：30-32

徐径，吴冯波. 1999. 塑料在免疫分析中的应用. 中国塑料，13（10）：1-4

徐韬，韩世泉，王翌善. 2000. 免疫分析固相化学偶联技术. 国外医学临床生物化学与检验学分册，21（5）：244-246

杨有业. 2008. 临床检验方法学评价. 北京：人民卫生出版社

张苏琳，吴莉. 2017. 体外诊断试剂稳定性研究概述. 中国医疗器械信息，23（12）：24-26

中华人民共和国国家质量监督检验检疫总局，中国国家标准化管理委员会. 2005. GB/T 19703-2005/1S0 15194：2002. 体外诊断医疗器械—生物源性样品中量的测量—参考物质的说明

中华人民共和国国家质量监督检验检疫总局，中国国家标准化管理委员会. 2008. GB/T 21415-2008/ISO 17511：2003. 体外诊断医疗器械—生物样品中量的测量—校准品和控制物质赋值的计量学溯源性

中华人民共和国卫生部. 2011. WS/T 356-2011.基质效应与互通性评估指南

Causse J E，Ricordel I，Bacheller M N，et al,1990. Radioimmunological determination of total thyroxin by antibodies immobilized on polystyrene tubes coated with styrene-maleic anhydride copolymers[J]. Clin Chem,36（3）：525-528

CLSI EP25-A：Evaluation of Stability of in Vitro Diagnostic Reagents；Approved Guideline

Cox K L，Devanarayan V，Kriauciunas A，et al. 2014. Immunoassay Methods. Eli Lilly & Company and the National Center for Advancing Translational Sciences

Jacobs P M. 1981. Separation methods in immunoassay. The Ligand Quarterly,4:23-33

Kakabakos S E，Evangelaros G P，Ithakissios D S. 1990. Immunoadsorption of IgG onto second antibody covalently attached to Amino-Dylark beads for radioimmunoassays. Clin Chem,36（3）：497-500

Kakabakos S E，Livaniou E，Evangelaros G P，et al. 1990. Immobilization of immunoglobulins onto surface-treated and untreated polystyrene beads for radioimmunoassays. Clin Chem,36（3）：492-496

Nayak P N. 1981. The kinetics of solid-phase immunoassay. The Ligand Quarterly,4:23-33